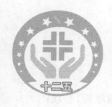

全国高职高专医药院校工学结合"十二五"规划教材

供临床医学、护理、助产、药学、检验、医学影像技术等专业使用

丛书顾问　文历阳　沈彬

医学心理学（第2版）

Yixue Xinlixue

主　编　孙　萍　肖曙辉
副主编　赵　凤　邵山红　许海燕
编　委　（以姓氏笔画为序）

乔　瑜　刑台医学高等专科学校
许　燕　首都医科大学燕京医学院
许海燕　重庆三峡医药高等专科学校
孙　萍　重庆三峡医药高等专科学校
肖曙辉　邵阳医学高等专科学校
陈　杰　重庆三峡医药高等专科学校
邵山红　首都医科大学燕京医学院
赵　凤　青海卫生职业技术学院
唐新媛　重庆万州区中医院

U0333529

华中科技大学出版社
http://www.hustp.com
中国·武汉

内 容 简 介

全书是全国高职高专医药院校工学结合"十二五"规划教材。

全书共 10 章,分别为绪论、心理学基础、心理社会因素与健康、心理应激与心身疾病、心理障碍、心理评估、心理咨询、心理治疗、患者心理、医患关系与医患沟通技巧等。本书根据最新教学改革要求和理念,结合我国高职教育发展特点,根据相关教学大纲和执业考试大纲的要求编写而成。本书体现"工学结合"、"工作过程导向"的思路,书中增加了生动的临床案例、知识链接等内容,内容丰富而生动,以帮助学生理论联系实践,加深理解和巩固理论课所学内容,提高学生学习的兴趣。

本书适合高职高专临床医学、护理、助产、药学、医学影像技术等专业使用。

图书在版编目(CIP)数据

医学心理学/孙萍,肖曙辉主编. —2 版. —武汉:华中科技大学出版社,2014.6(2024.1 重印)
ISBN 978-7-5680-0166-3

Ⅰ.①医… Ⅱ.①孙… ②肖… Ⅲ.①医学心理学-高等职业教育-教材 Ⅳ.①R395.1

中国版本图书馆 CIP 数据核字(2014)第 118672 号

医学心理学(第 2 版)

孙 萍 肖曙辉 主编

策划编辑:柯其成
责任编辑:柯其成
封面设计:陈 静
责任校对:何 欢
责任监印:周治超
出版发行:华中科技大学出版社(中国·武汉)　　　　电话:(027)81321913
　　　　　武汉市东湖新技术开发区华工科技园　　　　邮编:430223
录　　排:华中科技大学惠友文印中心
印　　刷:武汉邮科印务有限公司
开　　本:787mm×1092mm　1/16
印　　张:13.75
字　　数:322 千字
版　　次:2010 年 7 月第 1 版　2024 年 1 月第 2 版第 7 次印刷
定　　价:32.00 元

全国高职高专医药院校工学结合
"十二五"规划教材编委会

主任委员　文历阳　沈　彬

委　　员（按姓氏笔画排序）

秘　　书　厉岩　王瑾

总序
Zongxu

　　世界职业教育发展的经验和我国职业教育发展的历程都表明,职业教育是提高国家核心竞争力的要素之一。近年来,我国高等职业教育发展迅猛,成为我国高等教育的重要组成部分。与此同时,作为高等职业教育重要组成部分的高等卫生职业教育的发展也取得了巨大成就,为国家输送了大批高素质技能型、应用型医疗卫生人才。截至 2008 年,我国高等职业院校已达 1 184 所,年招生规模超过 310 万人,在校生达 900 多万人,其中,设有医学及相关专业的院校近 300 所,年招生量突破 30 万人,在校生突破 150 万人。

　　教育部《关于全面提高高等职业教育教学质量的若干意见》明确指出,高等职业教育必须"以服务为宗旨,以就业为导向,走产学结合的发展道路","把工学结合作为高等职业教育人才培养模式改革的重要切入点,带动专业调整与建设,引导课程设置、教学内容和教学方法改革"。这是新时期我国职业教育发展具有战略意义的指导意见。高等卫生职业教育既具有职业教育的普遍特性,又具有医学教育的特殊性,许多卫生职业院校在大力推进示范性职业院校建设、精品课程建设,发展和完善"校企合作"的办学模式、"工学结合"的人才培养模式,以及"基于工作过程"的课程模式等方面有所创新和突破。高等卫生职业教育发展的形势使得目前使用的教材与新形势下的教学要求不相适应的矛盾日益突出,加强高职高专医学教材建设成为各院校的迫切要求,新一轮教材建设迫在眉睫。

　　为了顺应高等卫生职业教育教学改革的新形势和新要求,在认真、细致调研的基础上,在教育部高职高专医学类及相关医学类专业教学指导委员会专家和部分高职高专示范院校领导的指导下,我们组织了全国 50 所高职高专医药院校的近 500 位老师编写了这套以工作过程为导向的全国高职高专医药院校工学结合"十二五"规划教材。本套教材由 4 个国家级精品课程教学团队及 20 个省级精品课程教学团队引领,有副教授(副主任医师)及以上职称的老师占 65%,教龄在 20 年以上的老师占 60%。教材编写过程中,全体主编和参编人员进行了认真的研讨和细致的分工,在教材编写体例和内容上均有所创新,各主编单位高度重视并有力配合教材编写工作,编辑和主审专家严谨和忘我地工作,确保了本套教材的编写质量。

本套教材充分体现新教学计划的特色,强调以就业为导向、以能力为本位、贴近学生的原则,体现教材的"三基"(基本知识、基本理论、基本实践技能)及"五性"(思想性、科学性、先进性、启发性和适用性)要求,着重突出以下编写特点:

(1) 紧扣新教学计划和教学大纲,科学、规范,具有鲜明的高职高专特色;

(2) 突出体现"工学结合"的人才培养模式和"基于工作过程"的课程模式;

(3) 适合高职高专医药院校教学实际,突出针对性、适用性和实用性;

(4) 以"必需、够用"为原则,简化基础理论,侧重临床实践与应用;

(5) 紧扣精品课程建设目标,体现教学改革方向;

(6) 紧密围绕后续课程、执业资格标准和工作岗位需求;

(7) 整体优化教材内容体系,使基础课程体系和实训课程体系都成系统;

(8) 探索案例式教学方法,倡导主动学习。

这套规划教材得到了各院校的大力支持与高度关注,它将为高等卫生职业教育的课程体系改革作出应有的贡献。我们衷心希望这套教材能在相关课程的教学中发挥积极作用,并得到读者的青睐。我们也相信这套教材在使用过程中,通过教学实践的检验和实际问题的解决,能不断得到改进、完善和提高。

全国高职高专医药院校工学结合"十二五"规划教材

编写委员会

前言

Qianyan

　　本书以"工学结合"的人才培养模式思路为编写的指导思想,充分体现高职高专医学职业教育特色,避免教材理论偏多偏深和沿袭本科教材"学科导向"、"知识本位"的传统观念;同时坚持"多实际思考,少空洞照搬;多直接积累经验,少间接模仿学习;多实践内容,少理论拼造"的"三多三少"职业教育新观念的编写原则。因此,我们在教材编写时,一是注重教材内容的实用性与综合性,强化理论与实际技能应用的内在联系;二是突出医学心理学基础理论课程的桥梁作用,既可满足在校医学生学习理论课程的需要,也可作为执业医师考试的参考书。本书是一本能够指导实际操作的可读性、可学性强的教材,真正体现教学与职业的紧密对接。

　　在章节安排上,本书既保留了医学心理学教材的基本知识框架与知识体系,又根据医学职业教育的特点和医学未来职业的岗位需求,确定了现在的体例。考虑到医学心理学是一门医学公共基础课程,为了加强基本知识、基本理论和基本方法方面的内容,本教材在第一章较详细地介绍了五种心理学学派理论,在第三章增加了"心理社会因素与健康",在第十章增加了"医患沟通技巧",并在心理学基础部分每一章内增添了联系临床的有关内容。本书具有以下的特点:①精选了与教材内容相关的经典案例,在提升学生学习兴趣的同时,增加理论与临床实践的联系,培养学生解决问题的能力;②各章内容均配有学习目标,有利于学生在有限的时间内掌握学习内容;③结合执业医师考试大纲的知识点,并以考试大纲规定的考核知识及能力层次为线索,按最新体例分章节进行了编写;④每章均列有习题,同步跟踪强化训练,以便学生扎实、准确地掌握各章内容。考虑到高职高专医学生毕业后继续教育的需要,教材的实际内容和知识范围较专科层次教学大纲有所扩展。

　　本书在编写过程中,得到了华中科技大学出版社和重庆三峡医药高等专科学校等单位的大力支持,在此表示谢意。最后,热忱地欢迎使用本书的老师和同学们提出宝贵的意见。

编　者

目录
Mulu

第一章
绪　论

学习目标

医学心理学的基本概念、性质、主要观点及研究任务；
医学心理学产生的发展简史，医学模式与医学心理学；
医学心理学的主要学术流派及理论观点；
医学心理学的研究方法。

案例引导

　　据世界卫生组织(WHO)报告，随着全球性的城市化和老龄化现象的出现，疾病谱和死亡顺位发生了很大的改变。因不良生活方式等造成的心身疾病显著增加并已成为现代社会中人类健康的最大威胁。全世界大约有 4.5 亿人罹患精神和行为障碍疾病，神经和精神疾病占全世界所有疾病和损伤导致的伤残调整生命年总数的 13%，估计到 2020 年这一比率将增加到 15%。而我国目前约有各种重型精神患者约 1600 万人，患病率由 20 世纪的 0.27% 上升至现在的 1.347%；进入 21 世纪后各类精神卫生问题将更加突出，到 2020 年神经精神疾病的负担将上升到疾病总负担的 1/4。精神障碍不仅给人们带来了巨大的心理压力、社会负担和经济负担，而且也增加了罹患躯体疾病的危险性。

第一节　医学心理学概述

一、医学心理学的概念和学科性质

（一）概念

医学心理学(medical psychology)是近代心理学与医学相结合的产物，是心理学发展的一个分支。它是将心理学的理论知识和实验技术应用于医学领域,研究心理因素在人体健康以及疾病的发生、发展、诊断、治疗、护理与预防中的作用的科学。从广义上讲,医学心理学运用心理学的理论与方法探索心理因素在健康与疾病中的作用方式、途径与机制,更全面地阐明人类躯体疾病与心理疾病的本质,协助医学揭示人类维护健康、战胜疾病的规律,寻找与丰富在人类疾病的诊断、治疗、护理与预防方面更全面、更有效的方法,提高医疗水平,促进人的身心健康。从狭义上说,医学心理学侧重研究心理因素在躯体障碍中的作用,以及如何用心理技术来诊断疾病和促进健康的方法。

医学自产生以来,就与心理学结下了不解之缘,它们共同关注与研究的对象都是人。医学偏重于从生物学角度关注人的生理与病理问题,是一门研究人的生命活动的本质、疾病的发生发展规律,以及如何正确地诊断和防治疾病、保持健康和提高健康水平的科学。而心理学则更多关注于人的内心活动及其变化的规律,是一门研究大脑运动规律的科学。人是一个身心合一的统一体,不仅有血肉、有生命、有大脑和完整的生理活动,而且有意识、有思想、有情感和各种心理活动。所以,人的心理活动也同其生理活动一样,必然会反映在健康和疾病的问题中。简单说来,心理学在医学领域有以下几个方面的应用。

1. 心理社会因素是致病的重要原因 现代应激理论研究表明,心理社会因素同细菌和病毒等生物致病因素一样,已经成为现代社会导致人类疾病的重要原因。因为人是一个向着社会和自然界开放的身心统一的整体,任何自然或社会环境都可以通过心、身两个方面对机体发生影响,引起机体的某些器官、细胞及分子水平的变化。

2. 与心理社会因素有关的疾病日趋增多 随着社会发展及人类生活方式、生活水平的变化,人类的疾病谱与死亡顺位发生了深刻的变化。在我国人群中最常见的病死原因已从过去的传染病,转变为心、脑血管疾病和肿瘤等,而这些疾病被认为与心理社会因素有密切关系。在发达国家综合性医院的门诊患者中,纯属躯体性疾病的患者约占1/3,神经症和心身疾病患者约各占1/3。由此可见,与心理社会因素有关的患者数量要占门诊患者总数的60%~70%。在国内也有类似的报道。

3. 良好的医患关系是提高临床医疗效果的基础 医患关系也是一种人际关系,是医患间心理上的沟通与互动。良好的人际交流本身就具有治疗上的价值。"语言能治病,也能致病",如果医患之间的沟通、交流不理想,那么,再高的医疗水平也难以发挥作用。

4. 了解患者的心理状态有助于诊断治疗 事实上许多躯体疾病都伴随着心理状态的改变,特别是在疾病早期,有些患者非常敏感,心理或情感容易发生变化,但疾病早期在生物学上往往只有功能上的变化,而现有的许多生物学检查方法,一般须有器质上的改变时才能显示出异常。那些早期的功能变化,尤其与中枢神经系统相关的病变,常无法检测。应用心身医学或心理学的观察方法和测量技术,常可以弥补这方面的不足。医学研究必须从生物、心理、社会三方面去了解患者,才能对他们作出合乎实际的诊断和处理。

知识链接

心身医学(psychosomatic medicine)发源于20世纪前叶,由哈立笛(Halliday)和亚历山大(Alexander)等医学家最早提出。弗洛伊德(Freud)的精神分析学、巴甫洛夫(Pavlov)的行为科学研究成果等,为心身医学的早期发展提供了理论基础。1939年,精神病研究专家邓伯(Dunber)首次出版《美国心身医学杂志》,5 年后他又领导建立了美国心身医学会。这标志着心身医学作为一门正式学科诞生了。现在,越来越多的人发现,由心理因素导致的身体疾病,是造成现代人死亡率升高的重要原因。因此,身心医学也越来越受到医学界的重视。所以,对这种新兴学科有一定的了解,对医学生来说是十分必要的。

(二)学科性质

人是一个开放的系统,一个具有生物、社会、精神属性的复杂个体。与自然环境之间的新陈代谢是生命得以延伸的基础;与人群社会之间的交互影响是其生存的源泉。因此,以人为研究对象的医学心理学既关注生物属性,也关注心理与社会学属性,它必兼有自然科学和社会科学的双重属性,是自然科学和社会科学相结合的边缘学科,同时还是多学科知识交融的一门交叉学科。从基础和应用的角度来看,它还是医学的一门基础学科,更是一门临床应用学科。

二、医学心理学发展简史

(一)国外医学心理学发展概况

心理学有着悠久的历史。早在两千多年以前,人类就已经开始追寻心理现象的奥秘,但心理学从哲学中分化出来成为一门独立的科学,是以 1879 年德国心理学家冯特在德国莱比锡建立第一个心理实验室为标志的。心理学在百余年时间内飞速发展,特别是在 20世纪初形成了许多心理学流派,同时也派生出许多分支学科。1852 年,德国的洛采(B. H. Lotze)提出医学心理学的概念。1896 年,美国的魏特曼(L. Witmer)首次提出临床心理学的概念,并建立了心理门诊。1890 年,美国心理学家卡特尔(R. B. Cattell)提出了心理测验的概念。1908 年,在美国出现了世界上第一个心理卫生协会。19 世纪末 20 世纪初,奥地利医生弗洛伊德(S. Freud)创立了精神分析疗法。一些生理学家如坎农(W. B. Cannon)、巴甫洛夫(L. P. Pavlov)和塞里(H. Selye)等开始研究情绪的心理生理学、心理应激机制等问题,华生(J. B. Watson)创立了行为主义心理学派。20 世纪 30 年代,美国又成立了心身医学会。20 世纪 50 年代后,医学心理学发展更为迅速,研究和应用领域不断扩大。1976年,美国耶鲁大学举行的行为医学会议上提出了"行为医学"的概念。1978 年出现了"健康心理学"的概念。医学心理学的基础研究逐步深入,并形成一定的理论体系,临床心理学在综合医院里的应用也日益广泛。总之,国外医学心理学的发展不仅从理论上丰富了医学和心理学的基础知识,而且也直接为人类防治疾病作出了贡献。

(二)国内医学心理学发展概况

我国的心理学是在不断学习吸收和借鉴西方心理学的基础上逐渐形成与发展壮大的。20 世纪初我国第一本大学心理学课本《心理学大纲》的出版,标志着我国步入了现代科学心理学的开端。

1949 年,新中国成立以后,中国的心理学进入了新的历史时期。1955 年中国心理学会恢复,1956 年中国科学院心理研究所成立。1985 年,中国心理卫生协会成立。1990 年,中华医学会行为医学分会建立。1993年,中华医学会心身医学分会成立。目前,已有6 000名会员的中国心理学会、20 000名会员的中国心理卫生协会以及与医学心理学相关的10余种专业刊物,标志着国内医学心理学的学科建设和发展进入新的阶段。

三、医学模式与医学心理学

医学模式是指一定时期内人们对疾病和健康的总的观点与认识,并成为医学发展的指导思想。在社会发展的不同历史时期,随着医学自身的发展以及人类对健康需求的不断变化与提高,医学模式也在不断发展和完善,其终极目标是运用医学模式思想,不断发展和完善医学理论与实践,满足人类对健康的要求。医学心理学正是随着医学模式及人类健康观的转变而得到了快速的发展和广泛的应用。医学模式的发展经历了以下几个阶段。

(一)神灵主义医学模式

大约在10 000年前的原始社会,生产力水平低下,科学技术思想尚未确立,人们对健康和疾病的理解是超自然的,相信"万物有灵",认为人类的生命和健康由上帝神灵主宰,疾病和灾祸是天谴神罚。因此,当时治疗疾病的方法是祈求神灵和巫医、巫术。这种模式随着生产力水平的提高逐渐失去存在的意义,但在一些偏远地区和某些文化群体还可见到它的踪迹。

(二)自然哲学医学模式

自然哲学医学模式于公元前3 000年前后开始出现。在我国,医学著作中提出了"天人合一"、"天人相应"的观点;在西方,希波克拉底指出了"治病先治人"、"一是语言,二是物"的治疗观。虽然这些观点至今仍有一定的指导意义,但毕竟是朴素的唯物论,带有一定的局限性。

(三)生物医学模式

生物医学模式诞生于欧洲文艺复兴之后,随着自然科学的发展,人类自身的奥秘得以揭示,西方医学开始摆脱宗教的禁锢,进入了一个崭新发展的时期。随着医学的发展,人们在认识疾病和治疗疾病、预防疾病方面都向前迈进了一大步。生物医学模式使人类对疾病的认识从宏观到微观纵深发展,实现了医学发展的第一次飞跃,对人类健康与疾病有着不可磨灭的贡献。但在其发展中也逐渐暴露出生物医学的片面性和局限性,在认识论上,它往往倾向于将人看成是生物的人,而忽视了人的社会属性;在实际工作中,它重视躯体因素而不重视心理和社会在素;在科学研究中,它较多地着眼于躯体生物活动过程,而较少注意行为和心理过程,忽视了后者对健康的作用;在思维的形式上,它往往强调"不是……就是……"(不是有病就是健康),因而对某些功能性或心因性疾病,无法作出正确的解释,更无法得到满意的治疗效果,更将人类对疾病和健康的认识带入狭小的天地,也无法完全阐明人类健康和疾病的全部本质。

(四)生物-心理-社会医学模式

随着社会及医学的发展,疾病谱和死亡谱发生了根本变化,人们已经认识到不良的生活方式、行为、心理、社会和环境因素同细菌、病毒一样成为健康的主要危害因素。1977年,美国医生恩格尔在《科学》杂志上著文提出"需要新的医学模式",批评了生物医学模式的"还原论"和"心身二元论"的局限,并提出了生物-心理-社会医学模式。这一观点认为,对于疾病和健康问题来说,在致病、治病、预防及康复的过程中,都应将人视为一个整体,充分考虑到患者的心理因素和社会因素的特点,综合地考虑各方面的交互作用,而不能机械地将它们分割开。生物-心理-社会医学模式的主要特征有:①承认心理社会因素是致病的重要原因;②关注与心理社会因素有关的疾病日益增多的趋势;③全面了解患者,尤其是他们的心理状态,并认为这是诊断和治疗的重要前提;④重视心理状态的改变,因为它常常为机体功能的改变提供了早期信息;⑤懂得应用心理治疗和心理护理这一提高医疗质量的重要措施;⑥利用良好的医患关系来增强治疗效果。

医学心理学是一门适应医学模式转变的学科,在医学与心理学之间架起了一座桥梁,消除了"精神万能"与"心理至上"的观点,推动了心理学的科学研究工作,因此必将更加有力地推动医学科学的发展与进步。

第二节　医学心理学的基本观点、研究任务、研究方法

一、医学心理学关于健康和疾病的基本观点

我国医学心理学工作者根据多年的工作实践和科学研究,以及最新自然科学的思想和概念,已经对人在健康和疾病的若干关系问题上建立了自己的理论体系。可归纳为以下六个方面。

1. 强调心身统一的观点　一个完整的个体应包括心、身两个部分,两者相互影响。对外界环境的刺激,心、身是作为一个整体来反应的。

2. 个体与社会保持和谐的观点　人不仅具有生物属性,而且具有社会属性。一个完整的个体不仅是生物的人,而且也是一个社会的人。他(她)生活在特定的社会环境之内,生活在不同层次的人际关系网中。各层次之间既有纵向的相互作用,也有横向的相互影响。人需要同这个外界环境系统保持和谐统一,才能维护身心健康。

3. 认知与评价的观点　心理、社会因素能否影响健康或导致疾病,不仅取决于心理、社会因素的性质和强度,还取决于个体对外界刺激的认知和评价,有时后者甚至占主导地位。

4. 主动适应与自我调节的观点　心理社会因素能否影响健康或导致疾病,不完全取决于该因素的性质和意义,还取决于个体对外界刺激怎样认知和评价,有时后者占主导地位。心理的主动适应和自我调节是个体与环境保持相对和谐一致的主要因素,也是个体抵御疾病和保护健康的重要力量。

5. 情绪因素作用的观点　情绪是人的精神活动的重要组成部分,对人类心理活动和社会实践有着极其重要的影响,其作用主要通过情绪对行为的调节和对外界环境的适应来实现。

6. 个性特征作用的观点　在成长发育的过程中,个体逐渐对外界事物形成了一个特定的反应模式,这种模式构成了个体相对稳定的个性特点,使其在与周围的人和事的交往

中保持着动态平衡。

上述六个观点贯穿于医学心理学各个领域，指导着医学心理学各个方面的工作和研究。

二、医学心理学的研究任务

医学心理学不仅对精神疾患的心理障碍现象进行研究，而且还要对人体各种疾病的心理问题进行探讨。

1. 研究心理社会因素在疾病的发生、发展和变化过程中的作用规律 人类的疾病谱大体可以分为三类：一是躯体疾病，二是心身疾病，三是精神疾病。在后两类疾病中，心理社会因素不仅是致病或诱发因素，也可以表现在疾病的症状上。对于第一类疾病，心理社会因素虽然不是直接的原因，但不同的心理状态影响着患病后疾病的进展。

2. 研究心理因素，特别是情绪对各器官生理、生化功能的影响 人为了应对外界刺激的瞬息变化而保持动态的平衡，其内部的生理、生物化学活动必须随外界刺激的变化而变化，而这个过程会伴随一定程度的情绪反应。情绪反应的程度，受到个体的认知评价、人格特征和应对方式等因素的制约。这种情绪反应反过来又调节着个体生理功能、生物化学功能的强弱。长期的负性情绪往往预示着发生心身障碍的可能性的增高。这些都是医学心理学的研究任务。

3. 研究个性心理特征或行为模式在疾病发生、发展、转归、康复中的作用 研究表明，不同性格特征的个体对不同应激源（stressor）可产生各不相同的相对固定的生理、心理反应形式，这就是个性心理特征的表现。一方面，早年的生活事件、药物和环境因素对大脑的综合作用，当前的生活处境、人际关系、认知评价模式、应对方式等个体心理特征，对疾病的发生有着重要的意义。如 A 型行为与心脑血管病，C 型行为与癌症，饮食行为与糖尿病、肥胖有着密切关系。另一方面，个性心理特征或行为模式也影响着疾病或伤残的康复，如何使患者的个性心理特征在疾病转归或伤残的康复中起促进作用，也是医学心理学所要研究的重要课题之一。

4. 研究心理评估手段在疾病的诊断、治疗、护理与预防中的作用 心理评估是医学心理学研究的重要内容，也是使心理学变得可操作的一项重要任务。要了解患者的心理状态和心理特征，明确生物功能、心理功能和社会功能在患者身上的相互影响以及心理障碍的类型，明确心理治疗与护理的效果及预后，这些均离不开心理评估手段的应用。

5. 研究如何运用心理治疗的方法达到治病、防病与养生保健的目的 人的心理活动不仅伴有生理功能的变化，而且还能调节生理功能，使之受控于自己的意识。因此，通过积极的认知行为的学习，可使大脑对人的生理功能产生良好的影响。如放松训练、心理治疗、医学气功、生物反馈等都是通过改善人的心理状态，从而调动大脑的自我调节机制，促进疾病的好转，增强患者的社会适应能力，提高其生命质量。

三、医学心理学的研究方法

医学心理学是医学和心理学的交叉学科，所以它的研究方法也就兼有这两个学科的特点；同时医学心理学还是一门边缘学科，所以它的科学研究方法还兼有自然科学和社会科学的特点。

根据所使用的研究手段,其研究方法可分为观察法、调查法、心理测量法和实验法;根据所研究的对象多少,可分为个案法和抽样法;根据所研究问题的事件性质,可分为纵向研究和横向研究。

(一)观察法

观察法是指研究者对个体或团体的行为活动所进行的有目的的直接观察和记录。人的外貌、衣着、举止、言语、表情,人际交往的兴趣、爱好、风格,对人对事的态度,面临困难时的应对等,都可以作为观察的内容。观察法的优点是可以取得被试者不愿意或者没有报告的行为数据,缺点是观察的质量在很大程度上依赖于观察者的能力。而且,观察活动本身也可能影响被观察者的行为表现,使观察结果失真。观察法在心理评估、心理治疗、心理咨询中广泛使用。常用的观察法有如下几种。

1. 自然观察法 自然观察法是在自然情景中对人或动物的行为作直接观察、记录和分析,从而解释某种行为变化的规律。优点是方法简便,不使被观察者产生紧张反应,材料来源合乎生活实际,缺点是费时、费力,得到的结果有偶然性。

2. 控制观察法 控制观察法是在预先设置的情景中进行的观察。其优点是快速,所得资料易作横向比较分析,缺点是易对被试者产生影响,有时不易获得真实情况。

此外,尚有主观观察、客观观察、日常观察、临床观察、直接观察和间接观察等。为了避免观察活动对被观察者行为的影响,原则上不宜让被观察者发现被人观察。为此可在实验室设置监控电视,或在隔墙上安装单向玻璃,也可用照相、录音、录像等方法,防止人为因素带来的偏差。对同一方式的重复观察进行时间抽样比较,进而进行综合分析,这样得到的资料,往往具有较大的代表性和客观性。

(二)调查法

调查法是通过晤谈、访问、座谈或问卷等方式获得资料,并加以分析研究的方法。根据调查方式的不同,可分为晤谈法和问卷法。

1. 晤谈法 晤谈法是医学心理学最基本的方法,也是最重要的方法。这种方法的特殊之处在于谈话具有很强的目的性和特定的情景性,因此它不同于一般的交谈,而是一种专门的技术。晤谈法被广泛应用于针对临床患者和健康人群所展开的心理评估、心理治疗、心理咨询和病因学研究。

2. 问卷法 问卷法是指事先设计调查表或问卷,通过面对面或邮寄的方式让被调查者填写,然后收集问卷,对其内容进行分析的研究方法。问卷调查的质量取决于设计者事先对问题的性质、内容、目的和要求的明确程度的把握,也取决于问卷内容设计的技巧性以及被试者的合作程度。问卷法的优点是简便易行,信息量大。

(三)心理测量法

心理测量法作为一种有效的定量手段被普遍应用于医学心理学的工作中,如人格测验、智力测验、症状量表等,本书将在第六章详细介绍这种方法。

(四)实验法

实验法在医学心理学研究中占有重要位置。根据其实施方式可分为实验室内实验和实验室外实验。前者在实验室条件下研究,便于控制条件、使用仪器和使用工具,是主要的实验方式;后者可在实际生活和临床工作等情景中进行,接近自然,如果做得好,更有价值,但条件不易控制,结果分析难度大。有些实验研究先在实验内进行,取得足够经验后再到实验室外进行。

实验法运用刺激变量和反应变量来说明被操作的因素和所观察记录到的结果之间的关系,同时还严密注意控制变量的影响。实验法的刺激变量可以是物理的刺激,如声、光刺激,也可以是心理和行为的刺激,如心紧张刺激,还可以是社会性刺激,如情景刺激。同样,反应变量也可以是生理指标,如血压、脑电波,或心理行为指标,如记忆、情感、操作指标,或社会性指标,如功能活动变化等。实验法在科学上是最严谨的方法,但实验研究的质量在很大程度上取决于实验设计,例如由于实验组与对照组的不匹配,或受到许多中间变量(特别是心理变量)的干扰,都可能影响实验结果的可靠性。

(五)个案法和抽样法

个案法是对单一案例使用观察、交谈、测量和实验等手段进行研究的方法。个案法必须建立在丰富的个案资料的基础上。需要搜集的基本资料包括:身体健康状况史、家庭生活背景、教育背景史、职业、婚姻史、社会生活背景以及通过晤谈得到的人格发展历程和目前心理特征等。这些资料构成一个系统的传记,是一个发展变化的历史纪录,因而对研究极为有用。个案法对于如狼孩、猪孩及无痛儿童等少见案例的全面、深入和详尽的考察和研究有重要意义。

抽样法是针对某一问题通过科学抽样所作的较大样本的研究。如研究人群的行为特征与某种疾病的相关性就可采用抽样法。抽样法的关键是所抽取的样本要有代表性。

第三节　医学心理学主要学派理论观点

20 世纪初,医学心理学进入快速发展时期,由此也产生了许多学派。不同的学派按照各自的学派理论和观点对人类生理疾病、心理疾病的发生机制作出了解释,下面介绍几种有影响的学派理论。

一、精神分析或心理动力学派的观点

精神分析产生于 1900 年,创始人是奥地利的精神病学家弗洛伊德,他主张把无意识作为精神分析心理学的主要对象,并提出人格结构的理论、人的"性欲"理论等。

(一)精神分析学说的主要理论观点

1. 无意识理论　弗洛伊德认为:"范畴广泛的精神过程本身都是无意识的,而那些有意识的的精神过程,只不过是一些孤立的动作和整个精神生活的局部而已"。

(1)意识:人能认识自己和认识环境的心理部分,在人的注意集中点上的心理过程都属于意识层次。如人对时间、地点、人物的定向力和对外界各种刺激的感知力等。意识实际上是心理能量活动浮于表面的部分。有学者把它比作海平面以上的冰山之巅部分。

(2)潜意识:又称为无意识,是人无法直接感知到的那一部分心理活动,包括原始冲动和本能,以及一些不被社会标准、道德理智所接受的被人压抑着的欲望,或明显导致精神痛苦的过去的事件。所以潜意识是人们经验的最大储存库,它虽然不被意识所知觉,但却是整个心理活动中最具动力性的部分,弗洛伊德认为它是各种精神活动的原动力。

(3)前意识:在意识和潜意识之间还有一种前意识,这就是指目前未被意识到,但在自己集中注意或经过他人的提醒下可以被带到意识区域的心理活动和过程。

精神分析理论认为,被压抑到潜意识中的各种欲望,如果不能被允许进入到意识中,就会以各种变相的方式出现,如神经症、精神症状、梦和失误。潜意识是精神分析理论的主要概念之一。

2. 人格结构理论 弗洛伊德将人格划分为三个相互作用的部分,即本我(id)、自我(ego)和超我(superego)。

(1)本我:人格中最为原始、最为隐秘和最不易把握的部分,它处于无意识的深层。本我代表人的本性中的自然性或动物性的一面,不遵循逻辑,不知道善恶与是非,不关心社会的要求、价值和道德,它只是寻求直接满足,服从于不可抗拒的"快乐原则"。

(2)自我:在本我的基础上发展起来的,是人格组织中专司管理和执行的部分。它负责保持人的心理活动的完整性,协调人格结构中各部分之间的关系以及自身同外界环境之间的关系,遵循"现实原则"行事。

(3)超我:从自我中分离并发展而来的,是人格结构中最为道德的部分,也是人心理的高级和超越个体的部分,遵循"道德原则"。

弗洛伊德认为人格是由上述本我、自我和超我三个部分交互作用而构成的。人格是在企图满足无意识的本能欲望和努力争取符合社会道德标准两者长期冲突的相互作用中发展和形成的。自我在本我和超我之间起协调作用,使两者之间保持平衡,如果两者之间的矛盾冲突达到自我无法调节的程度时,就会产生各种精神障碍和病态行为。

3. 性发展理论 性本能是心理分析理论中的一个重要的课题。这里的"性"已经不限于生殖器,而是含义更为广泛的概念。弗洛伊德认为它是驱使人活动甚至创造的一种潜在的力量。他将这种内在的力量称作"力必多"(libido)。性心理发展的大致过程如下。

(1)口欲期(0~1岁):这一时期,口唇是本我努力争夺的主要中心。如果婴儿在该阶段的需要得不到适当的满足(如由于断奶过早)或者过度的满足,便可能形成"口欲性格",在成年期发展为过度的依赖性、不现实、富于幻想、执拗,以及过度的"口欲习惯"(如贪食、嗜烟酒和挖苦人等)。

(2)肛欲期(1~3岁):这一时期,幼儿主要从保留和排泄粪便中获得满足。如果在这一阶段发生问题,幼儿便会体验到强烈的焦虑。这种焦虑如果持续存在,就会使其心理或行为"固着"于肛欲期,到成年时便会表现出固执、吝啬、整洁、过于节俭和学究气等。这种性格被称为"肛欲性格"。据推测,这类人容易罹患强迫症。

(3)性器官欲期(3~5岁):此时儿童发现可以从抚弄生殖器中获得性欲满足。这个阶段对于儿童的心理发展极为重要,因为这一时期正是俄狄浦斯情结(oedipus complex,又称恋母情结)活跃、儿童开始由自恋转向他恋的时期,易出现恋母或恋父情结。

(4)潜伏期(6~12岁):潜伏期不意味着性心理发展的中断或消失,而是儿童在外界影响下性欲被暂时"冻结"。潜伏期可能隐藏着两种发展倾向。一种是被积累起来的性能量脱离性目标本身而转向其他方面,升华为更高的文明行为;另一种是性能量被压抑,使得性活动倒退,回复到性发展的初期,形成神经症和性心理障碍。

(5)生殖期:大致相当于青春期。此时,性器官的发育已经趋向成熟,性欲开始朝着生殖这一生物学目标飞速发展,性爱的对象不单指向自身和异性的父母,而指向家庭以外的异性。这种异性之恋是性成熟的标志之一。另一个重要的标志是健康的功能活动,即在性、社会和精神等诸方面都达到成熟和较完善的境界。具有这些特征的人,被称为"生殖型人格"者。

弗洛伊德认为,这五个阶段的发展顺序是由遗传决定的,但每个阶段是否能顺利渡过却是由社会环境决定的。每一发展阶段都有其特殊需要解决的问题。如果一个阶段的问题没解决,并被逐渐内化或被压抑到潜意识,就会影响下一阶段的成长,并且可能在不同的发展阶段再度明显化,成为行为或躯体功能障碍的原因。例如口欲期个体的快感主要来自口腔的活动,如吮食、进食。如果婴儿口腔的欲求因某种外部因素而受挫折(如断乳过早等),可能会产生固着现象,以后虽然年龄已超过1岁,但仍可能留在以口腔活动(如过食行为)为主的方式来减轻焦虑的阶段,这被称为口欲期人格。

(二)精神分析学说提出的依据

弗洛伊德早期在用催眠术治疗歇斯底里患者时发现,在催眠状态下,患者如果能回忆与他的疾病有关的情感体验,叙说这些体验,并伴有相应的情感反应,醒后症状就会减轻,甚至消失。于是弗洛伊德认为,症状是由被患者压抑和排斥到其意识之外的曾经经历过的情感体验引起的。

(三)精神分析学说对心理疾病发病机制的解释

弗洛伊德认为童年时代的创伤、经历、未得到满足的欲望其实都未被遗忘,而是被深深压抑在潜意识底层,通过转换作用造成了各种心理障碍,如有的转换成癔症,有的转换成躯体症状而成为心身疾病。如他认为神经症的发生过程是:童年压抑的欲望+现实心理冲突→焦虑→联用不恰当的心理防御→退化到童年的认识和行为中→各种症状出现。弗洛伊德认为只有通过各种方法(见心理治疗)挖掘压抑的潜意识冲突,使其在意识领域中得到发泄,并予以解释,患者的症状即可缓解。

二、心理生理学派的观点

美国著名生理学家坎农和苏联生理学家巴甫洛夫创立了心理生理学派,后来塞里、沃尔夫等人又发展、丰富了这一学说。

心理生理学观点认为,心身是统一的,心理因素对人类的健康和疾病产生的影响必须以生理活动为中介机制,即通过神经系统、内分泌系统和免疫系统影响全身各个系统、器官、组织、细胞的结构和功能。

坎农在进行了大量动物实验研究后认为,强烈的恐惧、愤怒等情绪变化,主要通过交感神经-肾上腺系统产生"战斗或逃跑反应",以影响全身功能变化。

加拿大人塞里提出了应激适应机制说,认为应激主要通过以机体垂体-肾上腺皮质轴为主的非特异反应,产生各种生理、病理变化,即一般适应综合征(GAS)。一般适应综合征分为警戒期、抵抗期和衰竭期。警戒期是机体对刺激做好应激的准备,肾上腺皮质激素大量分泌，警觉性提高的时期。抵抗期是机体各部分对刺激产生适应性生理变化以抵抗紧张刺激，使生理和心理恢复平衡的时期。衰竭期是机体经过持久抗衡后，力量已衰竭，失去适应能力，出现心身障碍和心身疾病的时期。

巴甫洛夫学派的高级神经活动说和皮质内脏相关说认为，语言、文字、心理活动等都可成为条件刺激物，通过条件反射影响体内任何一种器官的活动。巴甫洛夫学派强调大脑皮质在心身调节、心身疾病的产生中的主导作用。

美国人沃尔夫通过研究胃瘘患者发现，患者情绪愉快时，黏膜血管充盈，胃液分泌增加，患者愤怒、仇恨时，黏膜充血，胃液分泌增加，但在患者抑郁、自责时，黏膜苍白，胃液分泌减少，运动受到抑制。他还认为，情绪对生理活动的影响还受遗传因素和个体生理、心理特征的影响。

三、行为主义学派的观点

行为主义心理学产生于 1913 年，其创始人是美国心理学家华生（Watson），他提出心理学研究的对象不应是意识，而应是人和动物的行为或对现实的顺应，并提出"行为-学习"的假说，他把刺激（S）-反应（R）作为解释行为的公式。

（一）基本理论

行为主义认为，人类任何行为（包括适应行为，适应不良行为）都是通过学习获得，其学习的基本方式包括：经典条件反射、操作条件作用和观察学习。

1. 经典条件反射 在以狗为对象的研究中，巴甫洛夫发现，当给一只饥饿的狗呈现食物时，狗便会分泌唾液。巴甫洛夫将这种在出生时便可发生的反应（见到食物分泌唾液）称作"非条件反应"（UCR），将这种能直接引发非条件反射的刺激物（食物）称作"非条件刺激物"（UCS）。巴甫夫发现，如果在呈现食物之前先响起铃声（铃声在这里称作"中性刺激"），几次配对呈现后，狗单独听到铃声也会分泌唾液，此时，一个经典条件反射便形成了。在这里铃声已成了食物即将出现的信号，此时被称作"条件刺激物"（CS），而听见铃声就分泌唾液，这种反应是在实验中习得的，称作"条件反应"（CR）。条件反应和非条件反应一起，构成了"应答行为"，即在对特定刺激的反应中自发反射式发生的行为。

2. 操作条件作用 斯金纳提出操作（或工具式）条件作用的概念，即人和动物为了达到某种合意的结果而作用于环境的过程。在一个典型的实验中，斯金纳将一只饥饿的老鼠放入一个被称作"斯金纳箱"的装置中。老鼠在箱内到处探索。一次偶然的机会，它跳到一个杠杆上，将杠杆压了一下，一粒食物自动地落到盘子里。老鼠从杠杆上跳下，吃了这粒食物。随后，它又到处探索，只要它压一下杠杆，便会得到一粒食物。逐渐地，老鼠减少了无效探索，越来越多地按压杠杆。最后，老鼠终于学会通过按压杠杆来获取食物，一个操作条件作用便完成了。在这里，实验动物通过作用于环境（按压杠杆）以达到合意的结果（食物）。斯金纳将这种行为称作"操作行为"。与应答行为不同，所有的操作行为都是条件作用的结果。在操作条件作用中，反应的后果决定了该反应再次发生的可能性，动物学会将反应同某种后果联系起来，并指导未来的行为。

3. 观察学习 这是指通过观看其他人的行为和行为的后果（得到奖赏还是受到惩罚）而获得新行为的过程。以班都拉为代表的社会学习理论家认为，人类大多是在社会交往中通过对榜样的示范行为的观察与模仿而进行学习的。与操作条件作用不同,人在观察学习中,可以不必做出外部反应(如模仿动作),也无须亲自体验强化,只要直接观察他人的行为,或通过观看电影、电视中人物的行为,便可获得新的行为。这是在替代性强化基础上发生的学习,故又称为替代性学习。

(二)行为主义对疾病发病机制的理论解释

同适应行为和技能一样,适应不良或异常行为也可以通过学习而获得。不同的是,适应不良行为通常是在人无所觉知的情况下,通过经典条件反射、操作条件作用和观察学习的方式获得的,是"情境使然"。以恐怖症为例,从患者的病史中有时会发现"创伤性"的经历。一个本来无害的中性刺激物(如白兔),由于同创伤性刺激先后出现而建立联系,便逐渐变成恐惧反应的条件反应的条件刺激物。这是经典条件反射式的学习过程。行为心理学的开创者华生的著名的"小艾伯特"实验,便是这么做的。他通过将小白鼠同强噪音配对呈现,使一个本来喜欢玩小鼠的 11 个月大的婴儿患上小白鼠恐怖症。此外,在恐怖症的习得中也包含操作条件的作用,因为患者恐惧时会做出逃避反应,而逃避会导致恐惧体验减轻。这种减轻回过头来会强化患者的逃避反应(这种强化为负强化,符合操作条件作用的原理)。

四、人本主义学派的观点

人本主义心理学产生于 20 世纪 50 年代末 60 年代初,创始人是美国心理学家马斯洛(Maslow),主要代表人物是罗杰斯(Rogers)。该学派主张心理学必须说明人的本质,研究人的尊严、价值、创造力和自我实现。反对行为主义只研究外显行为,也反对精神分析学派研究虚无缥缈的"意识"。

(一)人本主义的基本观点

罗杰斯将人的所有行为都看作是由一个单一的因素激发的,这就是"实现趋向",一种保护和提升自己的意愿。他将探索和实现个人潜能的过程,称作"自我实现"。自我实现是人的最高的精神追求。马斯洛也认为,人的行为来自于自我实现的动机,心理障碍是由于自我实现驱力受阻所致,并提出人的"需要层次说"。人本主义心理学家相信,在自然演化过程中,人类已获得了一些高于其他动物的潜能或品质,包括友爱、自尊、创造性以及对真、善、美和公正等价值的追求。这些潜能或品质在社会生活中表现为人的高级需要。在人的低级需要得到适当满足后,这些高级需要便可以成为支配人的动机和行为的优势力量,促使人充分地实现其潜能。因此,人本主义心理学家认为,如果允许不太受限制地自由发展,那么一个人便不仅会变成有理性的、社会化的人,而且会成为富有建设性的或自我实现的人,即不仅专心于满足自己的生物学需要,而且还有实现自己的高级需要的潜能。

(二)人本主义对疾病机制的理论解释

人与其他动物最主要的区别是人有自我实现的需要或内驱力。当一个人自我实现的内驱力受阻、自我实现的需要得不到满足的时候,他(她)便可能产生心理障碍。换句话说,心理障碍是由不良社会环境造成的人偏离自我实现方向所致。再进一步分析,造成自我实现内驱力受阻碍的原因,一是个人的行为同真实的自我之间的不协调不一致(罗杰斯的观点），二是个人的基本的需要得不到满足（马斯洛的观点）。

小 结

　　本章以医学心理学的发展简史为主线，通过对医学心理学概念、性质、研究对象的系统介绍，使学生对本学科有一个初步的认识，激发其学习本课程的兴趣，知晓学习本课程的意义和重要性；通过对医学心理学学派理论的学习，使学生明白心理社会因素在21世纪的今天已成为人类致病的重要因素，使学生站在更高与全新的角度诠释疾病、认识健康，建立新的健康观和疾病的整体观。

能力检测

一、简述题

1. 什么是医学心理学？
2. 医学心理学的研究范围是什么？
3. 医学心理学关于健康和疾病的基本观点是什么？
4. 简述医学心理学的研究任务。
5. 简述医学模式的转化对医学心理学发展的影响。
6. 简述医学心理学产生的发展简史。
7. 简述医学心理学的主要学术流派及其主要的理论观点。

（孙　萍）

第二章
心理学基础

 学习目标

心理现象的内容及心理的本质；

心理过程的特征与分类；

人格的概念与特征，人格形成和发展的影响因素；

人格心理的特征，能力、气质、性格的概念，气质的类型及其生理基础；

人格倾向性的概念与特征，马斯洛的需要层次论。

案例引导

1825 年波伊劳德(J. B. Bouillaud,1796—1881)提出语言定位于大脑额叶,随后便出现了脑功能的定位学说。对于用右手进行劳动、书写、绘画等操作的人,波伊劳德认为,他们的这些行为可能是由左半球控制的。1861 年布洛卡(P. Broca,1842—1880)接待了一位右身偏瘫的失语患者,该患者只能说"tan",而智力正常。患者死后经尸检发现,其左侧额叶受损。1874 年威尔尼克(C. Wernicke,1833—1892)描述了一例颞叶脑损伤的失语症患者,患者说话流利却毫无意义;他虽有听觉,却不理解其语意。这些发现使人们相信,语言功能是特定脑区的功能。20 世纪中叶,定位说得到进一步发展。加拿大医生潘菲尔德用电刺激法研究颞叶时发现,微弱的电刺激能使患者回忆起童年的一些事情。这说明记忆可能定位在颞叶;还发现,杏仁核和海马与记忆有关,下丘脑与进食和饮水有关,这些发现均支持脑功能的定位学说。

由此可见,人能够具有正常的社会行为是和特定脑区的功能相联系的,人的心理活动有特定的生理基础。

第一节 心理现象及其本质

心理是以脑的神经反射活动为基础而存在的,神经系统和脑是心理产生的器官。但是人的心理与动物心理有本质区别。因为人的心理具有动物所没有的"意识",且具有社会性与主观能动性。

一、心理现象

心理现象是个体心理活动的表现形式,也是我们最熟悉的现象。心理学就是研究心理现象的发生、发展及其规律的科学。人的心理现象包括心理过程和人格两大部分,总结如下。

心理过程(心理活动)的认识过程:感觉、知觉、记忆、思维、想象、创造、注意等。

情绪过程:喜、怒、忧、思、悲、恐、惊等。

意志过程:自觉确定目标、克服困难、调节自身行为等。

人格(个性)倾向性:需要、动机、兴趣、理想、信念等。

人格特征:能力、气质、性格等。

自我意识系统:自我认识、自我体验、自我调节等。

心理过程就是人的心理活动发生、发展的过程,是在客观事物的作用下,在一定的时间内,人类大脑反映客观世界的过程。它包括认识过程、情感过程和意志过程。认识过程是接受、加工、储存和理解各种信息的过程,也就是人脑对客观事物的现象和本质的反映过程,这是最基本的心理过程。情感过程与意志过程是在认识的基础上产生和发展起来的,同时,情感过程和意志过程对人的认识过程也有重要的影响。个体在通过感觉、知觉、记忆、思维、想象和创造过程认识和改造世界的同时,必然会根据自己的评判标准,产生情绪、情感的体验,并引发相应的意志过程。

由于每个人的先天素质不一样,后天所处的环境条件和受教育的程度也有差别,加上各自从事着不同的实践活动,人类共有的心理活动过程具体到每个人的表现也就各不相同。这样就形成了一个人不同于另外一些人的人格,它代表一个人的整个精神面貌,即个体具有独特倾向性的总和,包括人格倾向性、人格特征和自我意识系统。人格倾向性是人进行一切行为活动的基本动力,如动机、需求、兴趣、信念等。人格特征是一个人稳定的内在特性,包括能力、气质和性格等。自我意识系统是一种自我调控系统,即人对自身的一种意识系统,由自我认识、自我体验和自我调控等构成。自我意识系统的产生与发展是个体不断社会化的过程,也是其人格形成的过程。

心理学一方面研究人类心理活动的共同性(心理过程),另一方面研究个体心理活动的差异性(人格)。

人的各种心理现象之间是相互联系的。心理过程是心理现象的动态表现形式;心理特性是心理过程表现出来的个人独有的、稳定的心理品质。因此,心理现象的两个方面相互制约,密不可分。

二、心理的实质

人的心理究竟是什么？它究竟是怎样发生的？这是从古至今一直争论不休的问题。唯心主义者认为，心理是独立于人体之外或暂时寄居在人体内的虚无缥缈的灵魂，这种灵魂与物质毫无联系，纯粹是超物质的"绝对精神"。唯物主义者则认为心理是物质属性的，是由物质派生的。

辩证唯物主义则认为"心理是脑的机能，是外部世界的主观反映"。

(一) 心理是脑的机能

现代科学证明，心理依赖于脑，神经系统的发展水平决定着心理的发展水平，健康状况制约着人的心理活动，这可从以下四个方面来证明。

(1) 以经典的解剖生理学方法与知识来看，所有心理活动均与大脑不同部位有着直接联系。通常的做法是刺激脑的一定区域或损毁脑的某一部位，观察其心理和行为有何改变。大脑皮质功能定位如图 2-1 所示。

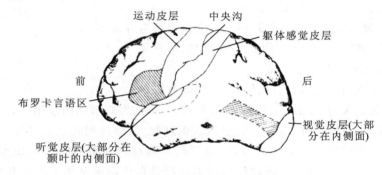

图 2-1　大脑皮质功能定位示意图

(2) 从物种发生进化史来看，心理是物种发展到高级阶段的产物。一切物质都具有反映属性，随着物质由低级向高级不断发展，其反映形式也随着物质的发展而发展。无生命物质仅具有物理的、化学的反映形式，而有生命物质不仅具有无生命物质的反映形式，而且还出现了生物的反映形式。生物体最早出现的反映形式是感应性，随后出现了感受性、知觉，到灵长类动物又出现了思维的萌芽，到人类就产生了意识。因此，心理是物质的一种反映形式，是物质世界长期发展进化的产物。

(3) 动物心理发展是以脑的进化为物质基础的，随着神经系统和脑的逐渐发展，心理活动也越来越丰富和复杂。动物的心理发展可分为三个阶段。

① 感觉阶段：无脊椎动物，如腔肠动物、环节动物和节肢动物，它们神经系统结构很简单，心理活动发展水平很低，属于低级感觉阶段。

② 知觉阶段：从无脊椎动物到脊椎动物，其生活环境更加复杂化，神经系统日益复杂和完善，形成脊髓和脑，于是产生了更为复杂、更为高级的反映形式——知觉。

③ 思维的萌芽阶段：哺乳动物的神经系统发展趋于完善，大脑皮质出现沟回，脑的不同部位执行着不同的功能，如狗、猫不仅知觉水平有了长足的发展，而且有一定的记忆能力。哺乳动物进化到灵长类，尤其是类人猿，它们的心理发展达到最高水平，不仅有多种感

觉和知觉,还有各种情绪反应,能解决一些复杂的问题,进入思维的萌芽阶段,如黑猩猩为了获取食物,能把箱子摞在一起,登高取物。事实证明,动物心理的发展是以脑的进化为物质基础的。

(4)从个体发生发育的过程来看,心理的发生和发展也是以脑的发育为物质基础的。大脑解剖学有关资料证明,新生儿的大脑皮质已分为六层,神经细胞的数量与成人相近;但他们的皮质比成人薄,沟回比成人浅,重量也比成人轻。新生儿的脑重量为 390 g,9 个月可达 660 g,2～3 岁增加至 900～1 000 g,7 岁时脑重达 1 280 g,12 岁时与成人的脑重接近。而一个人正是随着其脑的结构不断发育,心理活动才得以不断完善和发展的。各种动物脑重与体重的比较见表 2-1。

表 2-1　各种动物的脑重与体重比较

动物	脑重/g	体重/g	脑重与体重之比
鼠	0.4	200	0.002
熊	400	200000	0.002
象	5000	2500000	0.002
狗	120	46000	0.0028
猩猩	400	90000	0.0044
人	1400	70000	0.02

（二）心理是客观现实的反映

1. 客观现实是心理产生的源泉　脑是产生心理的器官,是对客观原材料进行加工的场所,假如没有一定的客观现实作为原材料刺激或作用于大脑,那么脑是无法加工出任何心理活动的产品的。所谓客观现实,是指不依赖心理主体而存在的一切事物,包括自然的现实和社会的现实。无论是感觉、知觉,还是记忆、思维,无论是性格、气质,还是兴趣、动机,无一不是客观现实在人脑中的反映。

2. 社会实践是基础　科学心理学特别强调社会实践是人的心理活动的源泉和基础。长期脱离了社会实践的人,即使有着与常人同样的大脑,也不可能形成正常人的心理活动和心理特征。如印度的狼孩、立陶宛的熊孩、撒哈拉沙漠的羊孩等,他们出生后由于种种原因脱离了社会生活,与兽为伍,导致心理发育停滞,养成了许多野兽的习性。即使那些心理发育已趋成熟的正常人,若由于自然或社会的原因,长期脱离社会生活,心理活动水平也会下降甚至退化。

知识链接

狼孩与猪孩的故事

1920 年印度心理学家辛格在一个深山的狼洞中发现了两个女孩子,其中一个七八岁,取名卡玛拉,辛格夫妇将其送孤儿院精心抚养,一心想让其恢复人性。开始卡玛拉有一身的狼性,吃饭喝水都是趴在地上舔,此习惯经过两年的矫正,才改过来。卡玛拉 10 岁时,还从死鸡肚子里掏肠子吃,晚上还抓着房门像狼一样嚎叫。她被捉回来 3

年半，才刚刚学会直立行走，直到第 6 年，她走起路来还不如 2 岁孩子稳当，尤其一遇到惊吓，马上趴下，"四蹄"逃跑。刚被抓住时她根本不会说话，经过 2 年的训练才学会 4 个词，直到 17 岁时死亡，她才学会 45 个词，智力水平才刚刚抵得上 3 岁半的孩子。这一事例说明，卡玛拉缺少社会生活条件，失去了人的社会生活环境，没有语言交际，没有使用工具参加劳动的机会，因此她尽管也具备了人的大脑，但却没有人的心理。1984 年 4 月，中国医科大学发现并研究了一个从小与猪经常生活在一起的 10 岁女孩。因为她既与人交往，又经常与猪为伍，所以心理活动方面既有人的行为，又有猪的习性。这个事例就更生动更具体的说明，心理是客观现实在人脑中的反映。

（三）心理是人脑对客观世界主观能动性的反映

心理的内容是客观的，反映的都是外界事物和现象，是由外部事物决定的。心理又有主观的一面，人对客观现实的反映不是简单的复印、摄影等，它总会受到个人的经验、个性特征和自我意识等多种因素的影响，带上主观色彩。因此，心理的能动性，表现在人脑不仅反映客观现实的外部特性，并且也表现在经过抽象与概括而揭示其本质和规律的过程中。只有掌握了事物的本质与规律，人才能使其行动成为自觉行动，进而产生巨大的能动作用，使其不仅能够反映客观世界，更能改造客观世界。

第二节 认识过程

一、感觉与知觉

（一）感觉

1. 感觉的概念 感觉是人脑对直接作用于感觉器官的客观事物的个别属性的反映。例如，看到颜色、听到声音、闻到气味、感到温暖等。世界上任何事物都有许多个别属性。颜色、声音、气味等都是事物某一方面的个别属性，当直接作用于眼睛、耳朵、鼻子等感觉器官时，就引起相应的视觉、听觉、嗅觉。

感觉是最基本、最简单的心理过程，是认识世界的开端，是一切知识的源泉。一切较高级、较复杂的心理现象，都是在感觉的基础上产生的。如果没有感觉，人不仅不能进行正常的认识活动，而且正常的心理功能也将遭到破坏。

知识链接

感觉剥夺实验

1954 年，加拿大科学家做了一个在当时看来有些莫名其妙的实验。他们让志愿者戴上半透明的塑料眼罩、纸板做的套袖和厚厚的棉手套，躺在一张床上什么也不用做，除了吃饭和上厕所，时间要尽可能长，每天的报酬是 20 美元。当时大学生打工一小时大约只能挣50美分,这让很多大学生都跃跃欲试,认为利用这个机会可以好好睡一觉,或者考虑论文、课程计划,但结果却令很多人大跌眼镜。没过几天,志愿者们就纷纷退出。他们说感到非常难受,根本不能进行清晰的思考,哪怕是在很短的时间内注意力都无法集中,思维活动似乎总是"跳来跳去"。更为可怕的是,50%的人出现了幻觉,包括视幻觉、听幻觉和触幻觉。视幻觉如出现光的闪烁;听幻觉似乎听到狗叫声、打字声、滴水声等;触幻觉则感到有冰冷的钢板压在前额和面颊,或感到有人从身体下面把床垫抽走。这些感觉经过数周才能消失。

2. 感觉的种类 根据感觉器官在机体的不同部位和接受刺激的特点不同,可把人的感觉分成两类:外部感觉和内部感觉。

(1)外部感觉是外界事物刺激体表感受器所产生的感觉,它们反映的是外界环境中的对象与现象的特征,包括视觉、听觉、嗅觉、味觉和皮肤感觉。

(2)内部感觉是指感受内部刺激,反映机体内部变化的感觉,包括机体觉、平衡觉和运动觉等。

3. 感觉的特性

(1)感受性与感觉阈限:感受性是指机体对刺激物的感受能力。感受性的大小是用感觉阈限的大小来度量的,感觉阈限是引起或没有感觉的刺激量的限度。客观事物作用于感受器时,并不是任何事物都能引起我们的感觉,太弱的刺激能量或刺激量的变化,并不能被人觉察。例如人们觉察不到皮肤上尘埃的重量,听不到喧闹的织布车间里工人间相互的议论声。可见,要产生感觉,就要求直接作用的刺激是适宜的,而且达到一定的强度。

那种刚刚能引起感觉的最小刺激量称为绝对感觉阈限,对这种最小刺激量的感觉能力称为绝对感受性。刚刚能引发人产生新感觉的最小变化量称为差别阈限,对这种最小变化量的感觉能力称为差别感受性。感受性与感觉阈限成反比关系。当一个人在森林中迷路时,他能看得出四周远处有微弱亮光,借以辨别方向,或能听到搜寻人员的轻微呼唤,这对于他的安全有重要影响。然而不同的人在这方面的感觉能力,即感受性有很大差异,但这种能力是能够通过训练而改变的,例如,调味师能够分辨出多种不同菜肴味道的细微差别,医生可从X线平片上看出微弱的阴影。感受性在生活实践中有重要意义,可以通过实践锻炼而提高。差别感受性越高,引起差别感觉所需要的刺激差别就越小,即差别感觉阈限越低。

(2)感觉的适应:人的感受性会由于刺激的持续作用而发生变化,这种现象称为适应。它是感觉受刺激时间影响的结果。适应现象是感觉中的普遍现象。例如,古人说:"入芝兰之室,久而不闻其香;入鲍鱼之肆,久而不闻其臭"。这是嗅觉适应现象。而听觉的适应却不明显,痛觉的适应则很难发生。如果一个人的手指被刺伤,就会立即感觉疼痛,但无论持续多久,这种疼痛也不会自行减弱。这样,痛觉就成为人体有伤害性刺激的信号,它警告人们注意自己的身体,采取保护措施去制止疼痛,因而具有一定的生物学意义。

适应可以引起感受性的提高或降低。我们白天从亮处走进正在演电影的大厅时,最初感到一片漆黑,除了银幕上的形象之外,几乎什么也看不见,过一会儿才能看见周围的轮廓,进而顺利地找到了自己的座位,这一过程称为暗适应,反之,称为明适应。

（3）感觉的相互作用：这种作用是指一种感觉在其他感觉的影响下发生感受性变化的现象。在同一时间内，一个人可以产生许多种感觉。这些感觉之间往往会互相作用，使感受性发生变化（提高或降低）。例如，微弱的声音刺激，可提高对颜色的视觉感受性，把音乐与噪音以特定方式结合起来施予牙科患者，会使许多患者减除痛觉。

不同感觉相互作用的另一种形式是感觉补偿，它是指某种感觉缺失后，其他感觉的感受性增强而起到部分弥补作用的现象。例如，盲人丧失视觉后，可以通过听觉和触摸觉的高度发展来加以补偿，可以通过触摸觉阅读盲文；聋哑人丧失听觉后，他们能"以目代耳"学会看话甚至学会"讲话"。根据这一原理，人们制造了"声纳眼镜"、"电子助听器"等产品，开辟了人工感觉补偿的领域。

联觉也是一种不同感觉间相互作用的现象，它是指一种感觉的感受器受到刺激时，在另一感受器也产生感觉的现象。生活中联觉的现象相当普遍。例如，听到美妙的音乐会使人觉得看到了绚丽多彩的景色，闻到花的芳香。颜色感觉最容易引起联觉，如可以引起冷暖觉、远近觉、轻重觉等。红色、橙色使人产生类似火焰、热血和太阳的温暖的感觉，是暖色。蓝色、青色使人产生类似江、湖、河、海中冷水的感觉，是冷色。绘画或布景上的深色，使人感到近些，淡色使人感到远些。机器上的深色使人感到重些，浅色使人感到轻些。美术作品的创作、房间的色调配置等都充分利用了色觉的联觉现象。

（4）感受性的发展：人一出生就具备各种感觉器官和初步感觉能力，从而为各种感觉能力的发展奠定了基础。由于实践活动不同，某些感觉能力的发展水平也有差异。有经验的管钳工人，只要用手一握螺纹钢管，就可判断粗细的细微差别。一般人对黑布只能分出深黑、浅黑等几个等级，而有经验的染布工人则可以把黑布按深浅程度区分为 43 个等级。

（二）知觉

1. 知觉的概念　知觉是人脑对直接作用于感觉器官的客观事物的整体属性的反映。例如，看到一个苹果，听到一首乐曲，闻到一种花的芳香等，这些都是知觉现象。

感觉和知觉既有相同点又有不同点。相同点在于感觉和知觉都是客观事物直接作用于感觉器官产生的，都属于对现实的感性认识形式，离开客观事物对感觉器官的直接作用，既不能产生感觉，也不能产生知觉。不同点在于感觉是对客观事物的个别属性的反映，是通过某一感觉器官摄取事物单个属性信息的过程；而知觉是对客观事物的整体属性的反映，往往是多种感觉器官协同活动，在头脑中把多种感觉信息整合为有意义的整体印象的过程。

感觉是知觉的基础。没有感觉对事物个别属性的反映，人们也就不可能获得对事物整体的反映，感觉越丰富，知觉才越完整。知觉以感觉为基础，但它不是感觉成分的简单相加，知觉需要借助个体的知识经验，对感觉信息进行组织和解释，形成更高阶段的认识。

2. 知觉的种类　根据事物都有空间、时间和运动的特性，可把知觉分为空间知觉、时间知觉、运动知觉。

（1）空间知觉：对物体的形状、大小、深度、方位等空间特性的反映。

（2）时间知觉：对客观事物延续性和顺序性的反映。

（3）运动知觉：对物体的静止和运动速度的反映。

3. 知觉的特征

（1）知觉的选择性：指人们能迅速地从背景中选择出知觉对象。客观事物每时每刻都在影响着我们的感觉器官,但并不是所有的对象都能被我们知觉到。人们总是有选择地以少数对自己有重要意义的刺激物作为知觉的对象。知觉的对象能够得到清晰的反映,而背景只能得到比较模糊的反映。例如,在教学课堂上,老师在黑板上写字,黑板上的字是学生的知觉对象,而附近的墙壁等则是背景。当老师讲解挂图时,挂图便成了知觉对象,而黑板上的字则又变成了背景。知觉中的对象和背景是相对的,可以变换的,双关图形很好地说明了这一点(图 2-2)。

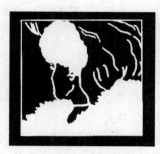 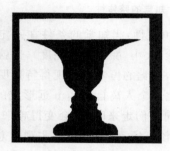

(a) 老妇少女双关图 　　　　　　(b) 人头花瓶双关图

图 2-2　知觉的选择性

影响知觉的选择性的因素主要有三个。

第一,对象和背景的差别越大,对象就越容易从背景中被区分出来,差别越小越难区分。例如军事上的伪装、昆虫的保护色,使对象和背景差别小,不易被发现。

第二,在固定不变的背景上,运动的物体容易被知觉为对象。例如,各种仪表上的指针,街上行驶的车辆,夜空中的流星,幻灯、电影等活动教具,都易被人们知觉。

第三,知觉者的需要、兴趣、爱好、知识经验等也会影响知觉选择的结果。例如沙漠中长途跋涉的人,对绿洲、甘泉的知觉非常敏感;待业者对招工信息尤为关心;"樵夫进山只见柴草,猎人进山只见禽兽",都说明了主体的需求状态对知觉选择性的影响。巴格贝曾做过这样一个实验,让不同经验的被试者(美国人和西班牙人),同时用左、右眼分别看两张画:左眼看棒球赛,右眼看斗牛。实验表明知觉效果很不一样,美国人多数看见了棒球赛,西班牙人多数则看见了斗牛。

(2) 知觉的整体性:当客观事物的个别属性作用于人的感官时,人能够根据知识经验把它知觉为一个整体,这就是知觉的整体性。知觉之所以具有整体性,是因为客观事物对人而言是一个复合的刺激物。由于人在知觉时有过去经验的参与,大脑在对来自各感官的信息进行加工时,就会利用已有经验对缺失部分加以整合补充,将事物知觉为一个整体。

影响知觉整体性的因素如下。①接近性:凡距离相近的物体容易被知觉组织在一起。②相似性:凡形状或颜色相近的物体容易被组织在一起。③连续性:凡能够组成一个连续体的刺激容易被看成一个整体。④封闭性:人们倾向于将缺损的轮廓加以补充,使知觉成为一个完整的封闭图形。⑤良好图形:如图 2-3 被看成三角形和圆的组合而不是两个不规则图形的结合。

(3) 知觉的理解性:知觉的理解性指的是人在知觉某一客观对象时,总是利用已有的知识经验(包括语言)去认识它。知觉的理解性表现在运用已有经验把当前的知觉对象纳入已知的相应的一类事物的系统之中,知道它是什么(图 2-4)。

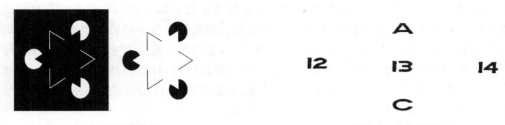

图 2-3　知觉的整体性　　　　　　　　　　　　图 2-4　中间是什么

（4）知觉的恒常性：当知觉的条件在一定范围内变化时，知觉的映象仍然相对地保持不变（无论是形状、大小、颜色还是亮度），这就是知觉的恒常性。

在视知觉中，知觉的恒常性表现得特别明显。例如，某个人离自己 10 m 远，在视网膜上形成的像，要比这个人离自己 3 m 远形成的像小得多。尽管如此，我们并不会认为某个人由此 10 m 处向我们走来时，他会变得越来越高大，这是大小恒常性现象。一扇门从不同的角度看形状应该有所不同，但我们主观上总认为它是矩形的，这是形状恒常性现象。在颜色知觉中，在中午和黄昏的不同强度光线下，黑板总是被知觉成黑色的，粉笔总是被知觉成白色的，国旗总是被知觉成红色的，这是颜色恒常性现象。

（三）错觉

错觉是在客观事物刺激作用下产生的对刺激的主观歪曲的知觉。错觉产生的原因一般认为有主、客观两个方面。客观上是由于客观环境的变化引起的；主观上，往往与过去经验、习惯、定势、情绪等心理或生理因素有关。

错觉现象是普遍存在的，在各种知觉中都可以发生。

1. 视错觉　在某些视觉因素干扰下而产生的错觉，在视错觉中又以几何图形的错觉最为突出，包括关于线条的长度和方向的错觉，图形的大小和形状的错觉等。图 2-5 列举了视错觉的几个典型例子：a 图中等长的两横线看起来上长下短；b 图中两横线本来是平行的，但看起来却不是平行的；c 图中两个中心圆等大，看起来右面的显得大了点。

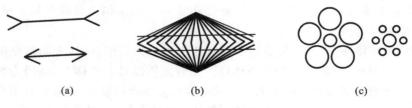

（a）　　　　　　　（b）　　　　　　　（c）

图 2-5　视错觉

2. 形重错觉　由于视觉而对重量感发生错觉。如用手比较 1 kg 铁和 1 kg 棉花，总会觉得 1 kg 铁重些。

3. 时间错觉　在某种情况下，同样长短的时间会发生不同的估计错觉，觉得有快有慢。时间错觉受态度情绪影响很大。

4. 方位错觉　在一个会场里听报告，我们所听到的声音分明是从旁边的扩音器里传来的，但我们总觉得它是从讲话者那里传来的。飞行员在海面飞行时，由于海天一色，很可能产生倒飞的错觉。如果此时没有仪表的帮助，是很危险的。

错觉是人们知觉事物的特殊情况,不能因此认为是对客观事物的不正确认识。我们可以通过实践检验来纠正错觉,从而正确地知觉客观事物。研究错觉产生的规律性,不仅对于帮助人们正确认识事物具有重要意义,而且对于军事活动、艺术活动也有重要作用,古代军事上的"声东击西"、"草船借箭",都是为了给对方造成错觉,迷惑对方。在日常生活中利用错觉的例子也是很多的。例如,体型粗胖的人,穿上黑色或直条图案的衣服,可以在视觉上起到收缩粗胖体型的作用。身型瘦高的人,穿上横条图案或浅色衣服,会使身段显得丰满些。造型艺术和电影特技也都注意运用错觉的规律。

二、记忆

(一)记忆的概念

记忆是过去经验在人脑中的反映。凡是人们感知过的事物、思考过的问题、体验过的情感以及操作过的动作等,都会在头脑里留下一定的痕迹,随着时间的推移,这些痕迹有的没有受到强化而逐渐消退,有的受到了强化而被保持下来,在一定条件下,那些被保持下来的痕迹在人脑中重新得到恢复。这个过程就是记忆。记忆与感知觉不同,感知觉反映的是当前直接作用于感官的客观事物,离开当前的客观事物,感知觉就不存在。而记忆总是指向过去,是人脑对过去经历过的事物的反映,发生在感知觉之后。

(二)记忆的类型

1. 根据记忆的内容分类 可把记忆分为形象记忆、语词记忆、情绪记忆和运动记忆四种类型。

(1)形象记忆:以感知过的事物的形象为内容的记忆称为形象记忆。它保持的是事物的具体形象,具有鲜明的直观性。例如,我们所感知过的物体的颜色、形状,人物的音容笑貌、仪表姿态,音乐的旋律,自然景观,各种气味和滋味等,以表象的形式储存着,所以又叫表象记忆。

(2)语词记忆:以概念、判断、推理、对事物的关系以及事物本身的意义和性质等为内容的记忆称为语词记忆。语词记忆的信息是以意义为参照的,受一般规则知识、概念和词的制约,很少受特定的时间、地点限制,也不易受外界因素的干扰,比较稳定,因而容易存取,提取时也不需要作明显的努力。

(3)情绪记忆:以体验过的情绪或情感为内容的记忆称为情绪记忆。引起情绪、情感的事件虽然已经过去,但深刻的体验和感受却保留在记忆中。在一定条件下,这种情绪、情感又会重新被体验到,这就是情绪记忆。俗语说"一朝遭蛇咬,十年怕井绳",这说明被蛇咬过的恐惧情绪体验仍然保留在记忆中。

(4)运动记忆:以过去经历过的运动状态或动作形象为内容的记忆称为运动记忆。它是形象记忆的一种形式,是以过去的运动或操作动作所形成的动作表象为前提的。运动记忆与其他类型记忆相比,识记比较困难,但一经记住则容易保持和恢复,不易遗忘。如学会骑自行车之后,即使多年不骑,也不会忘记,这正是运动记忆在起作用。

2. 根据记忆中对输出信息的编码方式不同,储存信息时间长短不同分类 可把记忆分为感觉记忆(又称瞬时记忆)、短时记忆和长时记忆。

(1)感觉记忆:又称瞬时记忆,它是人们通过感官获取某些信息后,在神经系统里的相应部位保留下来的一种时间极短的记忆。电影就是利用人的视觉暂留这种瞬时记忆特性,把本来是分离的、静止的画面呈现出来,在人脑里成为连续的动作。这种记忆往往是自己意识不到的,在脑子里存储的时间只有 1 s 左右。

(2)短时记忆:那些在脑子里存储 1 min 左右的记忆称为短时记忆。例如要给一个不经常联系的人打电话,从电话簿中查到电话号码,拨通了,但还没有等到电话打完就把电话号码忘掉了。其实,边记边忘的短时记忆不但是正常现象,而且是一件好事,否则一个人在这一生中脑子里要装进多少"电码"? 正因为如此,有的心理学家才认为人脑比电脑优良。

短时记忆的容量很小。短时记忆的广度一般为 7±2 个组块,一个字母可以是一个单位,一个词、一句话、一件事也都可以是一个单位。每一个单位就是一个组织。科学家做过实验,把十个项目分成两块来记,比分成十块要好记。例如,现在的移动电话号码 13701355683 有 11 位数字,超出了 7 位的界限,但如果把它分为 137(局号),0135 和 5683 三个部分来记,就能很容易记住了。

(3)长时记忆:持续 1 min 以上到许多年甚至终身保持的记忆称为长时记忆。与短时记忆相比,长时记忆的能量非常大。其实,长时记忆是对短时记忆反复加工的结果。也就是说,对短时记忆进行重复,短时记忆就会成为长时记忆。

以上三种记忆类型关系如图 2-6 所示。

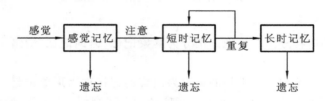

图 2-6 记忆系统流程图

(三) 记忆的过程

记忆包括"记"和"忆"两个方面,可分为三个基本环节:识记、保持、再认或回忆。识记和保持属于"记"的方面,再认和回忆属于"忆"的方面。记忆就是通过识记、保持、再认或回忆的方式,在头脑中积累和保存个体经验的心理过程。

1. 识记 完整的记忆过程是从识记开始的,识记是保持、回忆和再认的前提。没有识记就不会有信息的储存和对信息的检索和提取。识记是获得知识经验和巩固知识经验的记忆过程。

(1)根据有无识记目的,把识记分为无意识记和有意识记。无意识记是指事先没有预定目的,不需经过努力而进行的识记。在无意识记过程中,信息似乎是"自然而然地"被记住了,因此也有人把它称为不随意识记。有意识记是指事先有预定目的,并经过一定的意志努力,采取方法进行的识记,也有人把它称为随意识记。在现实生活有意识记比无意识记显得更重要,因为人们掌握系统的科学和技能,主要是依靠有意识记。在条件相同的情况下,有意识记的效果远比无意识记的效果好。

(2)根据识记的材料有无意义或识记者是否了解其意义,可把识记分为机械识记和意义识记。机械识记是指对没有意义的材料或对事物没有理解的情况下,依据事物的外部联系而进行的识记。其特点是:不去理解识记材料的意义,单纯依靠对材料的重复进行识记,不用或很少利用自己过去的知识和经验,不运用多种多样的有效记忆方法。平时所说的死记硬背,就是指机械识记。意义识记是指在对事物理解的基础上,依据事物的内在联系并运用已有的知识经验而进行的识记。因此,也有人把它称为理解识记或逻辑识记。其特点是:理解识记对象的意义,充分地利用自己过去的知识和经验,采取多种多样的有效记忆方法。

2. 保持　保持就是人们通过识记所获得的知识经验在头脑中的储存和巩固的过程。保持是记忆的重要环节,借助于保持,识记的内容才得到进一步的巩固。保持也是实现回忆或再认的重要条件。但是,识记的内容并非都能永久地保存下来,因为在保持的过程中还会发生遗忘。遗忘是与保持相反的一种心理过程,遗忘的内容正是未能保持的,保持的内容则是未被遗忘的。

3. 再认或回忆

(1) 再认:人们对感知过、思考过或体验过的事物,当它再度呈现时,仍能认识的心理过程。再认与回忆没有本质的区别,再认过程比回忆简单、容易。再认有时会出现错误,对熟悉的事物不能再认或认错对象。发生错误的原因是多方面的,如接受的信息不准确,对相似的对象不能分化,有时错误则是由于情绪紧张或病理原因等。

(2) 回忆:人们过去经历过的事物的形象或概念在人们的头脑中重新出现的过程。例如:考试时,人们根据考题回忆起学习过的知识;节日的情景,使人想起远方的亲人。追忆是一种特殊形式的回忆,它同时具有有意回忆、间接回忆的特点。例如,寻找丢失的物品,就要进行追忆。这种回忆需要较大的意志努力,也需要思维活动的参加。

(四) 遗忘的主要规律及现象

遗忘是对识记的材料不能再认或回忆,或再认和回忆时发生错误。用信息加工的观点来说,遗忘就是信息提取不出来或提取错误。遗忘可分为暂时性遗忘和永久性遗忘两类。前者指已经转入长时记忆的内容一时不能被提取,但在适宜条件下还可能恢复。后者是指不经重新学习永远不能恢复的记忆。遗忘也是巩固记忆的一个条件,如果一个人不遗忘那些不必要的内容,要想记住和恢复必要的材料是困难的。

1. 艾宾浩斯遗忘曲线　最早对遗忘现象进行研究,并发现其规律的是德国心理学家艾宾浩斯。为了使学习和记忆尽量避免受旧经验的影响,他用无意义音节作为记忆的材料,把识记材料学到恰能背诵的程度,经过一定时间间隔再重新学习,以重学时节省的诵读时间或次数作为记忆的指标。实验结果见图 2-7。根据艾宾浩斯的实验结果绘成的曲线图,称为艾宾浩斯遗忘曲线。从曲线图中可以看出,遗忘的进程是不均衡的,在识记的最初阶段遗忘速度很快,以后逐步缓慢。这就是人们常说的遗忘规律。

2. 对遗忘产生影响的因素

(1) 识记材料的性质与数量对遗忘的影响:一般认为,对熟练的动作和形象材料遗忘得慢;而无意义材料比有意义材料遗忘要快得多;在学习程度相等的情况下,识记材料越多,忘得越快,材料少,则遗忘较慢。

(2) 学习的程度对遗忘的影响:一般认为,对材料的识记没有一次能达到无误背诵的标准,称为低度学习的材料;如果达到恰能背诵之后还继续学习一段时间,这种材料称为过度学习的材料。实验证明,低度的学习材料容易遗忘,而过度学习的材料比恰能背诵的材

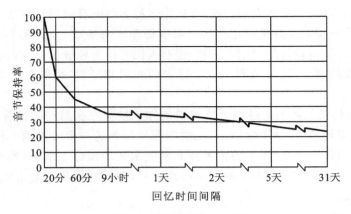

图 2-7 艾宾浩斯遗忘曲线

料,记忆效果要好一些。

(3)识记材料的系列位置对遗忘的影响:人们发现在回忆系列材料时,回忆的顺序有一定的规律性。在回忆的正确率上,最后呈现的词遗忘得最少,其次是最先呈现的词,遗忘最多的是中间部分。这种在回忆系列材料时发生的现象叫系列位置效应。其中最后呈现的材料最易回忆,遗忘最少,称近因效应;最先呈现的材料较易回忆,遗忘较少,称首因效应。这种系列位置效应已被许多实验所证实。

(4)识记者的态度对遗忘的影响:识记者对识记材料的需要、兴趣等对遗忘的快慢也有一定的影响。研究表明,在人们的生活中不占主要地位的、不引起人们兴趣的、不符合一个人需要的事情,首先被遗忘,而人们需要的、感兴趣的、具有情绪作用的事物,则遗忘得较慢。另外,经过人们的努力、积极加以组织的材料遗忘得较少,而单纯地重述材料,识记的效果较差,遗忘得也较多。

三、思维

(一)思维的概念

思维是人脑对客观事物本质特征和内在规律性联系的间接和概括的反映。它和感知觉一样都是人脑对客观事物的反映,都属于心理活动的认识过程。所不同的是,感知觉是对客观事物的直接反映,而且反映的是外在特征或外在联系,具有直观性、形象性。而思维是建立在感知觉基础上的,人只有获取了大量感性材料,才能进行种种推论,作出种种假设,并检验这些假设,进而揭露感知觉所不能揭示的事物的本质特征和内部规律,具有间接性、概括性。另外,感知觉属于认识的初级阶段,即感性认识阶段,而思维属于认识的高级阶段,即理性认识阶段。

(二)思维的特点

1. 间接性 思维活动不反映直接作用于感觉器官的事物,而是借助一定的媒介和一定的知识经验对客观事物进行间接的反映,这是思维的间接性。例如,医生根据患者的脉搏跳动、体温、症状等判断患者的疾病。由此可见,由于思维的间接性,人们才可能超越感知觉提供的信息,认识那些没有直接作用于人的各种事物的属性,揭露事物的本质规律,预见事物发展变化的进程。从这个意义上讲,思维认识的领域要比感知觉认识的领域更广阔,更深刻。

2. 概括性 思维是在大量感性材料的基础上,把一类事物的共同的本质的特征和规律抽取出来,加以概括,这就是思维的概括性。例如,人们把形状、大小各不相同而能结出枣子的树木称为"枣树"。思维的概括性促使人对客观事物的本质特征、内在关系及其规律性加以认识,有利于人对环境的适应与改造。概括在人们的思维活动中有着重要的作用,它使人们的认识活动摆脱了具体事物的局限性和对事物的直接依赖关系,这不仅扩大了人们认识的范围,也加深了人们对事物的了解,所以概括水平在一定程度上表现了思维的水平。

(三)思维的种类

根据思维过程中解决问题的方式不同,思维可分为动作思维、形象思维、抽象思维。

(1)动作思维:又称操作思维,是在实际动作中进行的思维。3岁以前的幼儿的思维基本就属于动作思维。例如,幼儿在做"医生给患者看病"的游戏时,就是一边做着动作一边思考自己生病时医生是如何给自己看病的,当游戏结束后,这种思维也就随之停止。

(2)形象思维:运用头脑中已有的表象进行的思维。它解决问题的方式是想象活动。学前儿童的思维主要是形象思维。例如,让三四岁的儿童计算加减法,虽然也能计算出 3＋2＝5,但实际上他们并不是对抽象数字进行分析和综合,而主要是凭借头脑中2块糖和3块糖的实物表象进行相加计算出来的,这只是初级经验的概括。研究表明,形象思维是个体思维发展的重要阶段。发明家利用形象思维从事技术发明,作家、艺术家运用形象思维塑造艺术形象,学生运用形象思维来理解抽象的文字或概念。

(3)抽象思维:又称逻辑思维,是以概念、判断、推理等形式所进行的思维。例如,数学定理的证明,科学假设的提出,文章中心思想的概括,人物性格的分析等都要运用这种思维。

根据思维过程的方向,可将思维分为聚合思维和发散思维。

(1)聚合思维:思维沿着单一的方向,从所给予的信息中产生逻辑结论的思维。其主要特点是求同。

(2)发散思维:从所给予的信息中产生众多的信息,或是指从一个目标出发,沿着各自不同的途径去思考,探求多种答案的思维。其主要特点是求异与创新。

根据思维的创造性程度,可将思维分为常规性思维和创造性思维。

(1)常规性思维:运用已有的知识经验,按照惯常的解决问题的方式进行思维。例如,学生运用已学会的公式解决同一类型的问题。这种思维的创造性水平较低,往往缺乏新颖性和独创性。

(2)创造性思维:用独创的、新颖的方法来解决问题的思维。体现在创造性活动过程中。这种思维没有现成的或固定的答案,哪种方法能更简单、更快速地解决问题,就越好。例如,德国数学家高斯在小学时就能找出解答"1＋2＋3＋…＋100"的简便方法。

(四)思维的认知加工方式

思维是通过一系列比较复杂的操作来实现的,它具体表现为当客观事物作用于人脑时,人脑对各种信息的分析、综合、比较、抽象、概括、具体化、系统化等过程。

1. 分析与综合 分析是指在头脑中把事物整体分解为各个部分，各方面或各特征。例如把一株花分解为根、茎、叶、花、果实等。综合是在头脑中把事物的各个部分、各个特征、各种属性综合起来，了解它们之间的联系和关系，形成一个整体。例如，从一个人的穿着打扮、言谈举止，就可以推测他的职业或性格。

2. 比较与分类 比较是在头脑里把各种对象和现象加以对比，确定它们的相同点、不同点及其关系。分类是在头脑里根据事物属性的异同，把事物分为不同的种类。分类必须要确定一个标准，按标准来进行，而且每次分类只能用一个标准。

3. 抽象与概括 抽象就是把事物的共同的、本质的特征抽取出来，而舍弃其个别的、非本质的特征的过程。概括就是把抽象出来的事物的共同的本质特征综合起来，并推广到同类事物中去的过程。抽象与概括是互相依存、相辅相成的，概括的程度越高，所要舍弃的次要的、非本质的特征就越多，思维就越抽象。人类借助于抽象与概括，其认识便从感性上升到理性，由特殊上升到一般，实现认识过程的飞跃。

上述各种思维的认知加工方式是相互联系、相互依存的。没有分析就无法综合，没有比较就不能分类，没有抽象也无法概括。完成一项思维活动的任务，往往需要多种思维的认知加工方式。

四、想象与创造

（一）想象

1. 想象的概念 想象是人脑对已储存的表象进行加工改造，创造出新形象的过程，这是一种高级的复杂的认识活动。想象以感知为基础，想象的形象在现实生活中都能找到其原型，它同其他心理活动一样，都是对客观现实的反映。例如，《西游记》中孙悟空、猪八戒以及妖魔鬼怪等尽管形象离奇古怪，有时甚至荒诞无稽，但它们仍来自现实之中，来自对人脑中记忆表象的加工，孙悟空是人的特征和猴子的习性、动作等结合在一起而创造出来的，猪八戒则是对人和猪的某些特征加工改造的结果。

2. 想象的种类 按照想象活动有无目的性，可以将想象划分为无意想象和有意想象。

（1）无意想象：一种没有预定目的，不自觉的想象。它是当人们的意识减弱时，在某种刺激的作用下，不由自主地想象某种事物的过程。例如，人们观察天上的白云时，有时把它想象成棉花，有时想象成仙女，有时想象成野兽等。

① 梦：无意想象的极端形式。它是人们在睡眠状态下出现的一种想象活动。梦虽然是无意想象，但它也是由一定的原因引起的。梦产生的原因一般有以下几个方面：一是生理变化引起的；二是外界刺激引起的；三是大脑皮质神经联想的暂时接通，也就是我们平常所说的"日有所思，夜有所梦"。做梦是脑的正常功能的表现，它不仅无损于身体健康，而且对于脑的正常功能的维持是必要的。研究表明，如果人为地连续几日剥夺人的快波时相的睡眠，人就会出现紧张、焦虑、注意力涣散、易激怒，甚至出现幻觉等反常现象。

② 幻觉：一种异常精神状态下产生的不随意想象。精神病患者由于意识发生混乱，第二信号系统的作用失调，患者头脑中常常产生超常的幻觉。有些药物也会导致人产生幻觉，例如大麻、迷幻剂等。

梦和幻觉均属特殊情况下产生的不随意想象，但这绝不意味着不随意想象只是在这种特殊的、不正常的情况下产生。在正常生活情况下,无意想象也经常发生。例如,学生上课时的"分心"现象,诗人、作家的"浮想联翩"等。

(2)有意想象:有预定目的、自觉地进行的想象。它是人们根据一定的目的,为塑造某种事物形象而进行的想象活动,这种想象活动具有一定的预见性、方向性。根据想象的创新程度和形成方式的不同,可把有意想象分为再造想象、创造想象和幻想。

① 再造想象:根据言语的描述或图形的示意,在头脑中形成相应的新形象的过程。例如,我们在阅读小说、听广播时,在头脑中产生的有关人物形象、事物形象、活动场面的过程就是再造想象的过程。

② 创造想象:在创造活动中,根据一定的目的、任务,在人脑中独立地创造新形象的心理过程。在创造新产品、新艺术、新作品、新理论时,人脑中构成的新事物的形象都属于创造想象。创造想象是一切创造活动、科学发明与发现的必要条件。

幻想是指向未来,并与个人愿望相联系的想象,它是创造想象的特殊形式。科学幻想中的形象,宗教迷信中的形象,各种神话、童话中的形象都属于幻想。幻想的形象是人们希望所寄托的东西。

(二)创造

1. 创造的概念　创造是提供新颖的、首创的、具有社会意义的产物的活动。创造想象是一切创造性活动的必要因素,是任何创造性的工作、学习和研究活动所不可缺少的。

创造过程是非常复杂的,也没有可以依据的固定模式。创造过程能否顺利进行并达到预定目的受很多因素影响,如主、客观条件等。另外,创造活动与创造者的人格特点有密切关系。许多研究表明,具有高度创造性的人在人格上有许多共同特点,如事业心强、有责任感、求知欲旺盛、有锐意进取的精神、敢于冒险、独立性强、勤奋、顽强、自信等。

2. 创造力的特点

(1)变通性:创造力的一种特性,是创造力在行为上的一种表现。具有变通性的人较少受定势、功能固着等心理作用所限制,常能做到触类旁通,举一反三。

(2)独特性:指对事物表现出的独特、新颖的见解。给受试者一段故事情节,要求他们给故事一个恰当题目,题目越奇特,创造力越好。

(3)流畅性:体现为心智活动较流畅,很少阻滞,能在较短时间内提出较多的见解。凡是在一定时间内表达出较多观念,或对刺激的反应又快又多,就是流畅性高。

创造力的三个特点是相互联系,相互影响的。能流畅才能变通,能变通才能独创。既流畅又变通的人才可能创造出独特的观念和形象。

3. 创造力的测量　创造性思维是发散思维和聚合思维的结合,在实践中常以测量发散思维作为测量创造力的方法。此外,创造力与智力有一定关系。智力是创造力发展的基本条件,智力水平过低者,不可能有高的创造力,因此在一定范围内,智力与创造力成正相关。但当智商在 130 以上时,智力和创造力的相关性很低,即高智商者其创造力未必高,说明只在一定范围内智力与创造力相关。因为创造力不但与思维、智力等有关,还与人格特征、兴趣、语言能力、反应、记忆力、工作效率、从众行为等多种因素有关,因此,用单一方法测量创造力很难取得满意的效果。

五、注意

(一) 注意的概念

注意是人的心理活动对一定事物的指向和集中。注意的指向性表现出人的心理活动具有选择性。这种选择性不仅表现为选取某种活动和对象,而且表现为心理活动对这些活动和对象的比较长久的保持。注意的集中性不仅指离开一切与活动对象无关的东西,而且也需对干扰刺激的抑制,以保证注意的对象能得到比较鲜明和清晰地反映。通常我们使心理活动或心理能量指向并集中在特定的选择对象上,而其他的活动则受到抑制。比如,儿童在看动画片时,妈妈呼叫他/她也听不见,说明注意力高度集中在电视上,其听觉受到了抑制。

(二) 注意的分类

根据注意是否有目的以及意志努力的程度,可以把注意分为无意注意、有意注意和有意后注意三种。

1. 无意注意 无意注意是没有预定目的、无需意志努力、不由自主的注意,也称为不随意注意。如学生正在听课,突然门开了,进来一个人,大家便不由自主地把头转向进来的人。无意注意是不受意志控制的,是自然而然地把感受器官转向这些刺激物的探究定向反射,是被动地被一些主、客观条件引起的,所以有的心理学家称之为消极的注意、被动的注意。

2. 有意注意 有意注意也称随意注意,是指有预定目的,必要时还需要一定意志努力、主动的注意。有意注意的缺点是维持有意注意耗费精力、容易疲倦,所以也容易受意外刺激的干扰。但是人的活动,无论是学习、工作,还是玩,都不可避免有不感兴趣而又不可不做的事情。因此,有意注意对于完成任务、达到目标是必不可少的。

3. 有意后注意 有意后注意是指有预定目的,但不需要意志努力而产生的注意。有意注意在一定条件下可转化为有意后注意。它是一种自觉地有目的注意,但却不需要特别的意志努力。有意后注意是一种高级的注意,其有高度的稳定性,是人类从事创造性活动的必要条件。

(三) 注意的品质

1. 注意的广度 注意的广度也称为注意的范围,是指在同一时间内所能清楚把握的对象的数量。注意范围的大小是随着被知觉对象的特点而改变的。例如对同样颜色的字母所能注意的范围,一般比对颜色不同的字母的注意范围要大一些;对排列成一行的字母,比对分散在各个角落上的字母的注意数目要多一些;对大小相同的字母所能感知的数量,要比对大小不同的字母感知的数量大得多。也就是说,被注意的对象越集中,排列得越有规律,越能成为相互联系的整体,注意的范围就越大。此外,注意范围的大小,随着活动的任务不同和个人的知识经验不同而有所改变。

2. 注意的稳定性 注意的稳定性是指在较长时间内,把注意持续地集中在一个对象上或同一种工作上。从客体上看,内容丰富的对象比内容单调的对象容易维持长时间的注意;活动交替进行,不断出现新内容,提出新问题,可以保持注意的稳定性。从主体上看,一个人在失眠、疲劳、生病时,注意就不稳定;身体健康、精力旺盛、对客体有兴趣时,稳定性就强。

3. 注意的分配 在同时进行两种或两种以上活动的时候,把注意指向不同的对象,称为注意的分配。在实际生活中常要求人们的注意能够被很好地分配。例如护士需要一边和患者交谈,一边对患者进行检查和记录。

4. 注意的转移 根据新的任务,主动地把注意从一个对象转移到另一个对象上称为注意的转移。一般来说,注意转移的快慢和难易,取决于原来注意的紧张度,以及引起注意转移的新事物或新活动的性质。原来的注意紧张度越高,新的事物或新的活动便越不符合引起注意的条件,转移注意也就越困难、越缓慢。注意的转移不同于注意的分散。前者是在实际需要的时候有目的地把注意转向新的对象,使一种活动合理地被另一种活动所代替;后者是在需要注意稳定的情况下,受到无关刺激物的干扰,而使注意离开需要注意的对象。

六、认知与临床

(一)认知与健康

认知方式和生活态度对人的身心健康的重要影响,越来越被人们广泛关注。一个人的心理健康水平和调控能力很大程度上与他的认知有关。

保持身心健康的重要因素在于正确的认知和积极的心态。生活中的强者和事业上的成功者,往往是那些会用积极的人生态度面对困难的人们。人生态度的积极与消极,犹如硬币的两面,存在于我们的思维中,选择积极一面去看待世界的人,会感恩于生活中得到的一切,而选择消极一面去看待世界的人,却总是发现生活中的黑暗和沮丧。

认知方面的障碍与个体的情绪和行为有很大的关系。例如,片面的、错误的认知和非理性的信念往往是个体产生抑郁、自卑、焦虑、恐惧、痛苦等不良情绪的原因。非理性信念在日常生活中是很普遍的,它影响人的行为,常常会给人带来情绪困扰,引发心理障碍。同时,生理上的异常也会带来认知上的障碍。例如,感官上的缺陷会影响正常的信息接受;脑的不同部位受伤,会不同程度地影响思维的内容和形式;器质性脑病也易导致遗忘。

(二)认知障碍

1. 感知障碍 在感觉和知觉发生明显异常时,会发生感知障碍。一般来说,感知障碍的出现常为一些疾病的症状,尤其以神经疾病多见。

(1)感觉障碍:主要包括感觉过敏、感觉减退和内感性不适。

(2)知觉障碍:主要包括错觉和幻觉。错觉是指对客观事实的歪曲的知觉,生理和病理情况下都可能产生错觉。幻觉是虚幻的知觉,指没有外界相应的客观刺激作用于感觉器官时所出现的知觉体验。幻觉是临床最常见而且重要的精神病性症状,常与妄想合并存在。根据所涉及的感觉器官,幻觉可以分为幻听、幻视、幻嗅、幻味、内脏性幻觉。

(3)感知综合障碍:患者对客观事物的本质属性或整体能正确感知,但对某些属性,如大小,形状、颜色、距离、空间位置等产生错误的感知,称为感知综合障碍,多见于癫痫。

2. 记忆障碍 可以发生在记忆过程中的各个环节,临床中主要类型如下。

(1)记忆增强:患者对病前不能够回忆的事都能回忆起来。

（2）记忆减退：患者对既往经历的重大事件难以回忆，或者表现为对一切新印象转瞬即逝。严重时不但回忆减退，对新刺激的识记、保持、再认都减退。

（3）遗忘：患者对某一段经历或重大事件的记忆缺失，主要表现为回忆的障碍。有以下几种不同表现。

① 顺行性遗忘：回忆不出在疾病发生以后一段时间内所经历的事件。遗忘的时间和疾病出现的时间同时开始。

② 逆行性遗忘：回忆不出疾病发生之前某一阶段的事件。

③ 进行性遗忘：记忆的丧失随着病情的发展而逐渐发展。

④ 心因性遗忘：由沉重的创伤性情感体验引起，遗忘的内容与某些痛苦体验有关。

（4）错构：对过去经历过的事情，在发生的时间、地点和情节上出现错误的回忆，并深信不疑。

（5）虚构：患者在回忆中将过去从未经历过的事情当做亲身经历加以描述，以虚构的事实来填补已遗忘的那一段记忆空白。

3. 思维障碍

（1）思维形式障碍：包括思维联想障碍和思维逻辑障碍两大部分。

（2）思维内容障碍：包括妄想和超价值观念等。

① 妄想：一种病理的歪曲信念，是病态的推理和判断，也是精神病患者最常见的症状之一。妄想内容均涉及患者本人，与个人利害有关，因文化背景和个人经历而有所差异，但具有浓厚的时代色彩。

② 超价观念：在意识中占主导地位的错误观念，其发生常常有一定的事实基础，但患者的这种观念是片面的，与实际情况有出入，而且带有强烈的感情色彩，明显地影响到患者的行为。

4. 注意障碍 临床中常见的注意障碍如下。

（1）注意增强：为主动注意的增强。注意增强指向外在的某些事物，过分地注意别人的一举一动，以为是针对他的；注意增强指向患者本身的某些生理活动，过分地注意自身的健康状况，或使其忧愁的病态思维。

（2）注意涣散：为主动注意的不易集中、注意稳定性分散所致，多见于神经衰弱及精神分裂症。

（3）注意减退：主动注意及被动注意兴奋性减弱。注意的广度缩小，注意的稳定性也显著下降，多见于疲劳状态、神经衰弱、脑器质性精神障碍及伴有意识障碍的疾病。

（4）注意转移：主要指被动注意的兴奋性增强，注意的稳定性降低，注意的对象不断地转换。

（5）注意衰退：患者不能留意观察和主动将注意力集中于外界客观环境，也就是说外界客观事物难以引起患者的注意。

导致认知障碍的原因是多种多样的，除器质性疾病原因外，大多为精神疾病所致，如神经衰弱、癔症、围绝经期综合征、抑郁症、强迫症、精神分裂症、躁狂症等。

（三）临床中认知方式的改变措施

正确的认知不仅是一切行为的前提，也是影响临床工作的基础性条件。

患者在感受性方面是有差异的,对于那些适应性相对较差的个体,如因受到惊吓而导致精神异常的患者,在出现焦虑和恐惧心理时,不能采取呵斥的态度,而应在言语、动作等方面给予特殊照顾。

在知觉方面,当患者第一次住院时,护士应当主动向患者介绍治疗环境的整体情况,以消除患者的顾虑和恐惧心理,同时也有利于良好医患关系的建立。

对于有记忆障碍的患者,如部分记忆状况较差的老年患者,护士应多检查、多给予必要的提示,以免患者出现误服药物的情况。

在注意力方面,对慢性疼痛的患者应转移其注意力,创造和谐、愉快的环境与情绪,消除消极因素的影响;当患者出现正确看待疾病的行为时,应给予正面的鼓励和关心,帮助患者培养健康有益的心理和行为,纠正不良的疼痛行为表现。

第三节 情绪与情感过程

一、概述

(一)情绪和情感的定义

情绪和情感是人对客观事物是否符合自身需要而产生的态度体验。

情绪和情感同认识活动一样,都是人脑对客观现实的反映,只不过反映的内容和方式有所不同。认识活动反映的是客观事物本身,包括事物的过去、现在和将来,以及它们的外部特征和内在联系。情绪和情感反映的是一种主客体的关系,是作为主体的人的需要和客观事物之间的关系。在生活中,我们经常说到人与人之间的"雪中送炭"或者"雪上加霜",指的是某些事物符合或不符合人的需要而引起不同的情绪和情感体验。

(二)情绪和情感的区别与联系

1. 情绪和情感的区别

(1)情绪出现较早,多与人的生理性需要相联系;情感出现较晚,多与人的社会性需要相联系。婴儿从出生开始,就有哭、笑等情绪表现,而且多与食物、水、温暖、困倦等生理性需要相关;情感是在幼儿时期,随着心智的成熟和社会认知的发展而产生的,多与求知、交往、艺术陶冶、人生追求等社会性需要有关。因此,情绪是人和动物共有的,但情感是只有人才会有的。

(2)情绪具有情境性和暂时性,情感则具有深刻性和稳定性。情绪常由身旁的事物引起,又常随着场合的改变和人、事的转换而变化。所以,有的人情绪表现常会喜怒无常,很难持久。情感可以说是在多次情绪体验的基础上形成的稳定的态度体验,如对一个人的爱和尊敬,可能是一生不变的。因此,情感特征常被作为人的个性和道德品质评价的重要方面。

(3)情绪具有冲动性和明显的外部表现,人在情绪左右下常常不能自控,高兴时手舞足蹈,郁闷时垂头丧气,愤怒时暴跳如雷。情感更多是内心的体验,深刻而且持久,不轻易流露出来。

2. 情绪和情感的联系　情绪和情感虽然不尽相同,但却是不可分割的。因此,人们时常把情绪和情感通用。一般来说,情感是在多次情绪体验的基础上形成的,并通过情绪表现出来;反过来,情绪的表现和变化又受已形成的情感的制约。当人们干一件工作的时候,总是体验到轻松、愉快,时间长了,就会爱上这一行;反过来,在他们对工作建立起深厚的感情之后,会因工作的出色完成而欣喜,也会因为工作中的疏漏而伤心。由此可以说,情绪是情感的基础和外部表现,情感是情绪的深化和本质内容。

(三) 情绪和情感的两极性

人的任何一种情绪(情感),都有一种与它性质相反的情感相对应,如欢乐－悲哀、爱－恨、紧张－轻松、强－弱、肯定－否定等,这就是情绪与情感的两极性,也称对比性。

情绪(情感)的对比性表现如下。

1. 情绪(情感)的肯定性和否定性　肯定性的情绪(情感)是愉快的,与需要的满足相联系,如满意、快乐、热爱、兴奋、轻快等。否定的情绪(情感)是不愉快的,与需要的不满足相联系,如不满、悲哀、憎恨、烦闷、沉重等。

2. 情绪(情感)的积极性和消极性　凡是和积极的态度联系着的情绪(情感)就是积极性的,如振奋、紧张、热忱、英勇等;凡是和消极的态度联系着的情绪(情感)就是消极性的。同一种情绪(情感)既可以具有积极性质,也可以具有消极性质。如悲哀既可以是减力性的,使人灰心丧气,也可以是增力性的,使人化悲痛为力量。

3. 情绪(情感)的紧张性和轻松性　通常在紧要关头的前夕,当事人一般有紧张的情绪体验,事后往往出现紧张的解除和轻松的体验。一般来说,紧张与活动的积极状态相联系,引起人的应激活动,但是过度紧张也可能引起抑制,导致情绪疲惫。

4. 情绪(情感)的强弱两极状态　人的情绪(情感)都有强弱的变化,有的很强烈,有的很微弱,有的强度在两者之间。如从轻微的担心到极度的恐惧,从满意到狂喜等。

(四) 情绪和情感的功能

1. 信号功能　情绪、情感主要是通过言语表情和非言语表情进行表达的。在日常生活中,55%的信息是靠非言语表情传递的,38%的信息是靠言语表情传递的,只有7%的信息才是靠言语传递的。所以说情绪、情感是人与人之间传递信息最重要的手段。

2. 调节功能　情绪和情感的调节功能是指情绪和情感对人的活动具有增力或减力的效能。在高涨的积极情绪和情感状态下,个体会全力以赴,克服困难,以达到预定目标;在低落的情绪和情感状态下,个体则缺乏冲动和拼劲,稍遇阻力,便畏缩不前,半途而废。

二、情绪与情感的分类

(一) 基本情绪

基本情绪又称为原始情绪,类似于本能反应,直接关系到人的生存、适应。我国古代把基本的情绪概括为七种,即所谓"七情",分别是喜、怒、忧、思、悲、恐、惊。现代西方心理学一般认为,快乐、悲哀、愤怒、恐惧等是人类最基本的情绪反应。

(1) 快乐是指盼望的目标达到和需要得到满足之后,继之而来的紧张性解除时的情绪体验。快乐的程度取决于愿望的强度、愿望的满足程度。快乐程度可以细分为满意、愉快、欢乐、狂喜等。快乐一般来说是积极的、增力的情绪,但是高兴过度、忘乎所以,也会产生消极作用,乐极生悲。

(2)悲哀是指与所热爱对象的遗失、毁坏相联系的情绪体验。悲哀程度取决于失去的东西的重要性和价值大小,也依赖于主体的意识倾向和个体特征。悲哀程度可细分为遗憾、失望、难过、悲伤、极度悲痛。它是一种消极的减力的情绪,在较强的悲哀中常发生失眠、食欲缺乏、抑郁、失望、焦虑、急躁、孤僻等反应。在一定的思想和信念支配下,化悲痛为力量,可把这种消极情绪转化为积极、增力的情绪。

(3)愤怒是由于外界事物或对象再三的妨碍和干扰,使个人的愿望不能达到或产生与愿望相违背的情景时,逐渐积累紧张性而产生的情绪体验。愤怒的程度取决于干扰的程度、次数及挫折的程度。愤怒程度可为不满意、生气、愠怒、狂怒等。愤怒的引起多依赖于达到目标的障碍被意识到的程度。

(4)恐惧往往是由于缺乏准备,不能处理、驾驭或摆脱某种危险情景时所产生的情绪体验。陌生程度、危险程度、突然程度,决定了恐惧的程度。当险情极度威胁生命,自身又无能为力时,会产生绝望的体验。正常人对待危险情景,靠的是勇敢和镇定。学习科学知识、掌握科学道理,在实践中增强适应变化的能力,培养良好的个性和坚定的意志品质,能使人勇敢镇定而降低畏惧的程度。

(二)高级情感(社会性情感)

高级情感一般是人们在社会活动中产生的,因而也称社会性情感。高级情感可以分为三类:道德的、审美的和理智的,分别称为道德感、美感和理智感。

(1)道德感是人们用一定的道德准则评价自身或他人行为时所产生的一种复杂的情感体验。行为符合道德准则便产生满意、肯定的体验,如爱慕、敬佩、赞赏、热爱、欣慰、荣誉等;不符合时便产生消极、否定的体验,如羞愧、憎恨、厌恶等。

(2)美感是人对客观事物和对象美的特征感知、评价产生的体验。它是由具有一定审美观点的人对外界事物美进行评价时产生的一种肯定、满意、愉悦、爱慕的情感。美感是人对审美对象的一种主观态度,是审美对象是否满足主体需要的反映。由于每个人的审美需要、观点、标准和能力的不同,对同一对象的美感体验也不相同。

(3)理智感是人在追求真理的过程中,对认识活动的成就进行评价时产生的情感体验。它与人的认识活动的成就获得、需要或兴趣的满足、对真理的探索追求以及问题的解决相联系。人的认识活动越深刻,求知欲望越强烈,追求真理的情趣越浓厚,他的理智感也越深厚。

上述各种情感与人的思想观念、理想、信念、世界观和个性密切相关,所以比一般的情感有更高的稳定性、概括性、复杂性和倾向性,我们也称之为情操。

(三)情绪状态

(1)心境是一种具有感染性的、微弱而持久的情绪状态。如兴致好的时候,干什么都有精神;悲观失望时,干什么都提不起劲来。心境有积极与消极之分。良好的心境有助于积极性的发挥,可以提高工作与学习的效率;不良心境会使人沉闷,妨碍工作和学习,影响心身健康。良好的心境是心理健康的一个重要标准。

这种状态具有以下特点:①缓和而又微弱,如微波荡漾,有时当事人并不察觉;②持续时间较长，数小时、数日，甚至数年；③这是一种非定向的弥散性的情绪体验，似乎是在人的心理上形成了一种淡薄的背景；或者说，似乎是戴上了有色眼镜，所有的事情都被染上了心境的色彩。

心境产生的原因往往是生活中的一般事件，如工作的顺逆、事业的成败、人际关系的亲疏、生活环境的优劣、自然景色与气候的变化、身体健康状况、人的生物节律等。但对心境有决定影响的还是人的主观因素（认识、评价等）。心境往往也是激情的余音。在暴风骤雨式的激情之后，身心逐渐恢复平静。此时，我们已经回到了平常的情境，而心身状态还在回到平常的路上。

（2）激情是一种强烈而短暂的情绪状态，如欣喜若狂、暴跳如雷、悲痛欲绝等。激情具有双重作用。消极的激情可以产生不良的后果，积极的激情是人行为的巨大动力。

激情具有激动性和冲动性的特点，具有强烈的力量；发作短促，冲动一过，迅速弱化或消失；发作通常由特定的对象引起，具有明显的指向性。引起激情的原因很多，一般是生活中的重大事件和强烈刺激，如信仰破灭、亲人亡故、强烈愿望的意外满足等。对立的意向和愿望的冲突，以及过度的抑制和兴奋都容易导致激情的发生。

激情是强烈的，它的增力或减力作用也是强大的，对于个人的好恶具有重要作用。强烈的情感体验在记忆中保持得长久而深刻，因而影响力也很深远。在短时间内引起一个人的好恶，没有比唤起他的激情更好的办法了；一般在群体中使其相互感染，比单独唤起一个人的激情要容易得多。

（3）应激是对某种意外环境刺激所作出的适应性反应。应激有积极作用，也有消极作用。应激状态使有机体具有特殊的防御排险功能，能使人精力旺盛、神勇异常、动作灵活、思路敏捷，超水平发挥，从而化险为夷、转危为安，及时摆脱困境。武松打虎、狗急跳墙、急中生智等，都是平常所不能为的，称为狮子式应激。有时恰恰相反，高度的紧张、剧烈的生理变化也可能使人行为紊乱而不能协调，平常很容易的事情此刻竟然也不能做了，知觉和注意的范围狭窄，语无伦次、惊慌失措、呆若木鸡、瘫软在地等，称为兔子式应激。

科学家认识到，在并非紧急严重的情境下，生活中常见的情绪、情感的困扰，也会导致相似的生理反应，只不过强度相对要小些，但是长期的困扰对身体健康还是有严重的威胁。加拿大心理学家塞里（G. Selye）于1974年提出，应激状态延续能击溃人的生物化学保护机制，导致胃溃疡、胸腺退化等严重疾病，甚至使人休克或死亡。这是人们更常见也更关心的问题，成为身心医学和心理卫生学的重要课题。从这个角度，应激被定义为机体对作用于自身的要求的一种非特异性反应，为了与后面讲的应激有所区分，我们称之为心理应激。对于心理应激的相关知识，我们将在第四章中详细讲解。

三、情绪的生理机制

情绪和情感活动中发生的生理变化和外在表现与神经系统多种水平的功能密切联系，是皮质和皮质下中枢协同活动的结果。

（一）呼吸系统的变化

在某些情绪状态下，呼吸的深浅、快慢、是否均匀等都会发生变化，例如突然惊恐时，呼吸就会暂时中断；在狂喜或极度悲痛时，呼吸就会发生痉挛现象，这些变化可作为情绪变化的客观指标之一。人在平静状态下,呼吸频率大约为每分钟 20 次;在愤怒时,呼吸频率可达每分钟 40~50 次;而在悲伤时,呼吸频率不到每分钟 10 次。呼吸变化可用呼吸描记器以曲线的形式记录下来,分析呼吸曲线的频率、振幅和波形的变化,可以推知某种情绪状态的存在。

(二)循环系统的变化

在情绪状态下,循环系统的活动一方面表现为心跳速度和强度的改变,另一方面为外周血管舒张与收缩的变化。如满意、愉快时,心跳节律正常;恐惧或暴怒时,心跳加速、血压升高。

(三)内外腺体的变化

人的情绪变化会引起内外腺体的变化,这种变化也可以作为判定某种情绪状态的客观指标。在不同的情绪状态下,外分泌腺会发生相应的变化。比如:人在悲伤时往往会流泪;恐惧、紧张时会出冷汗;焦虑不安时会抑制消化腺的分泌活动和肠胃蠕动,因而食欲减退;心情愉快时会增强消化腺和肠胃的活动,因而食欲旺盛。在不同的情绪状态下,内分泌腺也会发生变化,从而影响激素分泌。例如,在情绪紧张时,肾上腺的活动增强,促进肾上腺素的分泌,引起一系列的机体变化,提高机体的适应能力。

四、情绪的表现与识别

情绪、情感的外部表现也称表情,包括面部表情、体势表情、言语表情三个方面,表情是人的情绪、情感的流露,是人们交流感情、相互沟通的重要手段。

(一)面部表情

面部表情是人们注意得最多的表情,眉飞色舞、喜形于色、愁眉苦脸、怒目而视、笑得合不拢嘴等。面部表情主要是面部肌肉的活动,有人进一步研究面部不同部位的肌肉活动分别表达何种情绪情感。结果发现,不同情绪、情感的表达,分别由面部的不同部位来决定:悲哀显现在眼睛,快乐和厌恶表现在嘴部,惊愕的表情由前额显示,愤怒则表现在面孔全部。

(二)体势表情

体势表情,也称体势语言,是指人在不同的情绪情感状态下,表现出来的身体和四肢的不同的动作或姿势。比如鼓掌表示兴奋,顿足表示生气,搓手表示焦虑,垂头表示丧气,摊手表示无奈,捶胸表示痛苦等。当当事人以此反映或表达自己的情绪、情感时,别人也能由此识别。

人们对自己的体势表情,经常并不自知,而是在不知不觉中流露,因而有人认为更能表现出人的真情实感。研究发现,说假话的被试者会不自觉地与对方保持较远的距离,而且显得身体向后靠,肢体活动较少,面部笑容反而增多。各种身体姿势及其意义如图 2-8。

(三)言语表情

言语表情是指人们在不同情绪、情感状态下语音、语气、语调、语速、节奏、停顿等的变化。文字本身可以是完全相同的。但表现出来的情绪、情感可能千差万别,语义因而也发生变化。如悲哀时语调低沉、节奏缓慢,高兴时语调高昂、节奏加快,爱抚时言语温柔,恼怒时言语生

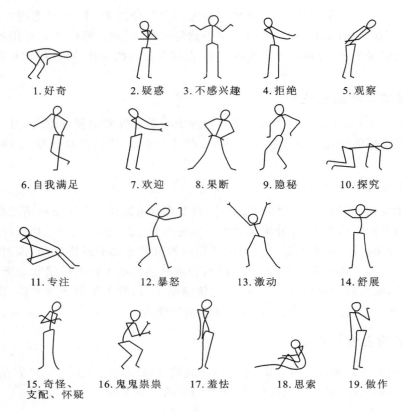

1.好奇　　2.疑惑　　3.不感兴趣　　4.拒绝　　5.观察

6.自我满足　　7.欢迎　　8.果断　　9.隐秘　　10.探究

11.专注　　12.暴怒　　13.激动　　14.舒展

15.奇怪、支配、怀疑　　16.鬼鬼祟祟　　17.羞怯　　18.思索　　19.做作

图 2-8　各种身体姿势及其意义

硬,愤怒时大声喊叫、语句不连贯等。有时同一句话,由于说话的音调、节奏、速度、语气等不同,表现出来的含义完全不同。苏联教育家马卡连科曾举出一个例子,同样一句话"到这里来",可以用 15~20 种语调说出,而表现出不同的含义。言语表情是"言外之音",它所能表现出的含义,比言语本身还要多出很多,是人们表情达意、相互沟通的重要形式。

普通的手势也是一种体势表情,手势经过系统的规范,成为聋哑人交际的重要工具——手势语,手势语除了交际的通道与有声语言不同之外,也具有有声语言的其他所有属性,如"语音"(手型、手的空间位置及运动)、词汇、语义、句法等,所以聋哑人的"言语表情"主要是"手势语表情"。

五、情绪与临床

(一)情绪与健康

在很多情况下,我们必然产生相应的情绪、情感,有相应的主观体验、相应的生理变化、相应的外部表现。这些对我们的心理和身体都会有一定的影响,有时是有益的,有时是有害的。或者说,情绪、情感既能够增进我们的身心健康,也能够损害我们的身心健康。

现代医学研究表明,长期焦虑、忧愁、悲伤、压抑可能导致精神分裂、高血压、心脏疾病和癌症等多种疾病,一般称它们为心因性疾病。情绪、情感对人的身体健康有促进作用的例子也很多。有人在临床上曾观察到这样一种现象,胜利者的伤口比失败者的伤口愈合要快些,这种现象通过动物实验也得到了验证。

总之,情绪可以致病,也可以治病。不良的情绪可以造成疾病,损害人的健康,而良好的情绪则是防病治病的重要因素。研究表明,良好的情绪是维持人的生理功能正常进行的前提,有 51% 的患者可以通过自体功能调节而获得痊愈。

(二)情绪障碍

1. 情绪持续障碍 情绪持续障碍是指患者在情绪反应强度和持续时间方面存在的障碍。情绪持续障碍有以下几种形式。

(1)情绪高涨:患者情绪活动增强,愉快、幸福等情绪经常占优势,表情喜悦,语言行动增多,喜欢与人交谈,对人爱说什么就说什么,别人讨厌也不在乎。

(2)情绪低落:患者心境忧郁低沉,悲观、失望,不愿与人交往,语言行动减少,即使是喜事或患者平常喜欢的事,也不能使患者高兴。

(3)情绪淡漠:患者对周围环境的变化缺乏情绪反应,对人对事冷淡,漠不关心,面部表情经常处于无情绪状态,对意外事情不惊,受到捉弄不怒。

(4)焦虑:患者表现为紧张不安,惶惶不可终日,常有大祸临头的不幸心境,常伴有心悸、出汗、手足发冷等自主神经反应。

2. 情绪发生障碍 情绪发生障碍患者的情绪发生过程失调,波动非常大,一般持续时间比较短。情绪发生障碍主要有以下几种形式。

(1)情绪不稳:情绪易波动,喜怒无常,患者自己难以控制。

(2)情绪易激惹:很小的刺激即可引起患者强烈的情绪反应,通常表现为激动、愤怒,因此出现毁物、伤人的行为。

(3)情绪脆弱:患者极易伤感,对很小的事情也易感动或哭泣,虽然患者有时自己感到对那样的小事情不必大动感情,但自己却控制不住自己。

3. 情绪协调障碍 情绪协调障碍主要表现为环境刺激与情绪体验的不相符合,或内心体验与外部表情的矛盾。

(1)情绪倒错:情绪活动与一般人不一样,对喜事产生悲哀情绪,对不幸的事则高兴。

(2)表情倒错:表现为表情与情绪的内心体验相矛盾,如内心很高兴,但表情上却痛哭流涕。

(3)矛盾情绪:对同一事情同时产生相反的或两种不同的情绪,如患者对同一个人又爱又憎,对同一件事又喜欢又讨厌。

(三)临床中常见不良情绪的处理

在临床工作中,患者的病情不同,其情感的表现也不同,但常见的不良情绪表现有以下几种。

1. 焦虑 不同患者焦虑的行为表现也因病情轻重而异。因此,在临床上应有针对性地对不同情况的患者进行正确地引导。首先应尊重患者,让其参与一些力所能及的活动,让患者感到自己不是完全依赖他人的,使其焦虑减轻,同时要尊重患者的人格,使其感到被尊重。也可采取合理的消遣活动,来分散患者的注意力。如患者焦虑较重且不易缓解,可酌情给予地西泮(安定)口服,并及时处理引起焦虑的疾病和可能出现的各种问题。

2. 恐惧 恐惧心理是由于患者认为对自己有威胁或危险的刺激所引起的痛苦不安的

情绪状态。当患者受到各种不良刺激而产生恐惧的心理状态时,家属要尽量倾听患者的诉说或保持安静,也可对患者进行抚摸,必要时抱紧患者以稳定其情绪,或守护在其身旁。采用松弛方法,如听音乐、深呼吸、催眠、读书、看画报等,均有利于减轻恐惧和消除不良反应。

3. 悲伤　悲伤是患者感觉或预感到将要出现失去亲人或重要事物时的一种心理反应状态,可表现为沉痛、哭泣、沮丧、忧郁或愤怒等,也可有饮食的改变,如饮食突然减少或不思饮食等。睡眠方面的改变主要表现为难以入睡,睡时多梦,梦中易醒等。严重的患者可表现为极度抑郁,否认事实,强迫自己机械地去做某些事情,并有幻视、幻听、妄想、恐惧症,甚至有自杀的念头,态度冷漠。在治疗这类患者的时候,要尽量消除产生悲伤的原因和促成因素,支持患者的悲伤反应,积极劝慰患者树立正确的人生观和价值观;分散患者的注意力,帮助患者找到支持的力量,如和亲密朋友诉说等;通过和患者的深入交谈,提高患者的自身价值;对患者表现的愤怒、哭泣和诉说表示关心和同情;对有抑郁、愤怒情绪的患者,要劝说患者摆脱过去,面向未来,重新树立对生活的信心。

第四节　意志过程

一、意志的概念

意志是自觉地确定目的,并为实现目的而支配调节自己的行动,克服各种困难的心理过程。

意志是人所特有的心理现象,是人类意识能动性的集中表现。人的心理不仅能够通过感觉、知觉、记忆、思维等心理过程认识客观事物及其规律,并且能制订行动计划,积极而有目的地控制自己的行动。意志的产生与社会生产劳动有密切关系。社会生产劳动为意志的产生提出了需要并且也提供了可能。劳动的社会性是意志形成和发展的基础。

人的意志总是与行动紧密联系,所以也把有意志参与的行动称为意志行动。意志行动是人类独有的行动。

二、意志的特征

1. 自觉目的性　意志行动是人经过深思熟虑,对行动目的有了充分的认识之后所采取的行动,不是勉强的行动,也不是一时的冲动。意志的自觉目的性有两个根本特点:一是确定的行为目的要符合客观事物发展的规律;二是行动目的服从于社会公认的社会准则。个体不论参加何种社会实践活动,都要履行对社会的义务和责任。因此,一个人的世界观和道德观是决定其意志行动自觉的根本依据。

2. 行为调节功能　意志离开了人的行动就不能独立存在。意志对行为起着两种调节功能,即激励功能和抑制功能。激励功能是推动人去从事达到目的所必需的行为,抑制功能是制止不符合预定目的的行为。因此,一个人为了理想和道义而承担某种风险,这在一定的意义上反映了他的意志水平。

3. 克服困难　人的意志行动总是与调动人的积极性去克服困难、排除障碍分不开的。

要克服这些困难，个体就必须充分发挥自我意识的积极能动作用，就必须对自己的活动和行为进行自觉的组织和调节。

三、意志的品质

坚强的意志是克服困难、完成各项实践活动的重要条件。意志心理特征在每个个体身上的表现是不同的，但是在基本方面还是一致的。良好意志的基本品质包括自觉性、果断性、自制性和坚持性。

（一）意志的自觉性

意志的自觉性是指一个人的行动有明确的目的，尤其是能充分地意识到行动效果的社会意义，使自己的行动服从社会利益和集体利益的一种品质。这种品质反映着一个人的坚定立场和信仰。它贯穿于意志行动的始终，也是产生坚强意志的源泉。

与自觉性相反的特征是意志的动摇性（也称受暗示性）和独断性。具有动摇性的人缺乏独立精神和倡导精神，对自己的行动没有信心，盲目地轻信别人的言辞和极易屈从环境的影响。

（二）意志的果断性

意志的果断性是指能根据不断变化的情况，不失时机地采取决断并坚决执行的心理品质。它是以勇敢和深思熟虑为前提条件的。意志的果断性是个人的聪敏、学识、勇敢、机智的有机结合。

优柔寡断和草率决定（即冒失）是缺乏果断性的表现。优柔寡断者不善于理顺矛盾的思想和情感，在各种动机之间，在不同的目的、手段之间不知所措，迟疑不决。思想、情感分散，是优柔寡断的主要特征。

（三）意志的自制性

意志的自制性是指在意志行动中善于控制自己的情绪、约束自己言行的一种心理品质，也就是能根据正确的原则指挥自己、控制自己。这是一种重要的意志品质，它主要表现为：①善于促使自己去执行已经采取的决定，并克服不利因素；②善于克服盲目的冲动行为和克制自己的困惑、恐惧、慌张、厌倦和懒惰等消极情绪。

对困难表现出畏惧、惊慌失措，不善于控制自己的情绪与冲动是缺乏意志自制性的表现。

（四）意志的坚持性

意志的坚持性是指在行动中，百折不挠地克服困难，为实现预定的目的坚持到底的心理品质。具有坚持性的人善于抵制不符合行动目的的主、客观因素的干扰。他们不仅能顺利完成容易而感兴趣的工作，对已经开展的枯燥无味的、困难的工作，也决不半途而废，在坚持目的性的原则下，灵活地改变达到目的的手段，努力做出优异的成绩。

四、意志与临床

（一）意志与健康

现代医学研究证明，坚强的意志和信念，能够影响内分泌的变化，改善生理功能，增强抵抗力。现实生活中常常有这种情况,有的人受到外界压力后,不知道该怎么办,情绪低落,委靡不振,吃不下饭,睡不好觉,搞得晕头转向,有的一夜之间"白了少年头",有的人血压升高,有的人突发心脏病等;而意志坚定者,遇到外界压力时,是"任凭风浪起,稳坐钓鱼船",从容应对,泰然处之。由于情绪控制得好,没有受到大的波动,自然身体健康也就没有受到太大的影响。不良的意志品质是失败的祸根,其导致的不良后果不仅影响人的前途,还影响人的心理活动,使人形成不良的心理状态和性格缺陷,严重的还会发展到病态人格。

(二)意志障碍

1. 意志增强(hyperbulia) 意志增强是指意志活动的增多。在病态情感或妄想的支配下,患者可以持续某些行为,表现出极大的顽固性,例如有嫉妒妄想的患者坚信配偶有外遇,而长期对配偶进行跟踪、监视、检查;有疑病妄想的患者到处求医。

2. 意志减弱(hypobulia) 意志减弱是指意志活动的减少。患者表现出动机不足,常与情感淡漠或情感低落有关,缺乏积极主动性及进取心,对周围一切事物无兴趣,以致意志消沉,不愿活动,严重时日常生活都懒于料理。工作学习感到非常吃力,即使开始做某事也不能坚持到底,甚至不能工作,整日呆坐或卧床不起,患者一般能意识到,但总感到做不了。这常见于抑郁症及慢性精神分裂症。

3. 意志缺乏(abulia) 意志缺乏是指意志活动缺乏。患者表现为对任何活动都缺乏动机、要求,生活处于被动状态,处处需要别人督促和管理。严重时本能的要求也没有,行为孤僻、退缩,且常伴有情感淡漠和思维贫乏,多见于精神分裂症晚期精神衰退时及痴呆。

4. 犹豫不决(hesitancy) 犹豫不决表现为遇事缺乏果断,常常反复考虑,不知如何是好。对于两者之间的事,更是不能作出选择和决定。矛盾意向(ambitendency)表现为同一事物,同时出现两种完全相反的意向和情感。例如,碰到朋友时,一面想去握手,一面却把手马上缩回来,多见于精神分裂症。

(三)医生的意志行为与临床工作

医生的意志行为在临床中表现为果断性、自制性和坚持性。

1. 抢救中的果断性 在临床工作中,要以科学的态度利用自己的知识和经验观察患者的病情变化,果断做出判断,予以处理。如一位产后大出血的患者由家人抬送就诊,患者面色苍白,脉搏细速,四肢冰冷,血压 80/50 mmHg。医生果断迅速地作出诊断并进行急救措施,在抢救中为患者赢得了时间,提高了工作效率。

2. 进入角色的自制性 自制性是在意志行为中控制自己的情绪、约束自己的言行,医生也有自己的喜、怒、哀、乐,但是一进入医生角色,在工作岗位上,要克服困难,调节自己的行为和不良情绪,以热情、饱满的情绪投入工作。反之,如果医生情绪焦虑、消沉,就易出差错、事故。

3. 为实现治疗目的的坚持性 医生的坚持性表现在对工作的信心、毅力和对患者的耐心等方面。如一位卵巢癌的患者,当她知道自己身患绝症时,表现惊恐不安,产生一种失望、愤怒情绪,于是把这种情绪发泄在医务人员身上,不配合治疗并拒绝打针、吃药。要摆脱这种恐惧、失望和愤怒情绪,最有效的方法是医生以真诚、热情的态度耐心疏导,主动地关心照料、做好心理工作,这是对患者的极大安慰。医生在说服患者时,愈是能以和善、宁静的态度表现自己的意志行动,愈能使患者接受要求,配合治疗。

第五节 人 格

一、概述

（一）人格的概念

人格一词来源于拉丁语 persona，原意指希腊罗马时代戏剧演员在舞台上戴的面具，它代表剧中人的身份，后来引申为演员在舞台上所扮演的角色。心理学家们沿用其含义，指一个人在人生舞台上，在他/她的行为模式中表现出来的内心活动。现代心理学认为，人格是指具有不同素质基础的个体，在不尽相同的现实生活中所形成的独特的、带有倾向性的和比较稳定的心理特征的总和。

在心理学中，有时把个性与人格作为同义语来使用，指个人有别于他人的整个心理面貌。一般情况下，我们认为人格与个性的概念十分接近，但又不完全相同。个性心理主要包括个性倾向性和个性心理特征两个方面，而人格除了这两个方面之外，还包括自我意识。所以人格的外延要比个性的外延更加广泛。在日常生活中常常从伦理道德观出发，运用"人格"对人的行为进行评价。如"人格高尚"、"人格卑劣"等，这里包含心理学中关于个性或人格这一术语的部分含义，而不是从人的整个行为的心理活动方面说明，因此，它并不是心理学的科学概念。

（二）人格的特征

1. 独特性 个体的人格是在遗传、环境、教育等先天、后天环境的交互作用下形成的。不同的环境，导致人们形成了各自独特的心理特点，我们经常所说的"人心不同，各如其面"就是指的这个意思。

2. 稳定性 人格的稳定性是指那些经常表现出来的特点，是一贯的行为方式的总和。例如一个性格外向的大学生，他不仅在家庭中非常活跃，而且在班级活动中也表现出积极主动的一面，在老师面前同样也能自然地表现自己，不仅大学四年如此，即使毕业若干年再相逢，这个特质依旧不变。

3. 整体性 在每个人的人格世界里，各种特征并非简单地堆积，而是如同宇宙世界一样，是一个依据一定的内容、秩序与规则，通过有机的组合而形成的动力系统。当一个人的人格结构的各方面彼此和谐一致时，他/她就会呈现出健康的人格特征，否则就会出现各种心理冲突，导致"人格分裂"。

4. 功能性 人格影响一个人的生活方式，甚至有时会影响一个人的命运。人们常常使用人格特征解释某人的言行及事件的原因。当人格功能发挥正常时，个体表现得健康而有力；当人格功能失调时，就会表现出懦弱、无力甚至病态的情况。

5. 个性的生物性和社会性 在个性的形成和发展中，既要受到生物因素的制约，又要受到社会因素的制约。个体的遗传因素为个性的形成和发展提供了前提，但起决定作用的则是一定的社会历史条件和所处的社会地位。

（三）人格形成和发展的影响因素

人格的形成与发展离不开先天遗传与后天环境的作用。心理学家们认为，人格是在遗传与环境的交互作用下逐渐形成并发展的。

1. 生物遗传因素　遗传是人格形成不可缺少的影响因素。遗传因素对人格的作用程度随人格特质的不同而异。通常在智力、气质这些与生物因素相关度较高的特质上，遗传因素的作用较重要；而在价值观、信念、性格等与社会因素关系密切的特质上，后天环境的作用可能更重要。

2. 社会文化因素　每个人都处在特定的社会文化环境中，文化对人格的影响极为重要。社会文化塑造了社会成员的人格特征，使其成员的人格结构朝着相似性的方向发展，这种相似性具有维系社会稳定的功能，又使得每个人能稳固的"嵌入"在整个文化形态里。社会文化对人格具有塑造功能，还表现在不同文化的民族有其固有的民族性格。例如中华民族是一个勤劳勇敢的民族，这里的"勤劳勇敢"的品质便是中华民族的共有的人格特质。

3. 家庭环境因素　研究人格的家庭成因，重点在于探讨家庭的差异（包括家庭结构、经济条件、居住环境、家庭氛围等）和不同的教养方式对人格发展和人格差异的不同影响。研究发现，权威型教养方式的父母在子女的教育中表现得过于支配，孩子的一切都由父母来控制。在这种环境下成长的孩子容易变得消极、被动、依赖、服从、懦弱，做事缺乏主动性，甚至会形成不诚实的人格特征。放纵型教养方式的父母对孩子过于溺爱，让孩子随心所欲，父母对孩子的教育有时出现失控的状态。在这种家庭环境中成长的孩子多表现为任性、幼稚、自私、野蛮、无礼、独立性差、蛮横胡闹等。民主型教养方式的父母与孩子在家庭中处于一种平等和谐的氛围当中，父母尊重孩子，给孩子一定的自主权和积极正确地指导。父母的这种教育方式能使孩子形成一些积极的人格品质，如活泼、快乐、直爽、自立、彬彬有礼、善于交往、富于合作、思想活跃等。由此可见，家庭确实是"人类性格的工厂"，它塑造了人们不同的人格特质。

4. 早期童年经验　"早期的亲子关系定出了行为模式，塑造出一切日后的行为。"这是麦肯依（Mackinnon,1950）有关早期童年经验对人格影响力的一个总结。中国也有句俗话："三岁看大，七岁看老。"人生早期所发生的事情对人格的影响，历来为人格心理学家所重视。需要强调的是，人格发展尽管受到童年经验的影响，幸福的童年有利于儿童发展健康的人格，不幸的童年也会使儿童形成不良的人格，但两者不存在一一对应的关系，比如溺爱也可能使孩子形成不良的人格特点，逆境也可能磨炼出孩子坚强的性格。另外，早期经验不能单独对人格起作用，它与其他因素共同决定着人格的形成与发展。

5. 自然物理因素　生态环境、气候条件、空间拥挤程度等这些物理因素都会影响到人格的形成与发展。比如气温会提高某些人格特征的出现频率，如热天会使人烦躁不安等，但自然环境对人格不起决定性的作用。

二、人格心理特征

（一）能力

能力是个体在活动中表现出来的直接影响活动效率、使活动得以顺利进行的心理特征。能力总是和人完成一定的活动联系在一起的。离开了具体活动既不能表现人的能力，也不能发展人的能力。但是,我们不能认为凡是与活动有关的,并在活动中表现出来的所有心理特征都是能力。只有那些完成活动所必需的直接影响活动效率的,并能使活动顺利进行的心理特征才是能力。例如人的体力、人是否暴躁等,虽然对活动有一定影响,但不是顺利完成某种活动最直接最基本的心理特征,因此,不能称之为能力。

能力常和智力放在一起研究、讨论,这是因为智力和能力的内涵往往交织在一起。一般认为智力是各种能力的综合体,其中以抽象思维为核心,它是人们的观察力、记忆力、想象力等的有机组合。

1. 能力的分类

(1) 根据能力的倾向性可将其分为一般能力和特殊能力。

① 一般能力又称普通能力,是指完成大多数活动所必备的能力,包括观察力、记忆力、思维力和想象力等。从平常的生活、学习和工作到一些特殊领域活动的顺利进行,均离不开这些能力,这些能力可保证人们比较容易和有效地掌握知识。

② 特殊能力又称专门能力,是指在某种专业活动中显示出来的能力。例如,在绘画中,要求一个人具有视觉能力、色调知觉能力、判断物体结构和亮度的能力。

(2) 根据所参与的活动性质可将能力分为模仿能力和创造能力。

① 模仿能力是指仿效别人的言行举止而引起类似行为的能力。通过模仿可以巩固或改变自己的行为方式,这种模仿不是机械的,而是具有创造成分的。

② 创造能力是指产生新思想、发现和创造新事物的能力。例如,计算机的发明、对宇宙的探测、人类基因的分解等无不包含人的创造能力。

(3) 根据能力的功能可将其分为认知能力、操作能力和社交能力。

① 认知能力是指个体获取知识和应用知识的能力,是人们完成各种活动所必备的最主要的心理条件。如注意力、思维力和记忆力等。

② 操作能力是指操作、制作和运动的能力。例如,制造一个机器零件的能力,进行某一具体的体育运动能力、体力劳动能力、实验操作能力、艺术表现能力等。

③ 社交能力是指人们的一种社会适应、协调能力。如组织管理能力和言语感染能力。良好的社交能力会使你获得多位好朋友,与你分享快乐与痛苦。交往能力对保持个人心理平衡和形成健全人格有重要意义。

2. 能力与知识、技能之间的关系

(1) 能力与知识、技能三者在概念上是不一样的。知识是人脑对客观世界现象、事实和本质规律的反映。它以思想内容的形式被人掌握。技能是个人通过练习而掌握的智力或动作方式。例如,理解一个数学公式及其推导步骤,属于知识范围,而推导过程的思维分析与综合概括属于能力范围。

(2) 能力与知识、技能三者迁移的范围不一样。能力有广阔的使用范围,很多地方都要用到能力,这是因为能力是完成不同活动必备的稳定的个性心理特征。而知识与技能只能在类似的活动和情景中发生迁移。

(3) 知识、技能的掌握与能力的发展不是完全一致的。不同人身上可能具有相等水平的知识与技能,但能力不一定一样,而具有同等水平能力的人也不一定获取等同的知识、技能。一般来说,能力的形成较发展知识、获得技能要晚一些,知识、技能随着一个人不断地学习和社会实践而不断积累,而能力随年龄的增长有一个形成、发展和衰退或停滞的过程。

① 能力和知识、技能是密切联系的。一方面,能力是掌握知识和形成技能的一个必要前提。能力是掌握知识、形成技能的内在条件和可能性,没有基本的感知觉能力、记忆力,就不能获得感性知识;没有分析、比较、抽象、概括能力,就不能理性解决问题,同时能力的高低制约着掌握知识、形成技能的速度、深浅、灵活性、难易和巩固程度。智力水平高的人,能快速地理解难度大的问题;而智力水平低的人,对知识的掌握有一定的困难。另一方面,能力是在掌握知识、获得技能的过程中形成和发展起来的。离开学习和训练,任何能力都不可能得到发展,学生在通过合理的方法掌握知识的同时,必然伴随一定的智力操作方式,在不同程度上发展自己的能力。

② 智力是能力的重要组成部分。一般而言,智力主要是指个体处理抽象概念,处理新情境和进行学习以适应新环境的心理能力。组成智力的因素主要有观察力、注意力、记忆力、思维力、想象力。智力受先天遗传因素的影响比较大。智能相对独立理论认为:智力属于认识活动范围,保证人们有效地认识客观事物;能力属于实际活动范围,是在实践活动中形成起来的一种稳定的心理特征。两者的联系在于智力是能力的内部基础,能力是智力的外部表现。

3. 能力发展的一般趋势与个别差异

(1) 能力发展的一般趋势:在人的一生中,能力发展的趋势大致如下。①在12岁以前智力呈直线发展,即智力的发展与年龄的增长几乎是同步的,此后,随着年龄的增长智力发展趋于缓慢;②在20岁左右时,人的智力发展达到顶峰,以后保持水平状态直到35岁;③36岁以后智力开始缓慢下降,到60岁以后智力发展衰退。

(2) 能力发展的个别差异主要表现为能力的类型差异、发展水平的差异及表现早晚的差异。

① 能力的类型差异:不同人在感知、记忆、想象、言语和思维等方面存在类型差异。

知觉方面:根据知觉是主动还是被动,可分为主动观察型和被动观察型。主动观察型的人能比较积极主动地观察周围事物,被动观察型的人是在他人指令或外界刺激下进行观察的。

言语和思维方面,能力的类型差异如下。生动的思维言语型,这种人思维和言语中有丰富的形象和情绪因素;逻辑联系的思维言语型,这种人的思维和言语是概括的,逻辑联系占优势,例如,数学家抽象思维能力强;中间型,这种人既具有丰富的情绪,又有简练的思维。

记忆方面:能力可分为视觉记忆型、听觉记忆型、运动记忆型、混合记忆型等,例如,达·芬奇的视觉记忆效果很好,贝多芬的听觉记忆效果好。

想象力方面:有些人的想象鲜明生动,有些人则模糊不清。此外,想象力在其深度、广度、丰富性、创造性等方面也不尽相同。

② 能力发展水平的差异:指人的能力有高有低。一般来说,大多数人的智力属于中等水平。国内外的心理学家经过大量的测量研究,认为人的智力分布基本上呈正态分布:两头小,中间大。心理学家在描述智力水平时,常用超常、正常、低常三个层次来概括智力的水平。智商在130分以上的称为智力超常。大多数人的智商处于70~130分之间,称为智

力正常。智商低于 70 分以下的称为智力低常。

③ 能力表现早晚的差异：人的能力不仅在质和量的方面有区别，而且人智力表现的早晚也是各不相同的。有的人在儿童期就显露出非凡的智力和特殊能力，这叫人才早熟。例如，莫扎特 3 岁发现三度音程，5 岁开始作曲，6 岁登台演奏，8 岁试作交响乐曲，11 岁创作歌剧。但也有人智力表现较晚，即所谓"大器晚成"。例如，我国著名医生李时珍在 61 岁时才写成巨著《本草纲目》；画家齐白石，少年时期只读过半年书，当过牧童，作过木匠，后来投师学画，在 40 岁才显现绘画才能，到了 50 岁才成为著名画家。

4. 人的能力发展受到遗传因素和环境因素的影响

长期以来能力的遗传决定论和能力的环境决定论针锋相对。目前，大家公认遗传和环境对能力共同起作用。

（1）先天的遗传素质：先天素质是人们与生俱来的解剖生理特点，它包括感觉器官、运动器官以及神经系统和脑的特点。它是能力形成和发展的自然前提和物质基础。没有这个基础，任何能力都无从产生，也不可能发展。听觉或视觉生来就失灵者，无法形成与发展音乐才能或成为画家；早期脑损伤或发育不全的人，其智力发展会受严重影响。

（2）环境因素：后天的生活环境是能力形成和发展的关键。儿童心理学研究表明，胎儿生活在母体的环境中，这种环境对胎儿的生长发育及出生后智力的发展，都有重要的影响。许多研究表明，母亲怀孕期间服药、患病、大量吸烟、遭受过多的辐射、营养不良等，能造成染色体受损或影响胎儿细胞数量，使胎儿发育受到影响，甚至直接影响出生后婴儿的智力发展。

（3）教育条件：一个人能朝什么方向发展，发展水平的高低、速度的快慢，主要取决于后天的教育条件。家庭环境、生活方式、家庭成员的职业、文化修养、兴趣、爱好以及家长对孩子的教育方法与态度，对儿童能力的形成与发展有极大的影响。在教育条件中，学校教育在学生能力发展中起主导作用。学校教育是有计划、有组织、有目的地对学生施加影响，因此，不但可以使学生掌握知识和技能，而且也能在学习和训练的同时促进其能力的发展。

（4）实践活动：人与客观现实相互作用的过程，人所特有的积极主动的运动形式。前面提到的素质、环境、教育是能力形成的重要因素，但这些因素只有在实践活动中才能影响能力的形成与发展。因此可以说，实践活动是能力形成与发展的必要条件。

（5）其他个性因素：环境和教育是能力形成与发展的外部条件，外因必须通过内因起作用。一个人要想发展能力，除必须积极地投入到实践中去之外，还要充分发挥自身的主观能动性——积极的个性心理特征，即理想、兴趣及勤奋和不怕困难的意志力。

（二）气质

气质（temperament）俗称"秉性、脾气"，是指表现在人的各种心理活动和行为的动力特点方面的稳定的心理特征。这些特点不受个人活动的目的、动机、内容等的影响。气质是个人最一般的心理特征，它影响到一个人的活动的所有方面。

首先，气质是个体心理活动和行为的外部动力特点。气质表现的是一个人的心理活动显露于外的动力特点，如心理活动的速度与强度、稳定性、指向性的特点。这些特点分别在感知觉、情绪、性格等心理现象中表现出来，例如，知觉速度的快慢、情绪的起伏变化、性格的内向还是外向等。

その次,气质是个性心理特征中受先天的生物学因素影响较大的部分。气质不同于性格和能力,它较多地受到神经系统的先天特性影响,因此具有较多的先天性。一些研究发现,从我们一出生,就表现出较大的气质方面的差异。

再次,气质的稳定性和可变性集于一身。由于气质是人的神经系统的最基本的特性,因此,它具有相当稳定的特点。气质的稳定性表现在不依赖于人的活动的具体目的、动机和内容,在不同性质的活动中,一个人的气质往往表现出相对的稳定性,"江山易改,禀性难移",指的就是气质的稳定性。但是,气质的稳定性并不意味着气质完全不能改变,在长期的生活过程中,气质的某些品质会发生变化。

1. 气质的学说　人为什么会有气质的差异?气质的这些差异为什么能够产生?这些问题自古以来就是人们研究和关心的问题,早在公元前6世纪,我国古代的思想家和教育家孔子把人的气质分为"狂、狷、中行"三类。狂者言行强烈外露;狷者行为拘谨孤僻;中行者则介乎两者之间,依中庸而行。两千多年来,人们在这个问题上提出了许多不同的看法,形成了众多的气质理论。

(1)气质的体液说:古代最著名的气质学说由古希腊著名学者希波克拉底(约公元前460年至公元前377年)提出。他认为,人体含有四种不同的液体,即血液、黏液、黄胆汁和黑胆汁。在体液的混合比例中,血液占优势的人属于多血质型,黏液占优势的属于黏液质型,黄胆汁占优势的人属于胆汁质型,黑胆汁占优势的人属于抑郁质型。尽管在现代看来,这种以体液来解释人的气质缺乏科学的依据,但这种分类方法却被沿用至今。

(2)气质的体型说:德国精神病学家克瑞奇米尔(E. Kretschmer,1925)根据自己对精神患者的观察和研究,提出按体型划分人气质的理论。它认为,人的体型可以分为三种类型。

第一,肥胖型。这种人身材矮胖,圆肩阔腰,易患躁狂抑郁症。它们的气质特点是好社交、通融、健谈、活泼、好动、表情丰富、情绪不定,气质类型为躁郁性气质。

第二,瘦长型。这种人高瘦纤弱、细长、窄小,易患精神分裂症,其特点是不善社交、内向、退缩、世事通融、害羞沉静、寡言多思,气质类型是分裂型气质。

第三,斗士型。这种人骨肉均匀,体态与身高成比例,易患癫痫病,其特点是正义感强、注意礼仪、节俭、遵守纪律和秩序,气质类型为黏着性气质。

体型和气质之间确实存在某种相关,但是这种相关可能来自于社会对各种体型者的不同态度所致,并不能科学地说明体型和气质之间的联系。

(3)高级神经活动类型说:高级神经活动类型的概念是由巴甫洛夫于1909—1910年首次提出的。巴甫洛夫通过研究发现,动物神经系统的兴奋过程和抑制过程具有三种特性,即兴奋和抑制的强度特性,兴奋和抑制的平衡性特性,兴奋和抑制的灵活性特性。

巴甫洛夫根据这三种特性的独特结合,把动物高级神经系统活动划分成许多不同的类型,其中最典型的类型有四种。

第一,强、不平衡的类型。这种类型的特点是兴奋过程强于抑制过程,阳性条件反射比阴性条件反射易于形成。这是一种易兴奋、奔放不羁的类型,所以,也称为"不可遏制型"。

第二,强、平衡、灵活的类型。这种类型的特点表现反应灵敏,外表活泼,能很快适应迅速变化的外界环境,也称为"活泼型"。

第三,强、平衡、不灵活的类型。它的特点是较易形成条件反射,但不容易改造,是一种坚毅而行动迟缓的类型,也称为"安静型"。

第四,弱型。属抑制型,其兴奋和抑制都很弱,阳性条件反射和阴性条件反射的形成都很慢,表现为胆小,在艰难工作任务面前,正常的高级神经活动易受破坏而产生神经症。

巴甫洛夫认为,高级神经活动类型是气质类型的生理基础,其对应关系如表2-2所示。

表 2-2 高级神经活动类型及特征

气 质 类 型	高级神经活动类型		行 为 特 点
胆汁质	兴奋型	强而不平衡型	情绪体验强烈,爆发迅猛,平息快速,思维灵活但粗枝大叶、精力旺盛、争强好斗,勇敢果断,为人热情直率、朴实真诚,表里如一,行动敏捷,生气勃勃,刚毅顽强,但这种人遇事经常欠思量,鲁莽冒失,易感情用事,刚愎自用
多血质	活泼型	强而平衡灵活型	感情丰富,外露但不稳定,思维敏捷但不求甚解,活泼好动、热情大方,善于交往但交情浅薄,行动敏捷,适应力强;他们的弱点是缺乏耐心和毅力,稳定性差,见异思迁
黏液质	安静型	强而平衡不灵活型	情绪平稳、表情平淡,思维灵活性略差但考虑问题细致而周到,安静稳重、踏踏实实、沉默寡言、喜欢沉思,自制力强、耐受力比较高,内刚外柔,交往适度,交情深厚,但这种人的行为主动性较差、缺乏生气,行动迟缓
抑郁质	抑制型	弱型	情绪体验深刻、细腻持久,情绪抑郁、多愁善感,思维敏锐、想象丰富,不善交际、孤僻离群,踏实稳重、自制力强,但他们的行为举止缓慢,软弱胆小,优柔寡断

2. 气质与实践活动 气质对实践活动虽然不起决定作用,但具有一定的意义。气质不能影响活动的内容和方向,但影响活动的效率。

(1) 气质不能决定人的能力水平:气质是个人心理活动的稳定的动力特征,表现在外部行为上。个人的各种心理活动,如认识活动,情绪活动和意志行动中都会表现出他固有的气质特点,使其个性具有一定的色彩。

首先,气质不能决定人的价值观,不能决定人的个性倾向性的性质,它仅使个性带有一定的动力色彩。因此,具有不同价值观、理想、信念的人可能具有相同的气质特征,具有相同价值观、理想、信念的人也可能具有不同的气质特征。

其次,气质本身无好坏之分,不能把某些气质类型评定为积极的,而把另一些类型评定为消极的,每一种气质类型都具有积极和消极的方面,也就是说气质具有双重性。

再次,气质不能决定人的成就水平。每一种气质类型的人都有可能在事业上取得成就,例如,俄国四位著名文学家中普希金属胆汁质型,赫尔岑属多血质型,克雷洛夫属黏液质型,果戈里属抑郁质型。

(2) 气质与职业活动及职业选择的关系:气质与职业活动的关系表现在两个方面,一方面是要使个人的气质特征适应于职业活动的客观要求,另一方面在选拔人才和安排工作时应考虑个人的气质特点。

每一种职业岗位,即使像车工、钳工、纺织工、售货员、医生、教师、工程师等普通职业岗位,都要求从事该项职业岗位的人,考虑其气质特征以扬长避短。

(3)气质与心身健康的关系:研究表明,人的气质与人的心身健康关系密切。情绪不稳定、易伤感、性急、易冲动等特征不利于心身健康,有些可成为心身疾病的易感因素。超强的精神刺激或过度紧张,往往使胆汁质型的人抑制过程更弱,兴奋过程更强,从而导致神经衰弱、躁郁性精神病或心身疾病。而对抑郁质型的人,巨大的挫折、不顺的社会环境或个人的极大不幸都会使脆弱的神经无法忍受而导致癔症、强迫症或心身疾病。因此,克服个人的消极的气质特点,无疑将有利于自己的身心健康。

(三)性格

性格是指个体对客观现实的稳定态度以及与之相适应的习惯化了的行为方式。性格是人格的核心部分,最能反映一个人的生活经历,体现一个人的本质属性,是人与人相互区别的主要心理特征。

1. 性格的特征

(1)性格的态度特征:个体在对现实生活各个方面的态度中表现出来的一般特征。性格的态度特征主要表现在对社会、他人以及自己的态度特征之中。如对社会公而忘私或假公济私,忠心耿耿或三心二意,善于交际或行为孤僻,热爱集体或自私自利,对他人礼貌或粗暴,正直或虚伪,富有同情心或冷酷无情,谦虚或骄傲,自尊或自卑,严于律己或放任等。

(2)性格的理智特征:个体在认知活动中表现出来的心理特征。在感知方面,能按照一定的目的任务主动地观察,属于主动观察型,有的则明显地受环境刺激的影响,属于被动观察型;有的倾向于观察对象的细节,属于分析型;有的倾向于观察对象的整体和轮廓,属于综合型;有的倾向于快速感知,属于快速感知型;有的倾向于精确感知,属于精确感知型。想象方面,有主动想象和被动想象之分,有广泛想象与狭隘想象之分。在记忆方面,有主动与被动之分,有善于形象记忆与善于抽象记忆之分等。在思维方面,也有主动与被动之分,有独立思考与依赖他人之分,有深刻与肤浅之分等。

(3)性格情绪特征:个体在情绪表现方面的心理特征。在情绪的强度方面,有人情绪强烈,不易于控制;有人则情绪微弱,易于控制。在情绪的稳定性方面,有人情绪波动性大,情绪变化大;有人则情绪稳定,心平气和。在情绪的持久性方面,有的人情绪持续时间长,对工作学习的影响大;有的人则情绪持续时间短,对工作学习的影响小。在主导心境方面,有的人经常情绪饱满,处于愉快的情绪状态;有的人则经常郁郁寡欢。

(4)性格的意志特征:性格的意志特征是指个体在调节自己的心理活动时表现出的心理特征。自觉性、坚定性、果断性、自制力等是主要的意志特征。自觉性是指在行动之前有明确的目的,事先确定了行动的步骤、方法,并且在行动的过程中能克服困难,始终如一地执行,与之相反的是盲从或独断专行。坚定性是指能采取一定的方法克服困难,以实现自己的目标。与坚定性相反的是执拗性和动摇性,前者不会采取有效的方法,一味我行我素;后者则是轻易改变或放弃自己的计划。果断性是指善于在复杂的情境中辨别是非,迅速作出正确的决定,与果断性相反的是优柔寡断或武断、冒失。自制力是指善于控制自己的行为和情绪,与自制力相反的是任性。

2. 性格与气质、能力的关系 作为个性心理特征的组成部分,性格与气质、能力共同构成了个性心理特征系统,在这一系统中,三者既有区别又有联系。

（1）性格与气质:在现实生活中,气质和性格这两个概念经常被混淆,但是实际上性格和气质是两个不同的概念,它们之间既有一定的联系,也存在着巨大的差异。

首先,性格与气质存在差异。第一,从起源上看,气质基本上是与生俱来的,产生于个体发生的早期阶段,而性格是后天的,性格是人与环境相互作用的产物,反映了人的社会性;第二,从可塑性看,气质的改变相当困难,可塑性较小,而性格的可塑性较大,环境对性格的影响相当明显,即使性格已经形成,在某些情况下还是可以改变的;第三,从社会评价方面来看,气质所反映的往往是心理活动的动力特点,没有好坏之分,而性格主要是指行为的内容,表现了个体与社会环境的关系,因此具有好坏善恶之分。

其次,性格与气质也有联系。性格与气质紧密联系、相互制约。第一,气质会影响性格的形成。性格的特征直接依赖于教育和社会相互作用的性质和方法。一方面,父母对儿童的期望通过教育、教养方式影响儿童的性格形成,同时,婴儿早期形成的气质特点必然会影响和修正父母的教养方式和态度,进而影响儿童性格的形成。第二,气质可以按照自己的动力方式,渲染性格特征,从而使性格特点具有独特的特点。例如,同样是乐于助人,多血质型的人在助人时往往动作敏捷,而黏液质型的人则会表现出动作沉着,情感不外露。第三,气质还会影响性格特征形成或改造的速度。例如,要形成自制力,黏液质型的人和抑郁质型的人比较容易,而胆汁质型的人和多血质型的人相对困难。第四,性格也可以在一定程度上掩盖或改变气质,使它服从于生活实践的需要。

（2）性格与能力:性格与能力既有区别,又存在着相互联系、相互制约的关系。

首先,能力的形成和发展受性格特征的制约。优良的性格特征和品质能够有效地促进能力的形成和发展。例如,办事认真、勤奋好学、意志坚强、谦虚谨慎、有责任心、有事业心等良好的性格品质,能够促进个体能力的形成和发展。能力是在活动中逐渐形成的,因此活动过程中的良好的性格品质和不良品质所起的作用明显不同,因而就会影响到能力的发展方向和发展程度。一些研究表明,智力水平高的学生在性格的很多方面也较为优秀,如自制力、坚韧性等,另一些研究表明,智力发展水平较高的个体,在满足自己需要方面往往选择延迟满足,而不是只顾眼前利益的即时满足。此外,优良的性格品质还可以在某种程度上弥补智力的某些不足,如"勤能补拙"、"笨鸟先飞"等都说明性格对能力发展的弥补作用。

其次,能力的形成过程本身也能够促使相应的性格特征得到发展。例如,科学家的发明创造、艺术家的艺术创作、政治家的运筹帷幄等活动过程,会发展他们的不屈不挠、谨慎细心等良好的性格品质。

3. 性格的类型　许多心理学家试图划分人的性格类型,由于理论观点不同以及人的性格的复杂性,至今还没有统一的分类标准。下面简要介绍几种性格类型分类。

（1）从心理倾向划分,性格类型可分为内倾型与外倾型。

瑞士心理学家荣格(C. G. Jung)认为人生命中"力必多"的活动是一切行为变化的基础。如果一个人的"力必多"活动倾向于外部环境,则属于外倾性的人,"力必多"的活动倾向于自己则属于内倾性的人。外倾性的人感情外露、自由奔放、当机立断、不拘小节、独立性强、善交际、活动能力强,但也有轻率的一面。内倾性的人处事谨慎、深思熟虑、顾虑多、处事缺乏决断力,但一旦下定决心办某件事总能锲而不舍,交际面狭窄,适应环境比较困难。

人格内倾和外倾的概念已为大家所熟悉,在国外这一理论也被应用于教育、医疗等实践领域。但这种类型的划分并未摆脱气质类型的模式。荣格以一种假想的本能的能量,即他称为"力必多"的东西,作为划分性格类型的基础,并没有考虑人的性格的社会实质,而且,这种分类只有质的区别,没有量的差异,仍过于简单。

(2)按个体独立性程度划分,性格类型可分为独立型与依存型。

按照个体独立性程度划分性格类型是目前西方比较流行的分类方法。美国心理学家魏特金透过知觉来研究人的性格,他依据场的理论,把人分成场依存性和场独立性两种类型。前者也称顺从型,后者称作独立型。他们认为这两种类型的人是按照两种对立的信息加工方式进行工作的。独立型的人不易受外来事物的干扰,他们具有坚定的信念,能独立地判断事物、发现问题、解决问题,易于发挥自己的力量;顺从型的人倾向于以外在参照物作为信息加工的依据。他们易受附加物的干扰,常不加批判地接受别人的意见,应激能力差。这种分类已为实验所证实。

(3)按易罹患心身疾病划分,性格类型可分为 A 型、B 型、C 型行为类型。

A 型行为类型:性格急躁,没有耐心;争强好胜,求胜心切,追求成就,有很强的事业心;动作敏捷;时间观念强;情绪容易波动;对人有戒心;缺少运动。该类型是易患冠心病、高血压等心身疾病的性格类型。

B 型行为类型:性情随和,不喜欢与人争斗;生活方式悠闲自在,不争名利,对成败得失看得较淡,不太在意成就的大小,对工作生活较容易满足;工作生活从容不迫,有条有理;时间观念不强。

C 型行为类型:多愁善感,情绪压抑,性格内向,常常克制自己的情绪。该类型是一种容易患癌症的性格。

4. 性格形成和发展的影响因素　性格的形成、发展和定型是一个漫长的过程,在这个过程中,个体的遗传素质、环境、教育和自我教育等因素都起着重要的作用。

(1)遗传因素:心理学界一般认为遗传因素通过气质和智力影响我们的性格。在遗传因素作用下形成的气质,按照自己的活动方式,使性格特征具有独特的色彩。与遗传因素紧密相关的智力也是性格形成的重要基础。个体在运用自己的智慧掌握相应的知识技能的同时,能够审时度势,使自己的行为符合客观规律。这样就会促使自己勇于克服困难,在艰难险阻中表现出自觉、大胆、果断和坚韧等良好的性格特征。

除神经系统外,人的身高、体重、外貌等特点,也会对性格产生相当大的影响。这些外在的生理方面的特点会影响周围的人对其所抱有的期望和态度,这些态度才是影响到其性格的形成主要原因,而不是生理特点的本身。例如,外貌较好由于较多的受到周围人的关注,更容易与他人进行交流,往往更容易形成自信、开朗等性格特点。而外貌较差,尤其是某些生理方面的缺陷对于性格的负面影响更大。

(2)社会文化因素:不同的文化背景、风俗习惯会造就不同的群体性格特点。俗话说"一方水土养一方人",因此,不同地方的人会有不同的性格特点,例如北京人"豪爽",上海人"细腻",他们的差别往往和他们所处的社会环境有关。

大众传媒在帮助人们扩大视野、增长知识、拓展交往空间的同时,也使很多人对这些媒体产生心理依赖,使他们难以获得正常的交流手段,迷恋于虚拟的空间,产生各种类型的性格异常。此外,社会文化背景还通过民族性格对其成员产生影响。例如,人们经常会谈论东方人和西方人的性格差异,有人认为东方人顺从、柔和、温文尔雅,但趋向于保守,大多性格内向。西方人激情满怀、豪放不羁、富于创新、敢于冒险,大多性格外向。

（3）家庭环境因素:家庭是社会的细胞,是各种道德观念的集中点,社会对个体的影响,首先是通过家庭而发生作用的。在家庭环境中,父母采用的教养方式可以分为:民主型、权威型和放纵型。在这三种养育态度中,民主型的父母既能满足孩子的正当要求,又在某种程度上加以限制和制止;既保护孩子的活动,又给以文化和社会的训练。因此孩子相应地发展出谦虚、有礼貌、待人亲切等良好的性格品质。相反,权威型的父母,对孩子的行为动辄干涉、限制、斥责、打骂,他们对孩子缺乏耐心,希望子女唯命是从,因此,孩子易形成恐惧、缺乏自尊和自信、撒谎等不良品质。放纵型的父母对子女百依百顺,百般宠爱、没有约束要求,孩子易形成好吃懒做、自私自利、蛮不讲理、任性、缺乏独立性等不良性格品质。

（4）学校教育因素:学校作为教育的主要场所,对学生性格的形成和发展十分重要。学校对学生性格的影响主要是通过课堂教学、校风、班风、团队组织、教师的榜样作用以及学校的各项规章制度等途径产生的。如在教育过程中教师采用民主型的教育态度,学生易形成情绪稳定、积极、态度友好、有领导能力的性格。

三、人格心理倾向性

人格心理倾向性是指个体对现实的态度和行为倾向,它是个性结构当中的动机系统,是人进行活动的基本动力,它决定着人对现实的态度,决定着人对认识活动的对象的趋向和选择。

（一）需要

需要是指个体对自身生存和发展所需条件的渴望和欲求。人是一个生物实体,又是一个社会的成员。人为了求得个体的生存和社会的发展,必然产生一定的需求,如食物、睡眠、交往、配偶、理解等,这些要求反映在个体头脑中,就形成了他的需要。需要是个体在生活中感到某种欠缺而力求获得满足的一种内心状态,它是有机体自身或外部生活条件的要求在脑中的反映。

需要总有自己的对象,可以是物质的东西,如衣、食、住等,也可以是精神的东西,如求知、娱乐、审美等。某种需要之所以出现是因为人感到有某种缺乏。当个体在生理上或心理上出现缺失或不足时就会导致一种不平衡状态。如婴儿因饥饿而啼哭,成人因工作受挫而烦恼等,都是这种不平衡的表现。如果需要获得满足,这种不平衡状态会暂时消除,出现新的平衡状态。当个体在生理或心理上出现新的缺失或不足时,又会产生新的不平衡状态,出现新的需要。

1. 需要的种类

（1）根据需要的产生和起源,可以把需要分为生物性需要和社会性需要。

生物性需要是与维持个体的正常生命活动和延续种族有关的需要,如饮食、睡眠、休息、交配、运动、排泄等。这种需要是人类最原始和最基本的需要。如果这些需要在相当长的时间里得不到满足,人就会死亡或不能繁衍后代。生物性需要是人和动物所共有的,但人的生物性需要与动物的生物性需要却有根本的区别,不仅需要的具体内容不同,而且满足需要的对象和手段也不一样。

社会性需要是人类在社会生活中形成,为维护社会的存在和发展而产生的需要,是人所特有的高级需要,如劳动的需要、交往的需要、求知的需要、美的需要、文化娱乐的需要等。社会性需要是在生物性需要的基础上,在后天社会环境等因素的影响下形成的。

(2) 根据需要的对象,可以把需要分为物质需要和精神需要。

物质需要是指对社会物质生活条件的需要,如对衣、食、住、行的需要,对书籍、报刊、电视机的需要等。在物质需要中,既包括生物性需要,也包括社会性需要。因此,人的物质需要是随着社会生产的发展和社会的进步而不断发展起来的。

精神需要是指对社会精神生活及其产品的需要,如爱的需要、审美需要、求知需要、娱乐需要等,是人所特有的需要。这种需要如果长时间得不到满足,将会导致个性失常,影响心理的正常发展。

2. 马斯洛的需要层次理论 马斯洛是 20 世纪 50 年代中期在西方兴起的人本主义心理学派的主要创始人。他在 1943 年提出了需要层次论,他认为人类主要有五种基本需要,它们依次为:生理需要、安全需要、归属与爱的需要、尊重的需要和自我实现的需要。马斯洛认为,人类的基本需要是相互联系、相互依赖、彼此重叠的,它们排列成一个由低到高逐级上升的层次,层次越低的需要强度越大,只有低级需要基本满足后才会出现高一级的需要(图 2-9)。

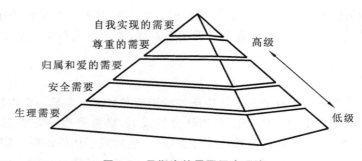

图 2-9 马斯洛的需要层次理论

(1) 生理需要:直接与生存有关的需要,主要包括对食物、水分、空气、性、排泄、休息等的需要。如果生理需要得不到满足,将严重影响一个人的身心健康,对生理需要对象的追求将成为支配一个人行为的主要动力。

(2) 安全需要:生理需要基本满足后,就会出现安全需要。安全需要表现为人们要求安全稳定,免于恐惧、危险、伤害或威胁等。马斯洛指出,在现实生活中,健康成人的安全需要基本上都能得到满足,但儿童和精神病患者经常会有安全需要的表现。

(3) 归属与爱的需要:人们总是渴望得到亲人和朋友的关心、爱护和信赖,总是希望归属于一个集体或团体,成为其中一员。马斯洛指出,爱与性并不是同义的,性是生理需要,而爱的需要是人与人之间彼此关心、尊重和信任。如果爱的需要得不到满足,个人就会感到空虚和孤独。

(4) 尊重的需要:马斯洛认为尊重的需要包括自尊和他人对自己的尊重。自尊就是个体对自己的尊重,包括对获得信心、能力、本领、成就、独立等的愿望。他人对自己的尊重包括威望、承认、地位、名誉等。如果尊重的需要得到满足就会使人相信自己的力量和价值,从而有利于发挥自己的潜力。如果一个人尊重的需要得不到满足,就会产生自卑感和失落感。

(5)自我实现的需要:马斯洛认为,自我实现者大多是中年人或年长的人,或者是心理发展比较成熟的人。一个人的童年经验,特别是2岁以内的爱的教育特别重要,如果一个人在童年时失去了安全、爱与尊重,就很难成为自我实现的人。

(二)动机

动机是引起并维持人们从事某项活动以达到一定目标的内部动力。需要是引起动机的内在条件,动机是在需要的基础上产生的。需要是由个体在生理上或心理上出现缺失或不足时而产生的一种不平衡的状态,个体为了获得需要的满足,就会积极地去寻找满足需要的对象,从而产生活动动机。例如,夏天热的时候,人就会尽可能地寻找凉爽的地方,渴时就会去寻找水源等。

诱因是引起动机的外在条件。凡是能够诱发个体出现动机的刺激或情境称为诱因。有了诱因人才会为满足需要去采取行动,需要才表现为活动动机去推动行为达到目标。如果仅仅有需要而没有诱因,是不会产生动机的。诱因按其性质可以分为两类:正诱因和负诱因。凡是个体趋向或接受某种刺激而获得满足者,称为正诱因。凡是个体逃离或躲避某种刺激而获得满足者,称为负诱因。对于学生的学习来说,老师的表扬是正诱因,批评是负诱因。诱因可以是物质的东西,也可以是精神的东西。

1. 动机的功能

(1)激发功能:人们的各种各样的活动都是由一定的动机所引起,没有动机也就没有活动。动机是引起活动的原动力,它对活动起着激发功能。恩格斯曾指出:就个人来说,他的行动的一切动力,都一定要通过他的头脑,一定要转变为他的愿望的动机,才能使他行动起来。

(2)指向功能:在动机的支配下,个体的行为总指向特定的对象,对其行为具有定向作用。动机不一样,个体活动的方向以及它所追求的目标也是不一样的。例如,在学习动机的支配下,人们会到书店买书或去图书馆借书,在进食动机的支配下,人们就会积极地去寻找食物。

(3)调节和维持功能:当活动产生后,动机要维持着这种活动,使它坚持进行下去,并及时调节着活动的强度和持续时间。当活动指向于个体所追求的目标时,动机就获得强化,活动就会持续下去。当活动偏离个体所追求目标时,动机得不到强化,活动就会逐渐停止。

2. 动机的种类 人的动机非常复杂,其对人们的日常活动也会带来不同的影响,我们根据不同的标准可以划分为不同的种类。

(1)根据动机的来源,可分为外在动机和内在动机。

外在动机是指推动活动的动机是由外力诱发的,如个体为了获得别人的赏识而努力工作,并非对工作本身感兴趣。这些活动的推动力都是来自机体外部,所以被称为外在动机。

内在动机是指推动活动的动机是由个体自身激发,是由个体的自尊心、责任感、荣誉感、求知欲等内在因素引起,因为从事这项活动,个体会感到愉快、满足,不需外力推动。所以,我们一般认为内在动机比外在动机对个体行为的推动作用更为稳定和持久。

(2)根据个体需要,动机可分为生理性动机和社会性动机。

生理性动机是由生理需要所引发的一种行为的动力。例如,饥饿动机、干渴动机等。社会性动机是由社会性需要所引发的行为的动力。例如,求知动机、交往动机、成就动机等。

(3)根据动机的影响范围和持续作用的时间,可分为近景性动机和远景性动机。

远景性动机影响范围大,作用的时间长,而且比较稳定。近景性动机影响的范围小,只对个别的具体活动起作用,作用的时间较短,且不够稳定,常受个人情绪和兴趣的影响。例如,医学生认真学习,有的是为了今后能成为一名优秀的医生,有的是为了当前的考试。

3. 动机冲突　动机的冲突是构成挫折的主要原因之一。个人的欲望及生活环境不同,所遇到的冲突内容也各有差异,然而,生活在现代社会中,由于环境共同的特征,亦可能使大家面临共同的心理冲突。

(1)双趋冲突:两种对个体都具有吸引力的目标同时出现,形成强度相同的两个动机。由于条件限制,只能选其中的一个目标,此时个体往往会表现出难于取舍的矛盾心理,这就是双趋冲突。"鱼与熊掌不可兼得"就是双趋冲突的真实写照。

(2)双避冲突:两种对个体都具有威胁性的目标同时出现,使个体对这两个目标均产生逃避动机,但由于条件和环境的限制,也只能选择其中的一个目标,这种选择时的心理冲突称为双避冲突。"前遇大河,后有追兵"正是这种处境的表现。

(3)趋避冲突:某一事物对个体具有利与弊的双重意义时,会使人产生两种动机态度,一方面对好趋之,另一方面则对恶远之。所谓"想吃鱼又怕鱼刺"就是这种冲突的表现。

(4)双重或多重趋-避冲突:必须在两个或两个以上的各有优缺点的事物或目标间抉择时产生的心理冲突。

心理冲突若不能获得解决,便会造成挫折、心理应激和心理障碍,长久未能解决的心理冲突对健康可造成直接影响。

(三)兴趣

兴趣是指个体对一定事物所持有的稳定而积极的态度倾向。

兴趣是一种无形的动力,当我们对某件事情或某项活动有兴趣时,就会很投入,而且印象深刻。每个人都会对他感兴趣的事物给予优先注意和积极的探索,并表现出心驰神往。爱因斯坦有句名言:兴趣是最好的老师。古人亦云:知之者不如好之者,好知者不如乐之者。兴趣对学习有着神奇的驱动作用,能变无效为有效,化低效为高效。例如,对美术感兴趣的人,对各种油画、美展、摄影都会认真观赏、评点,对好的作品进行收藏、模仿;对钱币感兴趣的人,会想尽办法对古今中外的各种钱币进行收集、珍藏、研究。

1. 兴趣的种类

(1)根据兴趣的内容,可分为物质兴趣与精神兴趣。

物质兴趣是由物质需要所引起的兴趣,表现为对衣食住行等物质生活环境、生活条件和生活用品的兴趣。物质兴趣人人都有,但如果一个人过分追求物质兴趣,将会发展成畸形的、贪婪的低级兴趣。

精神兴趣是由精神需要所引起的兴趣,表现为人对精神财富的渴望,如对学习、娱乐、社会活动等的兴趣。精神兴趣越广阔,人的精神生活就越丰富。

(2)根据兴趣的倾向性,可分为直接兴趣与间接兴趣。

直接兴趣是指对事物或活动过程本身的兴趣,如对电视、电影、体育、绘画等的兴趣。

间接兴趣是指对某种活动或活动本身并没有兴趣,但对活动的结果或事物的意义感兴趣。

2. 兴趣的品质

(1)兴趣的广度:即兴趣的范围,指兴趣指向客观事物范围的大小。兴趣的广阔性是指人的兴趣范围的大小。人的兴趣越广泛,知识也就越丰富,工作、学习上的造诣也会越深。优良的兴趣品质不仅应该是广阔的,而且应该在众多的兴趣的基础上形成一个中心兴趣,只有在众多的兴趣的基础上形成一个中心兴趣,一个人学识才能达到广博而精深的程度。

(2)兴趣的指向性:即个体对什么事物感兴趣。有人对文学感兴趣,有人对数学感兴趣,有人对音乐、绘画感兴趣等。人们的兴趣指向的不同,主要是由于生活实践和教育的不同所造成的,是受社会历史条件制约的。

(3)兴趣的稳定性:即兴趣保持在某个事物或某项活动上的时间的长短。有的人兴趣是持久而稳定的,这种人一旦对某种事物或活动产生兴趣,就始终保持而长期不变,还会一步一步地深入下去,达到迷恋程度;而有的人兴趣极不稳定,经常会对某种事物产生兴趣,但又不能持久,往往朝秦暮楚,见异思迁。这种暂时的兴趣纵使很强烈,对实践活动的推动作用也不大。可见,在兴趣的稳定性方面也存在很大的个别差异。

(4)兴趣的效能:即兴趣对人的活动的推动作用的大小。兴趣效能大的人一旦对某事或某种活动感兴趣就积极行动去满足自己的兴趣,这种人的兴趣对他的活动的推动作用大。兴趣效能小的人对某事或某种活动的兴趣仅仅停留在向往的水平上,他们是"临渊羡鱼"、"心向往之",这种人的兴趣对他们的活动的推动力量小,是低效能的兴趣。

四、人格与临床

(一)人格与健康

人格与健康存在着密切的关系,现代医学认为,健康是一种在身体上、精神上、社会上的完满状态。其中精神上、社会上的完满状态很大程度上取决于一个人的人格的完整性。一个人格有缺陷的人,其精神状态不会是良好的,在社会适应方面也存在各种各样的问题,他们难于与人交往,行为不被社会所接纳,其本身就是不健康的表现。

1. 人格与躯体疾病 在生物-心理-社会医学模式指导下,人格与躯体疾病的关系已经逐渐被重视,研究表明,许多心身疾病都有相应的人格特征。如:过分依赖、暗示性高者易患哮喘;自我克制、情绪压制者易患癌症;具有明显行为模式,如攻击性、过度竞争、情绪反应强烈的 A 型行为类型者,易患心血管疾病、失眠、偏头痛。美国卫生部研究院宣布,A 型行为与过去公认的高胆固醇、吸烟和高血压并列为心脏病四个危险因子。某些疾病也可以改变一个人的人格,如脑部感染性疾病、脑外伤、脑肿瘤、脑萎缩均可引起明显的人格改变。

2. 人格与心理疾病 人格与心理疾病互相影响、互为因果的。一方面,人格在心理疾病的发生、发展、转归和预后等各个环节都可能发生作用,有些时候甚至是至关重要的决定性作用;另一方面,心理疾病的产生也会影响甚至改变一个人的人格特征。

(二)医务工作者的基本人格表现

临床中,医务工作不仅涉及患者疾病的诊断与治疗,还会涉及与患者心理上的相互作用。因此,医务工作人员应坦诚、正直,设身处地地理解患者,尊重患者,使患者具有安全感、依赖感和进行交流的勇气。如果一个医务工作人员不具备帮助患者的人格条件,他的知识和技术就不会有效地发挥作用,而且还有可能是有害的。缺乏同情心和坦诚待人的品格,以及人际关系敏感的人都不适宜做诊疗工作。

因此,医务工作人员应具备的人格应有以下特征。首先,医务工作人员应当做一个热爱生活和具有良好适应能力的人,善于化解自身心理矛盾与冲突,善于寻求心理平衡。其次,医务工作人员应当是一个乐于助人的人,只有乐于助人,才能在临床工作中给予患者温暖,创造一个安全、和谐的氛围。最后,医务工作人员应具有良好的职业道德。尊重和维护患者的权益,严守个人隐私,绝不利用对方来谋求任何利益。

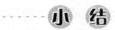

小　结

本章涉及心理学的基本概念和相应的概念体系,在教师的指导下,学生应学习和掌握心理学的基础知识,系统掌握心理学的科学概念,并使日常生活概念上升到科学概念的水平,从而对人类的心理生活有确切和深刻的了解。本章旨在使医学学生系统地掌握心理学的基本概念、基本理论和基本规律,并将心理学的知识应用于临床工作,对临床工作中的心理活动进行预测和控制,有效地提高临床工作的效率。

能力检测

一、填空题

1. 将对象从背景中分化出来的知觉特性是_____。

2. "入芝兰之室,久而不闻其香"描述的是_____。

3. "进退维谷"是_____冲突类型。

4. 艾宾浩斯遗忘曲线表明,遗忘发展是的_____;遗忘速率是_____,呈负加速型。

二、名词解释

1. 能力

2. 心境

三、问答题

1. 举例说明影响知觉选择性的因素有哪些。

2. 简要概括气质与性格的关系。

四、案例分析题

1. 某初中女同学,她不太合群。大家做游戏时,她却一个人独处;她动作迟缓,不敢大声说话,人多场合更是如此;她爱好不多,一旦形成,很难改变;她性格内向、好哭、胆小;她很听话,从不违反纪律。判断该同学的气质类型,并提出相应的教育措施。

2. 我们刚进入冬天的时候觉得穿毛衣和棉衣很累赘,过 1 个月就不觉得重了;同一口井里的水,你冬天觉得它很温暖,夏天觉得很清凉,其实温度没有变。这是为什么?

(孙　萍　陈　杰)

第三章
心理社会因素与健康

 学习目标

健康、疾病、心理健康、心理挫折、心理防御机制的概念；

心理健康的标准；

心理社会因素在健康与疾病中的作用，影响健康的心理社会因素；

挫折的原因与影响因素，心理挫折的行为表现；

心理防御机制的作用。

案例引导

　　舟舟是个先天性智残孩子。正常人的智商最低70,舟舟只有30,舟舟的最高智力也只能相当于四五岁孩子。但是父亲胡厚培并没有放弃。他决定用自己的爱心和耐心来培养儿子的智力。他不厌其烦地教儿子数数,认数,但是无论父亲动多少脑筋,制作多少卡片,舟舟就是学不会,至今,他还是不能从1数到10。父亲终于对教儿子学知识失去信心了。但他坚持让孩子参与社会,多与社会交流和沟通。他常带孩子上街,逛商场,会朋友,鼓励孩子出去玩。舟舟的家就在武汉一些剧团聚集的大院。舟舟熟悉那里几乎所有的练功房、化妆室和排练厅。父亲上班时把他带在身边,放在排练厅一角。排练开始了,舟舟就安静地坐在边上,听着音乐的旋律,哪里有音乐,哪里就能见到舟舟,音乐对他来说好像是一种享受。乐团排练间隙,他便不声不响爬上去,拿起指挥棒,挥舞起短短的手臂。正式演出时,舟舟总是站在侧幕指挥着好像属于他的乐队。演出结束了,掌声响起了,舟舟无比高兴,好像这也是他的成功。舟舟一天天长大,他对音乐的热情在一天天增加,表演欲望也越来越强,一个"指挥梦"随之产生。

　　问题:请问舟舟是一个心理健全的孩子吗? 舟舟的成长经历给予我们怎样的启示? 现代医学背景下如何衡量健康与疾病?

第一节 概 述

一、健康与疾病的概念

随着当前医学模式由传统的单纯生物医学模式向生物-心理-社会医学模式的转变,人们对健康与疾病的观念正逐渐发生了根本性改变,即人类的健康和疾病相互转化过程不仅受生物学因素影响,而且还与心理社会因素有密切关系。

(一)健康的概念

健康是人们生活质量的支柱,是人类最宝贵的财富。健康是亘古至今人类生命史上一个令人神往的不断追求的共同目标。然而什么是健康,并不是每个人都能够正确理解。在不同时期,不同的人对健康的认识又不完全相同。另外,一个人的年龄、社会经济地位、文化背景、教育程度、经验、个人的价值观等都影响他们对健康的看法。所以对健康的研究是一个综合的、复杂的、多维的,且不断深化发展的一个过程。20世纪前,人们认为身体没有病、不虚弱,就是健康。其实,这样的认识是不准确、不全面的。随着社会的发展,人们生活水平的提高,医学模式的转变以及疾病谱与死亡谱的变化,人们的健康观念发生了根本的转变。对健康的定义也不断丰富完善。

1947年,世界卫生组织(WHO)关于健康的定义是:健康不仅仅是没有疾病或病痛,而是一种身体上、心理上和社会上的完好状态和完全安宁。根据这个定义,健康不仅仅是身体健康,而且还要有心理上的健康和对社会较强的适应能力,换言之,健康的人,应该是身体健康,心理也健康,而且还必须具有进行有效活动和劳动的能力,能够与环境保持协调关系。

1989年,世界卫生组织(WHO)对健康的最新解释是:生理、心理、社会适应和道德品质的良好状态。道德健康被纳入到健康新概念中。道德健康主要指能够按照社会道德行为规范准则约束自己,并支配自己的思想和行为,有辨别真与伪、善与恶、美与丑、荣与辱的是非观念和能力。把道德纳入健康范畴是有科学依据的。巴西著名医学家马丁斯研究发现,屡犯贪污受贿的人易患癌症、脑出血、心脏病和精神过敏症。品行善良,心态淡泊,为人正直,心地善良,心胸坦荡,则会心理平衡,有助于身心健康。

新的健康概念告诉人们,健康不再是单纯的生理上的病痛与伤残,它涵盖了生理、心理、社会及道德健康。这是一个整体的、积极向上的健康观。新的健康观念说明了人们对健康的理解越来越科学,越来越完善,对自身健康的要求越来越高,对幸福的追求越来越趋完美。

健康的标准不是绝对的,而是相对的。在不同的地区,不同的群体,不同的个人或个人的不同年龄阶段,健康的标准是有差异的。随着社会的发展和进步,健康的水平、健康的内涵,也会不断发展。世界卫生组织(WHO)对健康的十条标准:①有充沛的精力,能从容不迫地担负日常工作和生活的压力,而不感到过分紧张;②态度积极,勇于承担责任,不论事情大小都不挑剔;③精神饱满,情绪稳定,善于休息,睡眠良好;④能适应外界环境的各种变化,应变能力强;⑤自我控制能力强,善于排除干扰;⑥体重适当,身体均匀,站立时,头、肩、臂的位置协调;⑦眼睛炯炯有神,善于观察,眼睑不发炎;⑧牙齿清洁,无空洞,无痛感,无出血现象,齿龈颜色正常;⑨头发有光泽,无头屑;⑩肌肉和皮肤富有弹性,走路轻松自如。

(二)疾病的概念

对疾病的界定也不应该单纯依据生物学标准来定义,因为患病的主体是人,一个生病的人不仅在身体上有生物学改变,而且更有心理感受和社会功能的改变。显然,即使从疾病的角度看,健康也应包含生理、心理和社会三个方面。

1. 生物学的疾病观 生物学从不同方面对疾病作了解释,如疾病是细胞、器官或组织损伤的结果;疾病是生物学的变量,是功能、结构形态的不正常;疾病是机体自稳状态的紊乱等。但这些阐述都不尽完善,都不能合理地解释某些疾病状态。随着人们对健康的深入了解,对疾病的理解也发生了质的改变,疾病不再是由单纯的生物因素(如遗传、细菌、病毒、寄生虫等)所引起,许多疾病特别是中老年人常见的慢性非传染性疾病(如高血压、冠心病、肿瘤等)多由心理行为与社会因素所致,有些疾病甚至由人的不良行为(如吸烟行为等)所致。因此,单纯的生物学观点难以诠释疾病的全部内涵。只有在躯体的、心理的、社会的各层面之间保持相对的平衡和良好的状态,才能称得上完全的健康。否则,虽身体强壮如牛,但心理缺陷、生活质量低下,也就谈不上健康了。

2. 现代疾病观 患者的角色具有三种含义:第一,躯体器官功能性和器质性病变的客观症状和体征,即所谓疾病(disease);第二,心理上有主观的不适感觉,称为病感(illness);第三,生病后往往难以履行自己应负的许多社会责任,例如不能正常学习、工作,生活需别人照顾等,称为病患(sickness)。显然,现代的疾病观包含了生理、心理的损伤及联系,以及人体与社会环境间的联系等,现代疾病观的基本特征如下。

(1)疾病是生命活动中与健康相对应的一种现象,是发生在人体一定部位,一定层次的整体反应过程。

(2)疾病是机体内部动态平衡的失调和破坏,正常活动的偏离,功能、代谢与形态结构的异常以及由此产生的机体内部各系统间和机体与外界环境间的协调障碍。

(3)疾病不仅是体内的一种病理过程,而且是对内、外环境适应的失败,是内、外环境因素作用于人体的一种损伤性的客观过程。

(4)疾病不仅仅是躯体上患病,也包括精神、心理方面的异常。整个疾病过程是身心因素相互作用、相互影响的过程。

综上所述,疾病是机体(包括躯体和心理)在一定的内、外因素作用下引起的一定部位的机能、代谢、形态结构的变化,表现为损伤与抗损伤的整体病理过程,是机体内、外环境平衡的破坏和正常状况的偏离。

3. 健康与疾病的关系 健康与疾病这对矛盾在一定条件下可以互相转化。20世纪70年代,有人提出健康与疾病是连续统一体的观点,认为这二者是一种线性关系。在人的生命活动中完全健康与死亡是一条线的两个极端,每个人的健康每时每刻都能在这两个极端的连线上找到自己的位置,并不断变化。如图3-1所示,以色带上不同的灰色程度来表示健康与疾病的程度。

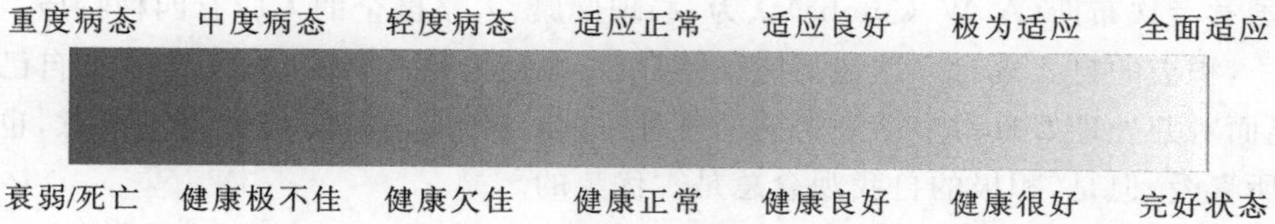

重度病态	中度病态	轻度病态	适应正常	适应良好	极为适应	全面适应

衰弱/死亡	健康极不佳	健康欠佳	健康正常	健康良好	健康很好	完好状态

图 3-1　健康与疾病关系示意图

二、心理健康的概念和标准

(一)心理健康的概念

从健康的概念中可以看到,人的健康应包括生理健康、心理健康和社会适应功能良好。根据生物学指标不难判断健康水平,而心理健康则要按许多标准来划分,情况更为复杂。所以,对心理健康的界定,历来有不同的看法。

精神病学家孟尼格尔认为:心理健康是指人们对于环境及相互之间具有最高效率以及快乐的适应情况。不仅要有效率,也不只是能有满足感,或单是能愉快地接受生活的规范,而是需要同时具备三者。

1958 年心理学家英格里斯认为:心理健康是指一种持续的、积极的、丰富的心理状况,是当事者在任何情况下都能良好的适应,具有生命力,并能发挥其身心的潜能。

1946 年召开的第三届国际心理卫生大会上曾为心理健康下过一个定义:所谓心理健康,是指在身体、智能以及情感上与他人的心理健康不相矛盾的范围内,将个人心境发展成最佳状态。并且在这次大会上认定心理健康的标准为:身体、智力、情绪十分协调;适应环境、人际关系中彼此能谦让;有幸福感;在工作和职业中,能充分发挥自己的能力,过有效率的生活。

目前比较一致的观点认为,心理健康是指人的知、情、意活动的内在关系协调,心理的内容与客观世界保持统一,并据此能促使人体内、外环境平衡和促使个体与社会环境相适应,并由此不断发展健全人格,提高生活质量,保持旺盛精力和愉快情绪。

(二)心理健康的标准

人的心理怎样才算是健康?或者说心理健康的标准是什么?这是一个非常复杂的问题。因为心理健康不像躯体的生理健康那样有一个明显的界限,如体温、血压、肝功能等,可以通过检查得出结论。要看心理是否健康、是否正常是相当困难的,因为没有一个统一的、一致性的标准。而且判断时还需要考虑对方所处的时代、文化背景、年龄、经历以及情境等多方面的因素。不过,已有许多心理学家从不同的角度对此进行了积极的探索,提出了各种观点。

著名的心理学家马斯洛(Maslow)和密特尔曼(Mittleman)认为心理健康的人,应符合以下标准:①有充分的安全感;②对自己有较充分的了解,并能恰当地评价自己的能力;③自己的生活理想和目标能切合实际;④能与周围环境保持良好的接触;⑤能保持自身人格的完整与和谐;⑥具备从经验中学习的能力;⑦能保持良好的人际关系;⑧能适度地表达和控制自己的情绪;⑨能在集体允许的前提下,有限度地发展自己的个性;⑩能在社会规范的范围内,适度地满足个人的基本要求。

美国学者坎布斯(A. W. Combs)认为,心理健康、人格健全的人应有四种特质。

第一,积极的自我观念。这包括能悦纳自己,也能为他人所悦纳,能体验到自己的存在价值,能面对并处理好日常生活中遇到的各种挑战,虽然有时也可能觉得不顺意,也并非总为他人所喜爱,但是,积极的自我观念总是占优势的。

第二,恰当地认同他人。这包括能认同别人的存在和重要性,既能认同别人而又不依赖或强求别人,能体验自己在许多方面与大家是相同的、相通的,而且能和别人分享爱与恨、乐与忧,以及对未来美好的憧憬,并且不会因此而失去自我。

第三,面对和接受现实。即使现实不符合自己的希望与信念,也能设身处地、实事求是地去面对和接受现实的考验;并能多方寻求信息,倾听不同的意见,把握事实真相,相信自己的力量,随时接受挑战。

第四,主观经验丰富,可供取用。能对自己周围的实际环境有较清楚的知觉,不会迷惑和彷徨。在自己的主观经验世界里,储存着各种可用的信息、知识和技能,并能随时提取使用,以解决所遇到的问题,从而增加自己行为的效率。

根据各方面的研究结果,结合我国的具体情况,我国的心理学工作者提出了以下心理健康的标准。

1. 智力发育正常　智力正常是一个人正常生活的最基本的心理条件,是人适应周围环境、谋求自我发展的心理保证,因此是心理健康的首要标准。世界卫生组织提出的国际疾病分类标准(ICD-10),美国精神病学会制定的《精神疾病诊断和统计手册》(DSM-IV)以及中华医学会精神疾病分类(CCMD-3),均把智力发育不全或阻滞视为一种心理障碍和异常行为。心理健康的人,智力发展水平虽然各有不同,但都能使个人的智慧在学习、工作和生活中得到充分表现,并对其中出现的各种问题、困难和矛盾都能力求有效地认识、克服和解决。凡是在智力正态分布曲线之内以及能对日常生活作出正常反应的智力超常者均应属于心理健康的人。

2. 意志品质健全　意志是个体的重要精神支柱。心理健康者的意志品质表现在行动目的的明确,独立性强;在复杂的情况中能迅速有效地采取决定,当机立断,而不是优柔寡断、草率鲁莽;意志坚定,在任何时候、任何条件下从不动摇对既定目标的执著追求,克服困难,坚持到底;此外,具有良好的心理承受力和自我控制能力。

3. 情绪乐观稳定　情绪在人的心理健康中起着核心作用。心理健康者积极情绪多于消极情绪,乐观情绪占主导地位,能经常保持愉快、开朗、自信的心情,善于从生活中寻求乐趣,对生活充满希望。每个人都难免会在其生活、学习及工作中遇到挫折而心情不快,心理健康与不健康的主要区别,不在于是否产生消极情绪,而在于这种消极情绪持续时间的长短,以及它在人的整个生活中所占的比重是否恰当。心理健康者一旦有了负性情绪,能主动调控自己的不良情绪以适应外界环境。而心理不健康者则陷入消极情绪中不能自拔。情绪的乐观稳定还表现在情绪反应与客观刺激相适应,能做到适度表现。

4. 人格健全完整　心理健康的最终目标是保持人格的完整,培养健全的人格。一个人人格形成的标志是自我意识的形成和社会化。人格健康完整表现在:人格的各个结构要素不存在明显的缺陷与偏差;具有清醒的自我意识,了解自己、悦纳自己,客观评价自己,既不妄自尊大,也不妄自菲薄,生活目标与理想切合实际,不产生自我同一性的混乱;以积极进取的人生观、价值观作为人格的核心,有相对完整的心理特征。

5. 人际关系和谐 和谐的人际关系是心理健康必不可少的条件,也是增进心理健康的重要途径。个体的心理健康状况主要是在与他人交往中表现出来的。人际关系和谐主要表现在:乐于与人交往,既有稳定而广泛的人际关系,又有知己的朋友;在交往中保持独立而完整的人格,有自知之明,不卑不亢;能客观评价别人,取人之长、补己之短,宽以待人;在交往中能以尊重、信任、友爱、宽容和理解的态度与人友好相处,能接受和给予爱与友谊;与他人同心协力、合作共事,并乐于助人。

6. 适应社会环境 能否适应变化着的社会环境是判断一个人心理健康与否的重要基础。能适应环境主要指有积极的处世态度,与社会广泛接触,对社会现状有较清晰正确的认识,其心理行为能顺应社会改革变化的进步趋势,勇于改造现实环境,以达到自我实现与社会奉献的协调统一。

7. 心理行为符合年龄特征 在人的生命发展过程中,不同的年龄阶段有着不同的心理行为,从而形成了不同年龄阶段独特的心理行为模式。如果一个人的心理行为严重偏离自己的年龄特征,也是心理不健康的表现。

此外,我国精神卫生专家许又新教授提出的标准是对多项心理健康标准的概括。他认为,如果孤立地考虑任何一条标准都难免失之偏颇,所以最好把它们综合起来加以考虑。他提出的标准包括以下三项内容。

1. 体验标准 以个人的主观体验和内心世界作为衡量心理健康的标准。其中包括两部分。

(1)良好的心境:首先是心情愉快。如果一个人长期感到不愉快,就可以毫不犹豫地说,他/她心理不健康。良好的心境来源于人世间的满足和享受,它对身心健康也有着不可低估的促进作用,这一点已为大家所共识。许多调查也表明,长寿的人多是愉快的,心情不快的人往往易患各种疾病。当然,良好的心情还包括适当的紧张,总是放松也将一事无成,正所谓"文武之道,一张一弛"。

(2)恰当的自我评价:恰当的自我评价是衡量心理健康的重要标准。自我评价过低,就会缺乏信心和勇气,做事畏首畏尾,聪明才智不能充分发挥,经常体验自卑的痛苦。自我评价过高,对自己的要求和目标也容易定得过高,这就潜伏着易受挫折和自我苛求的危险。因为这种人特别爱面子,虚荣心强,一旦遇到挫折和失败,潜意识中隐藏在自大后面的自卑便会在意识中浮现。其实自卑和自大是一枚硬币的两面。

无论自卑还是自大都是缺乏恰当自我评价的表现。这样的人容易受周围人评价的影响,在自卑与自大这两极之间摇摆。人贵有自知之明,就是对自己有恰如其分的评价。对自己的优缺点都看得清楚,并能尽量发挥长处,这一点不容易做到。如果对自己的评价与现实偏差不大,就是相对的心理健康。古人云:知人者智,自知者明;胜人者有力,自胜者强劲,就是这个道理。

2. 操作标准 操作标准是用可操作的方法来了解人的心理活动的效率如何,所以也可以称为效率标准,它包括对一个人的认知过程、情绪过程和个性等影响心理活动效率的内容加以测量和评定。

应该明确的是,体验标准与效率标准是互相影响的。比如某人有不安全感(一种体验),做事犹豫不决,总怕出错,做什么事都反复检查核对,自然效率也就低。通过心理咨询或治疗,减轻了不安全感,增强了自信,活动效率也就提高了。

操作标准也主要有两条。

(1)心理效率正常:心理效率可以通过实验、测验等手段对人的各种心理功能进行定性或定量的评定。评定一个人的心理健康水平不仅要判断他/她聪明才智如何,而且要看他/她的聪明才智在他/她的生活、工作中是否能得到充分利用和发挥。

(2)社会效率或社会功能良好:社会效率主要包括工作(学习)效率和人际关系两方面。工作效率高不仅指单位时间内完成的工作量大,还指工作质量高、错误少,且能在发现错误时及时纠正。另外,我国传统文化就十分重视人际关系,常言道,天时地利不如人和。

良好的人际关系是心理健康的标志,也是对健康的促进。相反,人际关系处理不好,往往是疾病的重要因素。临床实践表明,神经症性的情绪障碍也与人际关系不良有密切的联系。

3. 发展标准　发展标准与体验标准和操作标准不同。后两者都着眼于横向评价人的心理状态,而发展标准则是在时间轴上对人的心理状况作纵向的回顾或展望。既要了解一个人经历了怎样的发展路程,又要估计他未来发展的可能性和趋势。

人们心理上的差异,一个显著的不同是心理的"年龄"差异。对成人来说,成熟是衡量心理健康的一把有效尺子(尽管这把尺子不是很精确)。例如,情绪不稳定、不切实际的幻想、极力吸引别人的注意、自控能力差、没有长远计划和过分情绪不稳定、过分害羞等都是不成熟的表现。相反,一个人如果有明确的目标,有向较高水平发展的可能性,并能很好地自我调控,把理想变为切实有效的行动,则是心理健康的标志。

在界定上述心理健康标准时,需要强调以下几点。第一,心理健康是相对的,人与人之间存在差异。不同地域、不同民族和国家之间因社会文化背景差异,心理健康标准可能不同。第二,心理健康的概念具有连续性和层次性,并不是绝对的、唯一的。人的心理健康可以分为不同的层次。从心理健康到不健康是一个连续带。每个人的心理健康水平可处在不同的等级,健康心理与不健康心理之间难以分出明确的界限。有很多人可能处在所谓的非疾病又非健康的中间"亚健康状态",或者"第三状态"。第三,心理健康是较长一段时间内持续的心理状态,判断一个人的心理健康状况,不能简单地根据一时一事下结论,一个人偶尔出现一些不健康的心理和行为,并非意味着就一定是心理不健康。第四,心理健康是一个文化的、发展的概念。在同一时期,心理健康标准会因社会文化标准不同而有所差异,特定的社会文化对心理健康的要求,取决于这种社会文化对心理健康的各种特征的价值观。心理健康不是一种固定不变的状态,而是一个变化和发展的过程。

三、心理社会因素概述

随着世界各国工业化进程的加快,科学技术发展水平的日新月异,物质生活条件的日益改善,工作节奏快,竞争加剧,以及人口年龄结构倾向老龄化,人们面临的各种心理社会方面紧张刺激随之增加,从而使威胁人类生命的疾病谱和死因结构发生了巨大的变化,过去肆虐于人类的众多传染病有的已得到有效的控制,有的已接近从地球上消失,而过去一直病因未明的心脑血管病、肿瘤、糖尿病等成了当今死亡原因中的主要疾病。目前,越来越多的研究证据表明心理社会因素在许多常见疾病的发生、发展和防治中具有相当重要的作用。

（一）心理因素

心理因素是指影响人类健康和疾病过程的认知、情绪、人格特征、价值观念以及行为方式等。

1. 认知能力 心理社会因素能否影响健康或导致疾病，取决于个体对外界刺激的认知和评价。个体认知能力不足或认知障碍均可使个体不能对外界刺激作出现实的评价，不能作出合理的决定，从而难以采取有效的处理手段，使挫折机会增加，导致健康状况恶化。

2. 情绪状态 人的心理活动总是通过人的情绪变化而影响内脏器官的活动。愉快、平稳而持久的积极情绪能使人的大脑及整个神经系统处于良好的活动状态，有利于人的潜能发挥，活动的效率提高，同时也有利于保持身体各器官系统功能正常，使人的身心和谐，增进身心健康。反之，消极的情绪一般对人的身心产生不利的影响，损害人的身心健康。

3. 人格特征 每个人都有其独特的人格特征，并以外在行为表现出来，根据反映个人内在的人格特征的外在行为表现，可以把人格分为许多类型。人格特征不仅与心理健康有关，而且与生理健康和躯体疾病有密切关系。

知识链接

　　"A型行为类型"（TABP）是指争强好胜，追求成就，攻击，缺乏耐心，常感时间紧迫，醉心于工作，时时感到有压力以及急于求成这样一组行为特征；进一步研究发现，TABP者血液中胆固醇、甘油三酯、去甲肾上腺素、促肾上腺皮质激素等水平较高，因而容易引起冠状动脉粥样硬化，导致冠心病的发生。而具有"B型行为类型"（TBBP）特征者则平日悠闲自得，得过且过，从容不迫，不计较事业有无成就。

4. 动机与需要 个体的行为动机过强或过弱，需要太高或太低，都有可能使个体经历更多的环境刺激或内心体验到更多的压力，影响个体的健康。如个体面对难以抉择的处境而产生的心理冲突，就是一种心理压力，这种压力往往会增大个体适应环境的困难，因而，在多数情况下都会对个体的心身健康和工作产生不良的影响。尤其是当冲突长期得不到缓解时，便会产生紧张和焦虑的情绪，严重的还可能导致心理疾病。

5. 应对方式和生活方式 应对方式是个体对付各种外在环境和内在刺激作用的一种手段，与个体的健康和疾病有密切关系，成功地应对各种刺激作用，有利于保持最佳健康状态。生活方式则是指处在一定的历史时期和社会条件下的个人生活的行为模式及特征。目前研究结果表明，个体面对社会生活压力越大，越容易出现某些不良生活方式，如吸烟、酗酒、药物成瘾等，从而对个体的健康产生影响。有人调查我国 20 世纪 80 年代初的死亡谱后发现，前10 位特别是前 3 位的死因为脑血管病、心脏病、恶性肿瘤，生活方式在全部死因中占 44.7%。

（二）社会因素

社会因素是指与人类健康有关的社会环境中的各种事件，包括社会政治、经济、文化、工作生活状况、医疗条件等。对于不同的人，"社会"的概念不同，内容性质不同。母亲温暖的怀抱是相对于婴儿的社会，快乐的家庭是幼儿理想的社会，成年后面对的社会是复杂的整个社会：家庭、学校、单位、社会各个角落，医院是相对患者而言的特殊社会，个体接触社会各个方面越多,面对的社会因素就越多。社会因素分类并不统一,从不同角度有不同分类法。我们把社会因素分为四个方面。

1. 社会环境本身的动荡和变迁 如政治动荡、制度更迭、战争、自然灾害、经济变革等,这些事件将涉及社会每个成员。

2. 个人生活中的遭遇和变故 包括负性事件和正性事件。负性事件如意外事故、患病、死亡、失业等;正性事件如事业上的成功、晋升、获奖、结婚等,正性事件一般有利于健康,但如果过分强烈持久,也会产生不利的后果。这种对个体健康能产生很大影响的个人生活中的事件、情境、变故也常被称为生活事件(life events),目前这方面研究较多,也较深入。美国心理学家霍尔姆斯(Holmes),根据5000多人的调查结果,对生活事件进行了定性和定量分析,编制了"社会再适应评定量表(SRRS)",该量表包含43个生活事件,以生活变化单位(life change units,LCU)为计量单位,并在一项研究中发现LCU与10年内的重大健康变化有关(表3-1)。比如,若在一年内LCU累计小于150者,可能来年健康平安;若在一年内LCU累计在150至300之间者,次年患病可能性为50%;若在一年内LCU累计大于300者,则次年患病可能性高达70%。当然,这种分析有一定的片面性和绝对化,应用到具体个体时还应考虑到个体生理和心理素质对健康的影响。

表3-1 社会再适应评定量表(SRRS)

等级	生活事件	LCU	等级	生活事件	LCU
1	配偶死亡	100	23	儿女离家	29
2	离婚	73	24	婚姻纠纷	29
3	夫妻分居	65	25	杰出的个人成就	28
4	坐牢	63	26	妻子开始或停止工作	26
5	家庭成员死亡	63	27	上学或毕业	26
6	个人受伤或患病	53	28	生活条件的变化	25
7	结婚	50	29	个人习惯的改变	24
8	被解雇	47	30	与上司的矛盾	23
9	复婚	45	31	工作时数或条件变化	20
10	退休	45	32	搬迁	20
11	家庭成员健康变化	44	33	转学	20
12	妊娠	40	34	娱乐改变	19
13	性的困难	39	35	宗教活动变化	19
14	家庭增加新成员	39	36	社会活动变化	18
15	业务上的新调整	39	37	抵押或贷款少于万元	17
16	经济状况的改变	38	38	睡眠习惯上的改变	16
17	好友死亡	37	39	一起生活的家庭成员数目变化	15
18	工作性质变化	36	40	饮食习惯改变	15
19	夫妻不和	35	41	休假	13
20	抵押超万元	31	42	圣诞节	12
21	抵押品赎回权被取消	30	43	轻微违法行为	11
22	工作职责上的变化	29			

3. 社会文化因素 每个社会成员都在一定的社会文化环境中生活,面对众多的社会文化因素,从而要求每个成员做出应对和选择,适应者健康,反之有碍于健康。这些社会文化因素主要有:①社会道德规范、行为准则;②社会中不同的观念如守旧与创新、落后与先进、代沟现象等,不同的价值观;③语言环境的改变;④异地的风俗习惯、生活习惯;⑤不同的宗教信仰等。随着个体生活环境的转移,时代的变迁,从而面临大量社会文化因素的挑战。

4. 社会支持 社会支持是指个体处于危机情况时,得到来自不同群体者的帮助和关心,如家庭成员和朋友的支持。一般认为,社会支持能够有效地缓冲各种外界刺激所致的紧张,但如果使用不当,则会起相反作用。

四、心理社会因素在健康与疾病中的作用

人类健康和疾病的各种问题,其中有关生物、心理、社会因素对躯体疾病的影响,是当前医学研究和临床实践中都会涉及的最重要的问题之一。目前研究认为,个体不断受到生物、心理以及社会环境中诸多因素的影响,这种影响可持续存在于个体的整个生命历程中。然而,在各种因素中,心理社会因素在致病中的作用尤其重要。据我国在 1982—1983 年间的流行病学调查结果表明,被调查的 19282 例死亡原因中,前十位引起死亡的疾病占全部死亡原因的 95.26%;引起死亡的前三位疾病是心脏病、脑血管病和肿瘤,三者占死亡总数的 67.59%;同时,在所列与死因有关的四个因素中,生物学因素仅占 1/3 左右,而一半以上的因素与环境和生活方式、行为模式、情绪状态有关。因此 WHO 把冠心病、血管病、糖尿病等归为与人类生活方式及应激相关的慢性非传染性行为方式不良性疾病,充分说明了心理社会因素在健康与疾病中的作用。

1. 心理因素对健康和疾病的影响

(1) 个性对健康和疾病的影响:大量临床资料已证实,个性心理特征与疾病的发生、发展和转归具有极为密切的关系。不良个性能导致疾病的产生,促进疾病的发展并影响其预后;良好的个性可预防某些疾病的产生,加快疾病的好转或痊愈过程。研究个性对健康和疾病的影响,就是为了进一步明确不同疾病及易罹患倾向与个性的关系,以使人们保持良好的个性,改变不良个性,适应社会环境,保持心身健康。个性与健康的关系主要表现在以下四个方面。

① 个性特征对个体适应能力的影响:现代社会节奏快、竞争强,各种生活事件层出不穷,任何人都无法回避。有些人面对生活变化或事件的发生会出现强烈的应激反应,甚至出现多种心身障碍或心身疾病,而另一些人却适应良好,心身健康。决定应激反应程度的因素颇多,但其中一个极为重要的因素就是个性的差异,也就是说个性特征能对个体的适应能力产生明显影响。如远离家乡去求学或进入一个新的工作环境,对一般正常青年人来讲,多为新生活的开始而感到振奋,而对于那些顺从依赖、胆小羞怯、厌烦与他人交往的年轻人来说,却会出现适应障碍,精神高度紧张而不知所措,甚至产生某些神经症症状和躯体疾病。

② 个性特征可成为某些疾病的基础:大量临床资料已证实,某些个性的人易罹患某些疾病。幻想丰富、敏感性强、情绪不稳等个性的人易患癌症;内向、多愁善感、情绪易波动、

孤僻的个性易患抑郁症；胆小、怕事、羞怯、依赖性强的人易患恐怖症；谨小慎微、过分严格要求自己、清洁成癖、固执刻板的人易患强迫症；而具有强烈竞争意识、好胜、嫉妒、急躁、易怒、整天匆匆忙忙的人易患冠状动脉粥样硬化性心脏病和高血压；忧愁、悲观、失望、情绪压抑无法发泄者则易患癌症。

③ 个性特征能影响疾病的发展及预后：相对来说，对于同样的疾病，意志坚强、性情开朗、心胸豁达的人，病程发展较缓，预后较好；意志脆弱、心胸狭窄、焦虑忧郁个性的人，其病程往往发展较快，预后也不良。

④ 个性改变可成为某些疾病的诊断依据：已经形成的个性特点，可因出现某些疾病而发生改变。如老年性痴呆、脑外伤、脑肿瘤、脑感染等，均可引起明显的个性改变。这些改变在疾病的诊断或鉴别诊断时可作为重要依据。

（2）情绪对健康和疾病的影响：情绪与健康关系密切，俗话说"笑一笑，十年少"，"愁一愁，白了头"，说明了情绪对健康的作用和影响。情绪的产生是大脑皮层边缘系统、丘脑、脑干网状结构共同活动的结果，它必然影响内分泌、神经调节功能和免疫力的变化，对全身功能发生影响。

① 积极的情绪可以增进健康：积极乐观的情绪对人体的健康起良好的作用。因为情绪的活跃总是伴随着身体运动的活跃，使有机体的能源动员起来，血糖增加，呼吸、脉搏加快。同时，积极的情绪能提高人的脑力活动的效率和耐久力，使人体内各器官系统的活动处于高水平的协调一致。另外，积极、愉快、乐观的情绪还能使人增强对疾病的抵抗力。我国很多养生长寿的箴言中把"淡泊、宁静"放在保持健康的重要地位。

② 消极的情绪可以损害健康：消极的情绪能使人的整体心理活动失衡，并引起一系列机体生理变化。如忧郁、恐惧、焦虑、愤怒等不良情绪使人体产生应激反应，机体某些器官或系统过度活动，激素分泌紊乱，免疫力下降，导致疾病发生。《黄帝内经》中提到"怒伤肝，喜伤心，思伤脾，忧伤肺，恐伤肾"，认为由心理因素导致的情绪紊乱可引发多种疾病。

（3）不良生活方式对健康和疾病的影响：据统计目前人类前十位死因中，与吸烟、酗酒、滥用药物、过量饮食和肥胖、运动不足等行为危险因子有关的约占半数。这些不良生活方式大多是心理社会因素造成的行为问题。

2. 社会因素对健康和疾病的影响　20世纪以来，工业化生产和都市化给自然环境带来了严重污染，如空气、水源、土壤、食物等，社会发展和人类生存保障的矛盾日益激化。同时，社会环境的变化、科学技术更新的加速、就业择业困难、竞争激烈、生活节奏加快、战争、自然灾害等给人们心理造成了很大压力，也明显地影响到人类的健康。

知识链接

心理养生

乐观能使人处于怡然自得的状态，对人体的生理功能起着良好的调节作用，从而食欲好、睡眠香、精力充沛、思维敏捷、动作协调。

善良是心理养生的一大营养素。它会使人涌起欣慰之感，还会使人觉得自己活着对他人有意义，成为一种精神鼓舞。这些都会使人心情愉快，进而提高免疫力，不容易生病。

幽默风趣不仅给人带来欢乐的情绪,还能缓解生活中的矛盾冲突,改善人际关系,甚至提升战胜危难和直面生活的信心,而自信有利于延年益寿。

宽宏大量的人更健康,因为他们不计较小事和过去,心态平稳。爱吟诗、唱歌和画画的人也更长寿,因为他们寄情于文艺,善于宣泄,心境自然顺畅多了。

第二节　心理挫折与心理防御机制

人作为具有生物属性和社会属性的生命有机体,不断与客观世界进行能量信息的交流。人在生命过程中经常体验着各种成功和失败,面对压力和挫折,个体便会在心理、生理上做出反应。而不同的反应方式会给人们带来不同的心理、生理影响。那么,我们应如何认识挫折和压力呢?

个体在需要和动机不能顺利实现时,便产生了挫折。挫折广泛存在于每一个人的生活中,遍布于生活的方方面面。个体在遭受挫折时,会不知不觉地使用某些心理策略,用较易为自己接受的方式(即心理防御机制)来解释主客观之间的问题,以保持心理平衡。

一、心理挫折的概念

挫折是在个体从事有目的的活动过程中,遇到难以克服的障碍或干扰,致使个人动机不能实现,需要不能满足时所产生的一种紧张状态和情绪反应。从中可看出挫折包含的三层涵义。①挫折情境:个体在有目的的活动中所遇到的、使目标不能实现的内外障碍或干扰等情境因素,如考试不及格,恋爱失败,求职不成等。②挫折认知:个体对挫折情境的知觉、认识和评价。这是产生挫折的关键。挫折认知既可以是对实际遭遇到的挫折情境的认知,例如,某人在背后说你的坏话,你听说后心里感到很生气;也可以是对想象中可能出现的挫折情境的认知,例如,有的人总是怀疑别人在背后议论自己,虽然事实并非如此,但在他/她心里会因此而产生对他人的不满。③挫折反应:伴随着挫折认知而产生的情绪和行为反应。挫折反应可以增加个体对环境的适应,也可能增加对环境的不适应。

当挫折情境、挫折认知和挫折反应三者同时具备时,便构成了典型的心理挫折。但是,如果主体认知不当,即使没有挫折情境,只要有挫折认知和挫折反应这两个条件,也可以构成心理挫折。因此,挫折作为一种社会心理现象,既有客观性,又有主观性。

二、心理挫折的原因与影响因素

(一)心理挫折的原因

挫折产生的原因多样而复杂,人们受挫折的程度也因主观感受不同而不同,但归纳起来不外乎客观因素和主观因素两类。

1. 客观因素

(1) 自然环境:各种无法克服的自然环境条件的限制,使个人需要不能满足,动机和目标无法实现。如无法预料的天灾人祸、意外事件、疾病、衰老、亲友生离死别等。

（2）社会环境：在社会生活中遇到的社会制度、经济条件、道德、宗教、风俗习惯、种族、人际关系等社会环境条件的限制。如战争、社会动荡、种族歧视、政治经济地位的变迁、人际关系紧张以及恋爱、婚姻、家庭的矛盾等。

（3）个体生理状况：个体的容貌、身材及身体健康状况等。

2．主观因素 主要指个体的认知水平及心理动机冲突。

（1）个体的认知水平：个体对自身的客观条件缺乏充分明智的认识。个体的基础性条件，如个人的容貌、身材、身体的器官缺陷等条件会限制个体某些方面需要实现的可能。

（2）心理动机冲突：个体有什么样的需要，便产生什么样的动机。什么是重要的动机，什么是次要的动机，与个体的认知水平及心理发展层次有关。

（二）心理挫折程度的影响因素

挫折是人的一种主观感受，受个体认知水平等诸多内部因素影响。在现实生活中对某人造成挫折的情境，对另一个人并不一定成为挫折。对某人是重大挫折的情境，对他人可能只造成轻微的挫折。有时个体主观臆测的挫折比实际挫折更大。影响挫折的因素主要包括个体的抱负水平和容忍力。

1．抱负水平 一个人是否觉得受到挫折与他自己对成功所定的标准有密切关系。抱负水平是指一个人对自己要达到的目标的规定标准。规定的标准高，即抱负水平高；规定的标准低，即抱负水平低。如两个考生，甲发誓要考上重点大学，乙对考专科都信心不足，结果甲、乙均被普通本科大学录取，乙认为自己成功了而高兴，甲则认为是失败而感到挫折。

2．个人容忍力 指人们遇到挫折时适应能力的差别。个人容忍力不同，对挫折感受的程度也不同。有人能忍受严重挫折毫不灰心丧气；有人遇到轻微的挫折就会意志消沉；这是个体的容忍力的差异。挫折容忍力强的人，能忍受重大的挫折，坚忍不拔、不折不挠，保持心理平衡，个体产生的挫折感相对就弱。

三、心理挫折的常见行为表现

一个人体验到挫折后，无论其原因是属于内因还是外因，在情绪、行为上均会产生反应。其反应性质可能是积极的，也可能是消极的，或者两者并存。

（一）攻击

攻击有直接攻击与转向攻击两种方式。直接攻击是个体受到挫折后，将愤怒的情绪直接导向造成其挫折的人或物。表现为对人的嘲笑、谩骂、斗殴、毁物等，以发泄其内心愤怒的情绪。转向攻击一般在下列几种情况下表现出来。①对自己缺乏信心而悲观，把攻击对象指向自己，产生自责。②当个人觉察到不可能对引起挫折的对象直接攻击，否则将承担更为严重的后果时，便往往将愤怒的情绪发泄到他人或他物上。如某人在工作单位受到领导的批评，敢怒而不敢言，回到办公室就对自己的茶杯发怒，将茶杯摔碎。③挫折的来源不很明显，可能为日常生活中许多小挫折的积累，也可能为个体内在因素（如疾病、疲劳等），个体找不到明显的攻击对象，于是将闷闷不乐的情绪发泄到与真正的挫折起因毫不相干的人或物身上，即找"替罪羊"。

（二）退化

当一个人遇到持久或重大的挫折时,其行为往往表现出与其年龄不相符的表现,显得较幼稚。如疑病症患者坚持认为自己有病,以寻求别人的帮助和同情,像儿童依赖父母那样依赖别人;有的人遇到挫折时,便像小孩一样的哭闹、激动、扰乱等,这均是退化的表现。

（三）强迫

强迫有时又称为"固着",是指个人遭受心理挫折后,重复进行某种无效的动作;尽管这种动作无任何结果,对目标的达到和需要的满足毫无帮助,但仍要进行,不能以更恰当的行为替代。如强迫性神经症就是病态固执。有人无休无止的反复洗手,有人总担心家门未锁牢而反复锁门。强迫行为受到惩罚时不仅不会减少,反而会更加强烈。

（四）焦虑与妥协

焦虑不是真正遇到危险时产生的,而是担心可能会遇到某种危险时的情绪状态。当一个人多次遭受挫折和失败后,便会慢慢失去自信心,对事物感到茫然,产生焦虑不安的情绪。

妥协是个体对遭遇挫折而带来的心理负担感到难以承受时,为了减轻心理上的压力而必须产生妥协,放弃原来的动机。

四、心理防御机制

心理防御机制是指个体处在挫折与冲突的紧张情境时,在其内部心理活动中所具有的自觉或不自觉地解脱烦恼,减轻内心不安,以恢复情绪平衡与稳定的一种适应性倾向。心理防御机制是自我减轻焦虑及其他消极情绪的一种方法,是当个体在应激情况下难以作出直接应对时,由潜意识自动采用的防御性策略,是弗洛伊德(Freud)精神分析学说的核心内容之一。

应用心理防御机制,可出现两种作用。一种是积极的作用,它虽只能暂时减轻心理症状,而不能根本解决问题,但可使个体有更多的时机去寻找解决挫折更为有效的方法。另一种则是消极的作用,使个体依赖于心理防御,逃避现实问题,而不能学会更有效地去解决问题。心理防御机制是常见的心理现象,几乎每个人都在不知不觉中使用,但若使用不当或过于依赖,反而会使现实问题复杂化,甚至会使人陷入更大的挫折或冲突的情境之中,严重者还可能发展成为心理障碍。

（一）积极的心理防御机制

积极的心理防御机制,如升华、幽默、合理化等,虽然只能暂时减轻心理症状而不能根本解决问题,但使个体有更多的时机寻求解决挫折的更为有效的方法。

1. 升华 升华是指个体把社会所不能接受的冲动或欲望转向更高级的、社会所能接受的方式表现出来,以保持内心的宁静和平衡。在日常生活中,从一些文艺家的创作中,如歌德的《少年维特之烦恼》中,都可见到升华机制的作用;在挫折情境中,不乏化消极为积极、化悲痛为力量之生动事例。这样,由于升华机制的作用,原来的动机冲突得到了宣泄,不仅消除了动机受挫而产生的焦虑,而且还使个人获得成功满足感。

2. 合理化 合理化又称文饰作用或理性化,是指潜意识地用一种似乎有理的解释或实际上站不住脚的理由来为其难以接受的情感、行为或动机辩护,以使这种理由为自己接受。其目的是减少或免除因挫折而产生的焦虑,保持个人的自尊。这是人们日常生活中使用最多的一种防御机制。例如,父母打骂了孩子后常言道:"不打不成材,棍棒下面出人才"。护士要患者吃一种难吃的药后常说:"良药苦口利于病"。合理化通常有两种表现。①酸葡萄心理,即把个人渴望得到但又不能获得的东西说成是不好的。②甜柠檬心理,即当得不到葡萄而只有柠檬时,就说柠檬是甜的,有些本来无明显吸引力的东西,在为个人获得后,则可能对它大加颂扬,这就是甜柠檬心理。例如患者把疾病导致的明显体重下降解释为"减肥"。

3. 补偿 补偿是指个人存在真实的或想象的躯体或心理缺陷时,通过代偿而得到非常有效的纠正,即个体意识到在某方面较弱时,便针对该薄弱环节做出更大的努力来克服自卑感和相应的焦虑。补偿是一种意识的过程。例如,某些残疾者通过惊人的努力,克服自身的缺陷,成为了著名作家、画家或运动员等。某些口吃者通过补偿作用而成为讲话流利的演说家。尽管补偿作用是个体克服人生道路上众多挫折的有力手段,但如果使用过分,会导致心理异常,如某些自卑感很强的人在行为上可表现为自以为是、攻击好斗、自不量力等,过度补偿对心理健康不利。

4. 抵消 抵消是指以某种象征性活动或事情潜意识地抵消已经发生的不愉快的事情,好像那些事情根本没有发生过似的,以此来减轻心理的不安。例如,按我国的习俗,过年或婚嫁等喜庆日子,忌讳言"死"、"去了"、"碰鬼"等不吉利的话;在医院里,亲朋好友的去世,常常不叫"死亡",而称为"永远离开",停放死尸的地方也大都称为"太平间",以此来减轻失去亲朋好友的内心痛苦。

5. 替代 替代即当个人所确立的目标与社会的要求相矛盾时,或者受到条件限制而无法达到时,他会设法制定另一目标,取代原来的目标。常言道:"条条道路通罗马","一颗红心,两种打算"就是替代作用的具体表现。

6. 认同 认同是指把别人具有的而自己感到羡慕的品质在不知不觉中加到自己身上。如有的人总喜欢把自己和在事业上非常成功的名人或有名望的单位联系在一起,从而求得一些间接的光荣,借此减少挫折的影响。儿童在成长过程中,总是潜移默化地吸取父母的一些品质,纳入自己的人格之中;某些患者开始住院时较自私,但住院时间一长,受白衣天使那种对患者无微不至的关心、全心全意为患者服务的精神感染,出院后也变得乐于帮助他人了。

7. 鼓励 鼓励亦称增强努力,是指发现目标难以达到时,鼓起勇气,增加努力,克服困难,从而实现动机,需要得到满足。通过鼓励作用,不但增强了自信心,而且可以获得成功的经验。这是一种有意识的行为过程。

8. 幽默 幽默是一种以奇特、含蓄、双关、讽喻、诙谐、巧合等行为表现形式的良性刺激,常与乐观相联系,以此在不知不觉中化解挫折困境和尴尬场面,并赋予生活以情趣和活力。有时在某种场合下,一句微不足道的诙谐语,往往一语转变窘境,使原来的困境大事化小,小事化了,渡过难关。

（二）消极的心理防御机制

消极的心理防御机制,如压抑、否认、幻想、反向、退化等,易使个体逃避现实问题,而不能学会更有效地去解决问题。过分运用某些消极的心理防御机制甚至会表现某种病态。

1. 压抑 压抑是指把为社会道德规范所不接受的冲动、欲望、思想、情感等在其尚未觉察时压抑在潜意识层，或把痛苦的记忆予以选择性遗忘，从而免受动机、紧张、焦虑而形成的心理压力。按精神动力学派观点，这些被压抑的内容并非消失，遇有机会仍会出现，如触景生情；压抑的内容平日虽不被意识，但在特殊情况下能影响人们的日常行为，如梦境、健忘或言行上的一时失误，可能在某种程度上反映了压抑的动机和冲动。倘若压抑在潜意识的冲突内容过多，超过自我的控制力，则有可能从其他途径表现出来，导致心理障碍、精神病或心身障碍等。压抑机制是所有心理防御机制的基础和最基本的方法。

2. 否认 否认与压抑不同，不是把痛苦事件有选择性地忘记，而是把已发生的不愉快的事件加以否认，认为它们根本没有发生过，以此来逃避心理挫折和痛苦感。如亲朋好友的突然去世、自己患了绝症、事业上短时间内一败涂地等，个体常常难以相信会发生这类情况。否认是一种潜意识的、简单而原始的心理防御机制，常言"眼不见为净"就是常见的否认表现。人们通过否认，可以缓冲突然来临的打击，避免过度震惊和悲痛，暂时维持心理平衡，以使心理上对接受痛苦现实有所准备。但是，如否认持续时间过长，现实中的问题并未消失，有可能错过了解决问题的时机，那时就会有更大的挫折。

3. 反向 反向是指对内心的一种难以接受的观念或情感以相反的态度或行为表现出来。在日常生活中，有的人自己明明极为需要某一种东西，却表现为极力反对；有的患者明明非常关心自己的病情，但在别人面前却表现出无所谓姿态。"掩耳盗铃"、"此地无银三百两"等现象，均属反向。

4. 幻想 当个人无力克服前进道路上障碍时，企图以一种非现实的想象的情境来逃避挫折情境，以得到自我满足。白日梦是一种幻想，个人偶尔为之，可暂时缓冲紧张状态，但若沉溺于白日梦之中，而不面对现实，则属不正常了。儿童常常以幻想方式来处理心理问题，但成人终日处于幻境之中则肯定是一种病态。

5. 投射 投射是指把自己所具有的，但又为自己所不喜欢或不能接受的性格、态度、意念、欲望等转移到外部世界或他人身上，以此来避免内心的不安。常言道："以小人之心，度君子之腹"，就是投射的典型表现。这是一种常见的基本心理防御机制。

6. 推诿 推诿也是一种文饰作用，是指把自己的过失或失败归因于自身以外的原因，以推卸责任的方式来减轻内疚，求得心理平安。比如，学生考试失利，怪老师打分不公平等。推诿可暂时减轻挫折时焦虑情绪，但长久如此，不找自身原因，不提高自己的能力，会遭遇到更多的心理挫折。

此外，退化也是一种破坏性心理防御机制，前面已作介绍，这里不再重复。心理防御机制还有很多，这里所介绍的仅仅只涉及与心理挫折有关的部分。其中，大多数心理防御机制既是个人心理挫折的行为表现，又是个人应对挫折的措施，故均是对挫折情境的心理反应。因此，个体在应对挫折的斗争中，应发展积极的建设性反应，减少消极的破坏性反应。这样，可使个体迅速渡过心理挫折阶段，建立新的应对挫折的手段，保持健康的最佳状态。

知识链接

客观地认识心理防御机制

（1）正常人和患者共用大多数心理防御机制。但正常人一般不会极端地或长期地单独应用防御机制,而心理障碍者通常毫无变通地采用某种机制处理各种问题。

(2) 心理防御机制的适当应用可以有效地减轻或消除心理痛苦,为人们赢得时间,以便适应外界压力。但它会妨碍人们准确地考察现实和从根本上解决问题。

(3) 心理防御机制同一个人的人格有密切联系。一个人的人格特征决定了他/她能否灵活地运用防御机制,防御机制的经常运用也会影响人格。

(4) 弗洛伊德认为防御机制属于潜意识部分,其应用基本上是无意的或不自觉的,但也有被有意应用的情况。

(5) 防御机制是通过对人的行为方式的观察而推测出来的,不能完全揭示人类复杂的行为。

小 结

健康不再是单纯的生理病痛与伤残,而是生理、心理、社会适应和道德品质的良好状态。现代的疾病观包含了生理、心理的损伤及联系,以及人体与社会环境间的联系等。健康与疾病更像一个连续统一体。心理健康是相对的。从不同的角度,可以获得不同的心理健康概念和标准,人们更倾向于将其看着是动态的、发展的和文化的。认知、情绪、人格、应对方式和生活方式等心理因素,社会环境本身的动荡和变迁、个体遭遇的生活事件、社会文化和社会支持等社会因素都可能对个体健康产生影响。

典型的心理挫折由挫折情境、挫折认知和挫折反应构成。心理防御机制是指个体处在挫折与冲突的紧张情境时,在其内部心理活动中所具有的自觉或不自觉地解脱烦恼、减轻内心不安,以恢复情绪平衡与稳定的一种适应性倾向。应用心理防御机制,可以产生积极作用和破坏性作用。

能力检测

1. 什么是健康、疾病、心理健康、心理挫折、心理防御机制?

2. 判断心理健康的标准有哪些?

3. 影响健康的心理社会因素有哪些?

4. 心理社会因素在健康与疾病中的作用如何?

5. 挫折产生的原因和影响挫折程度的因素有哪些?

6. 分析自己抵抗挫折的能力,并指出将来的努力方向。

7. 心理挫折的常见行为表现有哪些?

8. 分析自己常用的心理防御机制,学会恰当运用心理防御机制,努力采取积极向上、健康的防御机制和应对策略。

(赵 凤)

第四章
心理应激与心身疾病

 学习目标

应激的概念与理论模型；应激的生理、心理反应；应激的应对；
心身疾病的一般概念及产生机制；心身疾病的诊断与防治原则；
临床常见的几种心身疾病。

案例引导

汶川地震灾后急性应激障碍

　　女，15岁，某中学初二学生。在地震中被埋20多个小时后被老师救起，同班的妹妹被砸死。地震后变得不爱说话，爱发脾气，失眠，食欲下降。一闭上眼睛就会看到当时地震的场景。说到读书时就会明显气紧，表示绝不会去读书，要和妈妈一起去打工。当谈及地震或者感受到余震就会紧张、恐惧、气紧，一次余震时突然从床上跳起来大声叫妈妈快逃。经常做与地震有关的恶魔，梦中吼叫："又来了！妹妹，快跑！"

　　这是灾难后常见的急性应激障碍：反复闯入性痛苦回忆，噩梦，创伤事件场景的重现，强烈的心理痛苦烦恼，兴趣下降，睡眠障碍和情绪不稳定。而积极的应对方式和良好的社会支持可减少急性应激障碍的发生。

第一节　心理应激与应对

一、应激的概念

　　应激是一种人人都能体验到的情绪状态，它对我们的工作、生活以及身体健康有着重要的影响。近半个世纪以来，心理社会因素在人类健康及疾病中的作用变得日益突出。在心理社会因素同疾病的联系中，心理应激是一个十分重要的环节。因此，应激所表现的心理及生理特征,目前已成为医学心理学中一个重要的研究领域及心身医学的核心问题。当前,在医学心理学领域中,应激的含义可概括为以下三大类。

1. 应激是一种刺激物 这是把人类的应激与物理学上的定义等同起来,即金属所能承受量的"应力"(stress)。当应力超过其阈值或"屈服点"(yield point)时,就引起永久性损害。人也具有承受应激的限度,超过它也会产生不良后果。

2. 应激是一种反应 应激是对不良刺激或应激情境的反应。这是由塞里的定义发展而来的。他认为,应激是一种机体对环境需求的反应,是机体固有的、具有保护性和适应性功能的防卫反应。从而,他提出了包含三个反应阶段(警戒期、阻抗期、衰竭期)的"一般适应综合征"学说。

3. 应激是一种察觉到的威胁 这是拉扎勒斯综合了刺激与反应两种学说的要点而提出的。他指出,应激发生于个体处在无法应对或调节的需求之时。它的发生并不伴随于特定的刺激或特定的反应,而发生于个体察觉或估价一种有威胁的情境之时。这种估价来自对环境需求的情境及个体处理这些需求的能力或应对机制(coping mechanism)的评价。这种说法,可以解释对应激性刺激(应激源)作出反应的个体差异。该理论认为,个体对情境的察觉和估价是关键因素。

(一) 应激与塞里的生理应激理论模式

心理学家塞里(Seley)从临床实践中发现各种不同疾病的患者,其症状及体征都有许多相似之处(如食欲下降、体重减轻、心情抑郁等)。他给小鼠注射牛卵巢的粗制提取物,观察动物的反应,结果发现动物体内发生三种变化:①肾上腺皮质增生;②胸腺、脾脏、淋巴结以及淋巴组织萎缩;③上消化道出现深度溃疡及出血。后来他又给小鼠注射不同的异体器官的粗制提取物,发现小鼠同样出现了上述三种变化。塞里结合实践中观察到的事实及临床实践中发现的现象,提出了"应激"的概念。他认为"应激"是机体对向它提出的各种要求的非特异性反应,即各种不同的刺激会使动物产生一组相同的症状群,此症状群不因刺激的不同而有所差异。塞里将这一组症状群命名为一般适应综合征(general adaptation syndroms,GAS),并将其动态过程划分为三个期。

1. 警戒期 表现为体重减轻,肾上腺皮质增大。外周反应为肾上腺素分泌增加,血压升高,脉搏、呼吸加快,心、脑器官血流量增加及血糖上升等。这些反应有助于唤起机体的防御能力,使机体处于最好的应对状态,以应付紧张的情境、逃跑或战斗。有的动物在紧急情况下表现为假死以保存自己,但若应激过于强烈,可以直接引起动物的死亡。如果机体处于持续的有害刺激中,能度过警戒期则会进入下一期。

2. 抵抗期 表现为体重恢复正常,肾上腺皮质变小,淋巴腺恢复正常激素水平且恒定。这时机体对应激源表现出一定的适应,对其抵抗能力增强。若机体继续处于有害刺激下或刺激过于严重,则会丧失所获得的抵抗力而进入第三期。

3. 衰竭期 表现为肾上腺增大,最终耗竭。体重再次减轻,淋巴系统功能紊乱,激素再次增加然后耗竭,此时警戒期的症状再次出现。如果应激刺激仍不能消除,上述征象将变成不可逆,最终导致个体的死亡。

知识链接

在第一次世界大战中,有相当一部分士兵由于害怕剧烈的炮弹声而发生休克,"炮弹休克(shell shock)"之说就是来源于此。"炮弹休克"被解释为是由于士兵暴露于巨大的炮弹声之中而引起的中枢神经系统机能障碍。第一次世界大战以后对这种现象的解释发生了改变,认为是由于战争因素导致士兵儿童时期潜意识下的心理冲突的觉醒而导致的"战争神经症(war neurosis)",这种命名给士兵一种暗示,即认为他们是真正的患者,可以逃避战场。因此,第二次世界大战初期,此种症状在部队大量"流行"起来,使美军战斗力受到严重影响。为了根除这种名称的不利影响,Ormar 将军果断地下令,在战斗中出现这种病理现象的士兵必须经过 7 天的严密观察后,将其分为"战斗疲劳"和"战斗衰竭"两部分,结果多数人经处理后重返战场。Ormar 将军认为这种现象是士兵对战场环境的一种暂时的短期反应,而不是先天的人格缺陷。1973 年,Mullins 和 Glass 提出了战斗应激反应(combat stress reaction,CSR)概念,认为 CSR 是士兵暴露于巨大的应激压力下所导致的心灵的崩溃。这些应激源包括:战斗死伤的巨大威胁;第一次看到死亡;指挥员和战友的阵亡;食物、水和睡眠的缺乏;过冷或过热;缺乏家庭支持等。CSR 是一个中性名词,比较客观地反映了这些现象,为大多数军事家和心理学家所接受。

(二)心理应激的概念

心理应激是指个体"觉察"到环境刺激对生理、心理和社会系统过重负担时的整体现象,所引起的反应可以是适应或适应不良的。

知识链接

心理应激是一种觉察到的威胁,发生于个体处在无法应对或调节的需求之时。它的发生并不伴随于特定的刺激或特定的反应,而是发生于个体觉察或估价一种有威胁的情景之时。这种估价来自对环境需求的情景以及个体处理这些需求的能力的评价,由于个体对情景的觉察和估价存在差异,因此个体对应激性刺激(应激源)做出的反应也存在着差异。

二、应激源

应激源是指机体内外环境向机体提出的适应或应对的要求,经个体认知评价后可以引起心理和(或)生理反应的紧张刺激物。可分为 4 类。

(1)躯体性应激源:直接对人体产生刺激作用的刺激物,包括各种理化及生物学刺激物。如高温、低温、辐射、电击、强烈的噪声、损伤、微生物感染和疾病等,这些刺激物在引起生理的应激反应的同时,也引起人们心理对于躯体损伤的恐惧及焦虑。

（2）心理性应激源：主要指来自人们头脑中的紧张性信息。如人际关系的冲突、个体的强烈需求或不切实际的预测、凶事预感、工作压力、心理冲突及认知障碍等。心理性应激源与其他类应激源的不同之处在于它直接来自人们的头脑，而其他类应激源多数来自体外的刺激物，少数为体内的（如疾病）。当然这些来自人们头脑中的紧张性信息也常是外界刺激物作用的结果。由此可见，不符合客观现实规律的认知评价是心理应激产生的主要原因。

（3）文化性应激源：指因语言、文字、风俗习惯、生活方式、宗教信仰乃至民族性格等引起心理应激的刺激或情景。当一个人由一个民族聚居区迁移到另一个民族聚居区时，会面临着生疏的文化环境挑战，就可能产生适应和应对的需要和心理应激反应。

（4）社会性应激源：指那些造成人生活上的变化并要求对其适应和应对的社会生活情境及事件。改变生活的应激源，从社会群体的角度有社会动荡、战争、灾荒、社会经济制度的重大变化等，从个人日常生活角度有考试、就业、结婚或离婚、亲人患病、残废等。近几年来的研究发现，不仅重大的生活变化，就是日常生活琐事也可以导致心理应激反应。如每天挤车上下班、频繁接待生人、处理各种家庭事务等，都可归为社会性应激源。

三、应激反应

（一）应激的中间机制

应激的中间机制实际上是指机体将应激源或环境对个体的需求等信息输入，转化成应激反应，即输出信息的内部加工过程，包括心理中介及心理生理中介两个部分。

（1）心理中介机制：对应激源的觉察与评价。人生中会遇到许多心理社会性事件，但并不是所有的事情都会引起人的心理应激反应，有些事情引起某些人的心理应激反应，而同样的事情对另一些人来说却不会引起心理应激反应。这说明一件事情是否引起应激在很大程度上取决于个体对事物的认知和评价，一件事情不管它是否真正对人们有威胁，但只要人们"认为"它是有威胁的，就有可能引起心理应激反应。

（2）心理生理中介机制：当应激源的信息被觉察、认识、评价后，由新皮质通过边缘系统去唤起应激系统（包括自主神经系统和神经内分泌系统），影响包括免疫系统在内的各种内脏活动（图 4-1）。

（二）应激生理反应

应激期间发生的生理反应，既是身体对应激的适应调整活动，又是在某些情况下导致疾病的生理基础。因此这些反应有助于身体对抗应激源所造成的变化，恢复内稳定；但如果它们过于剧烈、持久，则会损害人的适应能力，从而引起心身症状和机体对疾病的易感状态与疾病。当应激源作用于机体时，中枢神经系统接收外界输入的应激信息，经过整合加工，传达到应激系统，并启动应激系统。通过交感-肾上腺髓质系统和垂体-肾上腺皮质系统的作用，激发生理性应激反应。

1. 交感-肾上腺髓质系统 当机体遭受某些应激源的强烈刺激时，此系统的活动常有明显增强。如心率、心肌收缩力、心排血量及血压增加；呼吸加深加快、每分通气量加大；脾脏缩小，皮肤与内脏血供减少，脑血流量增多，肝糖原加速分解，转化为葡萄糖，使血糖升高；交感神经动员脂类，使血中游离脂肪酸增多；与此同时，凝血时间缩短、儿茶酚胺分泌增

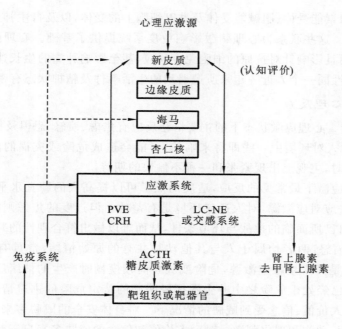

图 4-1 应激的心理生理中介机制

多,中枢神经系统兴奋性增高,机体变得警觉、敏感。Cannon认为,这些生理反应似乎都是为动物做好准备,或者投入搏斗,或者从危险情境中逃脱。因为这些反应既为应对应激源提供了必要的能量,又可保护动物。由此他又提出"或战或逃反应"的概念。在急性应激时,人类也可产生"应急反应",但常常不伴有"战"或"逃"的行为反应。

另外,在某些情况下,某些个体可出现副交感神经活动相对增强的情况,如心率减慢、心排血量和血压下降、血糖降低等,可出现眩晕及休克。

2. 下丘脑-腺垂体 靶腺系统下丘脑肽能神经元分泌的神经肽调节着腺垂体的活动,而肽能神经元的活动又受到脑内神经递质和体液中性激素、肾上腺皮质激素及多种代谢产物的调节及控制。腺垂体是人体内最重要的内分泌腺,起着上连中枢神经系统、下接靶腺的桥梁作用。肾上腺皮质是腺垂体的重要靶腺之一。在应激状态下,下丘脑-腺垂体-肾上腺皮质轴活动增强。血浆内ACTH和皮质醇、尿中17-OHCS增多;肝糖异生过程加强,同时抑制葡萄糖的消耗,从而使血糖水平升高。有时盐皮质激素也增加,从而引起血容量增加,血管对儿茶酚胺变得敏感。研究表明,去除肾上腺髓质的动物可以应对应激而不出现严重后果,但缺乏肾上腺或肾上腺皮质功能不全时,应激反应减弱,严重时可发生生命危险。这说明在心理应激反应中,ACTH和糖皮质激素起着更重要的作用。

3. 内环境紊乱 免疫系统长期严重的心理应激可造成内环境的严重紊乱,可导致胸腺和淋巴组织退化或萎缩,抗体反应抑制,巨噬细胞活动能力下降,嗜酸细胞减少,以及阻断中性粒细胞向炎症部位移动等一系列变化,从而造成免疫功能抑制,降低身体对抗感染、变态反应及自体免疫能力。

心理神经免疫学的研究表明:大脑作为环境与免疫系统间的协调者,在调节机体对各种应激源的免疫防御中起重要作用。一些研究已证实,脑与免疫系统间有解剖和神经体液联系,包括肾上腺素能受体、胆碱能受体及淋巴细胞上的受体,以及自主神经系统对胸腺和淋巴组织的支配。这些联系为心理刺激影响免疫系统提供了基础。心理因素不仅影响动物的胸腺大小,而且影响针对抗原的细胞免疫反应,甚至影响肿瘤的生长速度。调查发现,天然杀伤细胞活性同一个人近一年来所遭遇到的生活事件及精神状态有密切联系。

(三)应激心理反应

1. 情绪反应　心理应激状态下的主要情绪反应有焦虑、愤怒、恐惧及抑郁。

(1)焦虑:指人对环境中一些即将来临的、可能会造成危险或灾祸的威胁需要做出重大努力进行适应时,主观上出现紧张和一种不愉快的期待。

焦虑是心理应激下最常见的反应,适度的焦虑可以提高人的警觉水平,促使人采取行动,以适当的方法应对应激源,对人适应环境是有益的。但过度的焦虑则妨碍人准确地认识、分析和考察自己所面临的挑战与环境条件,从而难以做出符合理性的判断和决定。

(2)恐惧与愤怒:两者均属于人与其他动物共有的原始情绪,常具有较高的紧张性。如果把焦虑看做是尚未接触应激源,危险或威胁尚较模糊时产生的情绪反应,那么恐惧则是一种认为自己已经处于危险之中并企图摆脱明确的特定危险的逃避情绪。恐惧多发生于身体安全和个人价值、信念受到威胁的情况下。对身体安全的威胁多来自于躯体性刺激物,如躯体性疾病、动物和理化刺激。对个人价值和信念的威胁多来自于社会性刺激物,如人际关系紧张、考试失败和不能晋升等。在这些情况下,一个人也可产生厌恶的情绪体验,伴随着回避或逃避行为和恶心呕吐等生理反应。

愤怒多出现于一个人在追求某一目标的道路上遇到障碍、受到挫折的情境。如果一个人认为这一目标是值得追求的,而障碍是不合理的、恶意的或有人故意设置的,便会产生愤怒、愤恨和敌意。这种情况在治疗受挫的患者中常常可以见到。

(3)抑郁:包括一组消极低沉的情绪,如悲观、悲哀、失望、绝望和失助等。

悲观、悲哀常常是与"丧失"有关的情绪反应,所失去的是当事人所重视或所追求的东西。如患病(失去健康)、衰老、丧亲、失业、不被重用、高考落榜和子女离家等,这类情绪反应的强度取决于当事人赋予所失去的事物的主观价值;失望意味着失去希望所向往的奖励,故也同丧失有关;绝望则是失望的进一步发展;失助又称"无助",是一种类似于临床抑郁症的情绪状态,表现为消极、软弱、被动、无所适从及无能为力等。

焦虑、愤怒、恐惧和抑郁性情绪反应如果在人身上时间过长、强度过高,则可以严重地损害人的认知功能,即在上述负性情绪的影响下,人观察和评价任何事情都是悲观的。同时破坏人的心理平衡,而心理平衡是准确感知、记忆和逻辑思维的前提。

2. 认知反应　适度的应激状态,可使机体的认知过程表现为注意力集中、思维敏捷、动作灵敏。当机体处于过度唤醒的状态时,机体的认知活动将受到不同程度的影响。

(1)典型的认知性应激反应:表现为注意力、思维力、记忆力等认知能力下降。

(2)灾难化的认知性应激反应:这是由对负性事件的潜在后果的不良反应造成的。这种不良的反应不仅会直接干扰正常的认知活动,还会由于强烈的情绪和生理的唤醒,而增强机体应激反应,从而进一步影响后果造成恶性循环。

3. 自我防御反应　借助于自我防御机制对环境挑战、对自己或自己的应对效果做出新的解释,以减轻心理应激所引起的紧张和内心痛苦,称为自我防御反应。

四、应激应对方式

（一）应对的概念

当一个人体验到心理挫折的心理困难时，机体必然会发生相应的变化或反应，如体验到相应的情绪方面的变化和行为方面的改变，即产生了由挫折等心理困难所引起的反应，称为针对心理困难的应对（coping）。实际上应对就是个体面对困难情境做出适应性反应的过程。

> **知识链接**
>
> 凡是能引起人们的心理发生不良或不利影响的情境，都会使人产生痛苦、不舒适的感觉，人们就需要花费很多精力与时间去消除或减轻它带来的痛苦和不适，有人将其称为"心理困难"。对这些常见的心理困难，人们根据各自不同的理解，又将其称为"挫折"、"紧张"、"烦恼"、"压力"、"冲突"等。而心理学中则将这些心理困难统称为"心理应激"。或者说这些心理困难对人体来说是一种强烈的心理应激源，个体都会对它产生应对。

（二）应对方式的种类

心理应激会打破人的心理平衡，人们为避免心理上的紧张、痛苦、不快以及遭受挫折后可能产生的心身疾病、神经症和精神疾病，会采取应对措施。

1. 调整对应激的认知评价 应激是否致病主要取决于个体对应激的认知评价。当应激源作用于个体时，个体首先对其性质进行辨认，同时对应激源与个体的关系进行评价，以辨明利害关系，并据此做出适当的情绪反应和行为反应。个体对有利的应激刺激表现出良好的情绪和趋向行为，而对有害刺激则表现为不良情绪和回避行为。对应激的认知评价不仅与应激源的性质、强度等有关，还受个体人格特征的影响。因此，从小培养良好的人格，建立合理的信念，正确看待学习生活中的各种挫折，对于个体适应环境、做出适时适度的情绪和行为等反应均具有重要的意义。

2. 以放松对抗紧张状态 不良应激导致个体产生暂时或持续的紧张状态，如使人的注意力不集中、思维紊乱、轻率而冲动、易激惹和争吵，出现一系列自主神经功能紊乱的症状。当机体处于放松状态时，骨骼肌松弛，自主神经系统和内分泌系统均处于低活动水平，使心理应激水平降低。因此，在正确认知评价应激的基础上，分析引起应激的原因，并以放松对抗紧张状态，则能有效缓解心身紧张状态，避免或减少疾病的发生。

3. 采取积极的应对方式

（1）调整进取目标：在受挫折后，及时修订或改变进取的目标，按自己的能力、兴趣和爱好选择生活的内容和重心。

（2）降低过高的期望值：为避免遭受挫折，制订解决问题的期望值要适中，不宜过高或过低。

（3）增强自信心：注意发现自己的长处，以恢复自尊心和自信心，这对那些社会性退缩、自我评价过低的人尤为重要。

（4）有意忽视挫折：转移注意力，不去注意挫折和伤心的事情，主动克制焦虑、愤怒和懊悔的情绪。增加休息和睡眠的时间，充实有益的生活内容。

（5）心理防御机制（defense mechanism）：自我减轻焦虑及其他消极情绪的一种方法，当个体在应激情况下难以作出直接应对时，由潜意识自动采用的防御性策略。它是弗洛伊德精神分析学说的核心内容之一（详见心理防御机制）。心理应激初期无意识使用的否认、转移、合理化的心理防御机制，可以暂时减轻应激反应，有利于个体维护心理平衡，但不能从根本上消除应激的紧张状态。

五、应激的结果

应激对健康产生多方面的影响，出现不同的结果。

（1）适度的应激对人体的健康和功能活动有促进作用，使人产生良好的适应结果，主要表现如下。①适度的应激是人成长与发展的必要条件。有研究表明，幼年的心理刺激可以提高个性在后来生活中的应对和适应能力，从而能更好地耐受各种紧张性刺激和致病因子的侵袭。②适度的心理刺激是维持人正常功能活动的必要条件。人离不开刺激，适当的刺激和应激有助于维持人的生理、心理和社会功能。

（2）长期的、超过人的适应能力的心理应激则会损害人的健康，对人体健康起消极作用，主要表现如下。①过度的应激是躯体与精神痛苦的根源。心理应激引起的心理与生理反应，可以以症状与体征见于临床，成为人的身体不适、虚弱和精神痛苦的根源及就医寻求帮助的原因。处于急性心理应激状态的人，常常有较强烈的心理与生理反应，由此形成三种常见的临床综合征，即急性焦虑反应（烦躁、过敏、震颤、厌食、腹部不适等）、血管迷走反应（虚弱、头晕、出汗等）、过度换气综合征（呼吸困难、窒息感、心悸等）。处于慢性应激的典型综合征是"神经血管性虚弱"，患者感到易疲劳、胸痛、心悸以至呼吸困难等。②加重已有的精神和躯体疾病。大量研究表明，心理应激引起的心理与生理反应，可以加重一个人已有的疾病或造成复发。如一位冠心病患者在看紧张的足球比赛后发生心肌梗死，病情已得到控制的哮喘儿童在母亲离开后哮喘发作。

第二节　心身疾病

案例引导

美国精神病学家弗劳依特·林（L. Florid）曾经研究如何仅靠了解患者人格特征，就能相对准确地诊断他们的心身疾病。他询问了其他医生介绍来的400余名患者，他们分别患有哮喘、腰痛、关节炎、糖尿病、高血压、消化性溃疡等14种疾病。然而他在和患者谈话之前并不知道其患病的资料。他告诉患者不用描述自己的躯体症状和治疗经过，只要求他们表露自己的性格。在谈话期间，将患者的身体掩盖，以防止他和其他研究者看到任何有关疾病的躯体征兆。其间，还有两个监督人员在场，以证实患者并没有由于疏忽而向研究者暴露了自己的身体情况，排除无意中暴露了自己身体状况的患者。

最终的研究结果表明：他们对甲亢诊断的正确率是100%；对胃溃疡和风湿性关节炎诊断的正确率是83%；对冠心病诊断的正确率是71%；对哮喘、肥胖症、高血压及溃疡性结肠炎诊断的正确率是60%～67%。不做任何身体检查，只通过15～20 min的谈话，能做出这样的诊断，可以认为是比较精确的。有趣的是，在一个病例中，他作出的诊断完全不同于患者会谈前的诊断，但最终详细的复查证明其诊断是正确的。

一、心身疾病概述

（一）心身疾病的概念

1. 概念 心理社会因素引起机体躯体功能的改变，根据其强度及作用持续时间可分为：心身反应（在刺激作用或威胁情境消失后躯体功能就随之恢复的）、心身障碍（心理刺激过强或作用较久使反应持续存在，但仍属功能性改变的）和心身疾病（心理刺激过强或作用较久，使反应持续存在，并伴有器官、组织器质性变化的）。随着人们对心身疾病研究的深入，心身疾病的概念也在不断更改。国内外学者有诸多论述，我国医学心理学家主张把心身疾病定义为由心理社会因素引起的，持久的生理功能紊乱及其所致的器质性疾病。

2. 特征
（1）以情绪障碍作为发病的因素之一。
（2）常有特殊的性格类型（或个性倾向性）。
（3）发病率有明显的性别差异。
（4）同一患者可罹患数种类似性质的疾病。
（5）常有同一疾病或类似疾病的家族史。
（6）常有缓解-复发的倾向。
心理因素、性格缺陷、情绪障碍是心身疾病的三大临床特征。三者紧密相连，互为因果，相互影响，缺一不可。

（二）心身疾病的病因

1. 生物性因素 生物性因素是心身疾病的物质基础，如不同的神经反应类型、器官先天性缺陷及后天性缺陷形成的器官易罹患性等是心身疾病发病的物质基础。由于这些基质的不同，同样的应激源可以表现为不同的心身疾病。如有的人表现为高血压，有的人则表现为溃疡病。

2. 心理社会因素 心理社会因素又称为社会-文化方面的因素。社会对生活在其中的个体有着巨大的影响，人们不得不根据从社会所获得的信息，来时刻调整自己的心理、生理功能及调节自己的行为，使之适应社会的要求。但是人们根据一定的外部社会信息所作的适应性反应并不总是成功的，一种适应行为的失败，必然在人们的心理上造成不良的影响，引起冲突和困扰，进而引起机体的应激反应，破坏机体的稳态平衡，最终导致疾病的发生。

3. 个体的心理因素 个体的心理因素包括个体的个性、动机系统及价值观念等。人们对某件事物产生情绪体验、欲望，发生动机冲突等，均与个体对事物的认知评价有关。人们往往不自觉地被一些绝对化了的观念所困扰，因而产生强烈的情绪体验以至于造成心身疾病。

总之,上述因素相互作用,互相影响构成了心身疾病的复杂病因和发病机制。

(三) 心身疾病的分类

常见心身疾病的分类见表 4-1。

表 4-1 常见心身疾病的分类

分　　类	主要疾病名称
内科	原发性高血压、冠状动脉粥样硬化性心脏病、阵发性心动过速、心动过缓、雷诺(Raynaud)病、胃溃疡、十二指肠溃疡、神经性呕吐、溃疡性结肠炎、过敏性结肠炎、贲门痉挛、习惯性便秘、支气管哮喘、过度换气综合征、心因性呼吸困难、神经性咳嗽、肌紧张性头痛、甲状腺功能亢进、Addison 病、甲状旁腺功能亢进、甲状旁腺功能低下、糖尿病等
外科	全身性肌肉痛、书写痉挛、类风湿性关节炎等
妇科	痛经、经前期紧张症、功能性子宫出血、功能性不孕症、性欲减退、更年期综合征、心因性闭经等
儿科	站立性调节障碍、异食癖、夜间遗尿症、日间尿频等
眼科	原发性青光眼、中心视网膜炎、眼肌疲劳、眼肌痉挛等
口腔科	复发性慢性口腔溃疡、口臭、唾液分泌异常、特发性舌痛症、咀嚼肌痉挛等
耳鼻喉科	Meniere 病、咽喉部异物感、耳鸣、晕车、口吃等
皮肤科	神经性皮炎、皮肤瘙痒症、圆形脱发、多汗症、牛皮癣、白癜风等
其他与心理因素有关的疾病	恶性肿瘤、肥胖症等

二、心身疾病的发病机制

当心理社会因素(即心理应激源)的信息被察觉、认知与评价后,由新皮层通过边缘系统去唤醒应激系统(包括自主神经系统及神经内分泌系统),影响包括免疫系统在内的各种内脏的活动,导致机体组织、器官功能改变或病变。

1. 脑与行为 ①感觉皮层-边缘系统。感觉信息通过这种联系将"外部世界"与边缘系统主管的情绪与内驱力的"内部世界"相互沟通。杏仁核被认为是感觉皮层及下丘脑之间的闸门或交换站。②额叶-皮层系统联系。运动前区与额前区是大脑皮层联合区之一,运动前区根据对不同感觉通道传入的信息的整合来决定行为。额前区参与运动活动中的动机性准备。另外,眶内侧及背外侧前额区与下丘脑及脑干有双向联系。因此,额叶不仅能监控而且还能调节脑干的自主神经活动。③边缘系统-新皮层联系。边缘系统的内侧颞叶有直接(经钩束)及间接(经丘脑背内侧核)两条径路到达前额区,海马及杏仁核由弥散性的投射系统到达新皮层,边缘前区的神经元变性可致 Alzheimer 痴呆。④下丘脑。由多种核团组成,是高级中枢自主神经的最后通路,并对垂体起调节作用,还有许多结构参与内驱力的表达和生理稳态维持,它是心理-内分泌、心理-免疫机制的核心结构。

2. 心理-神经-内分泌系统 肽类激素、单胺类递质与肽类在突触前末梢的共存以及它们对复杂行为可产生长期影响等事实,促进了心理-神经-内分泌学说的发展。抑郁可以伴有多种神经-内分泌异常:①皮质醇增加并失去正常的昼夜节律变化;②削弱生长激素对胰岛素引起的低血糖的反应;③促使甲状腺素对促甲状腺素释放激素的反应迟钝。

3. 心理-神经-免疫系统 中枢神经系统、行为及免疫系统之间密切相关。心理影响免疫系统的径路:①神经系统作用于胸腺、淋巴结、骨髓、脾等免疫器官,通过去甲肾上腺素、5-羟色胺等递质作用于免疫细胞上的受体;②下丘脑通过促皮质激素释放因子使垂体释放促肾上腺皮质激素并分泌 β 内啡肽。促肾上腺皮质激素、内啡肽均可通过淋巴细胞表面的受体发挥作用,促肾上腺皮质激素还可通过皮质醇影响免疫功能。

三、心身疾病的诊断和防治原则

(一)心身疾病的诊断

心身疾病的诊断包括躯体诊断、心理诊断及自主神经功能检查。要点如下。①确实有某些心理社会因素存在;②这些心理社会因素与疾病的发生在时间上有密切关系;③病情的波动和加剧与心理社会因素有关;④有一定的人格基础,成为对某些疾病的易感因素;⑤家族史;⑥辅助检查阳性;⑦心身疾病与焦虑症、癔病、疑病症等不同,前者有明确、具体的躯体病变,后者的躯体症状模糊不清,且不伴有持久的躯体性损害。

1. 躯体诊断 方法与一般疾病诊断无异,但在采集病史时应注意患者的心理社会方面的生活事件、行为方式、人际关系以及心理和人格发育情况、早年生活经历及遗传情况等。在体格检查时,应考虑到某些患者心理问题的躯体化表现,或者说是"心理、自主神经症候群"或急性心理应激反应。同时应该及时将检查结果反馈给患者,对患者的心理与疾病的发生加以充分说明。

2. 心理诊断 通过心理检查完成。心理检查常用的方法有晤谈、心理测验、心理生理学检查、行为观察等。心理诊断所涉及的心理方面如下。①患者的人格;②患者当前心理状态;③致病的心理社会因素(如生活或工作应激事件、心理冲突或挫折等)。

(1)晤谈:晤谈是心理检查常用的方法。诊断性晤谈的目标包括现病史、了解生活经历、评价患者人格特征三个主要方面,以及对他们之间的相互关系的认识。初次晤谈的内容主要涉及:①患者就诊的动机;②有关心理障碍的主诉;③症状发生前及发生时,患者的心理社会背景;④人格特点;⑤适应状态以及兴趣爱好、人际关系等。

(2)心理测验:心身疾病的心理测验以问卷测验较为常见。心理测验种类较多,每种测验都有一定的目的和适用范围。因此对心身疾病患者进行心理测验时,首先要确定测验的问题,然后根据问题来选择测验方法。

(3)心理生理学检查:指给予一定的心理负荷刺激,用生理学的方法记录患者躯体对刺激的应激反应。一般用多导仪记录,以测定患者的血压、呼吸、心率、脑电、肌电、皮肤电反应等。此外,还可测定血中的肾上腺素、去甲肾上腺素、肾上腺皮质激素或测定尿中这些激素的代谢产物等,目的是观察心理负荷时的生物化学反应。

3. 自主神经功能检查 心身疾病的发病与自主神经的不稳定性有关。因此,自主神经功能检查对心身疾病的诊断有所帮助。常用方法如下。

（1）眼心反射：患者仰卧、轻闭眼，医生用两手指（拇指、示指或示指、中指）压在患者一只眼球的两侧，在压迫 3～4 s 后，开始数 15 s 的脉搏数，计算出 1 min 的脉搏数，并与检查前的脉搏数相比较。正常人在压迫眼球后脉搏可减少 4～12 次/分，减少 12 次/分以上者为阳性，说明迷走神经张力增高。

（2）皮肤划纹征：是局部血管对刺激的反应。方法为用竹签轻而快地划过皮肤，正常人 3～5 s 内出现红色划纹，持续 8～30 min。如果无论轻划或重划都出现白色划纹，说明交感神经张力增高，反之，出现红色划纹并有隆起及划纹变宽等时，说明副交感神经张力增高。

（3）皮肤温度测定：皮肤温度可因自主神经功能紊乱而发生并与血管运动状况产生相应的变化。检查时可应用半导体或热电偶皮温计。

（二）心身疾病的治疗原则

心身疾病的治疗要考虑到患者的生物学和心理社会因素等方面。一方面要采用有效的生物医学手段在躯体水平上处理现存的病理过程，另一方面必须在心理和社会水平上加以干预或治疗。主要有三个目标：①努力帮助患者从客观上消除致病的心理社会因素，如消除应激源；②提高患者对应激的认识水平，增强患者的应对能力；③努力矫正由应激引起的生理反应，以减轻其对身体器官的不良影响。具体方法如下。

1. 心身同治原则　　心身疾病采取心、身相结合的治疗原则，但对具体病例也应有所侧重。对于急性发病而又有严重躯体症状的患者，应以躯体对症治疗为主，辅以心理治疗。对于以心理症状为主、躯体症状为次的患者或虽然以躯体症状为主但已呈慢性过程的患者，则可在实施常规躯体治疗的同时重点进行心理治疗。

2. 心理干预手段的确定　　根据不同的干预层次、方法和目的来确定。如支持疗法、环境控制、放松训练、生物反馈、认知疗法、行为疗法及家庭疗法等心理治疗方法均可选择使用。

3. 适应环境　　尽可能地帮助患者适应生活和工作环境，以减少或消除应激源。许多研究发现，患者入院后病情则会好转。其原因是：①环境的改变使患者暂时摆脱了引起或加重其疾病的生活和工作应激源；②身体得到休息，能规律地进食和睡眠；③安慰剂效应（由"将会从医疗中获益"的期望引起）。

4. 药物治疗　　当患者负性情绪水平很高或已经维持很长时间、认知能力很差时，可以选用某些改善情绪的药物来控制过度的心理生理反应。用药的结果会降低患者的负性情绪水平，这样由负性情绪引起的生理反应也会随之得到改善。另外，当患者的情绪通过药物作用变得较为平稳后，他们接受医生所给予的正确的思维和应对方式、主动纠正自己原来的认知偏差的能力也会明显提高。

5. 心理治疗　　目的在于影响患者的人格、应对方式和调整情绪及调节行为。应用生物反馈技术，可以帮助患者靠自我意识调节躯体内部器官系统的功能活动，使过度紧张已达到异常水平的生理活动降低下来。

（三）心身疾病的预防

心身疾病是多种心理、社会及生物学因素相互作用的产物。心身疾病的预防应从现代医学心理学的观点出发，不仅认识到心理社会因素的重要性，而且特别注意心理社会因素与个体的遗传素质,生理反应性等方面的相互作用。心理学中有许多理论和方法适用于预防医学,心理卫生应成为心身疾病预防的重要内容和措施。应激接种训练行为的自我监测及自我控制、放松训练、认知疗法等,都可被用来促使心身疾病预防措施的实施。

1. 心身疾病的个体预防 在紧张多变的社会环境中,从个体角度来维护心身健康,应遵循以下原则。①培养健全的人格;②锻炼应对能力,应对能力的锻炼和提高首先要丰富自己的生活经历,其次要学会缓解心理应激的技巧,掌握对应激源的正确认知与评价,提高社会容忍力;③建立良好的人际关系,储备社会支持力量。

2. 心身疾病的社会预防 实施社会预防是从根本上降低个体心身疾病发生的一项重要措施,应从个体不同年龄阶段的心理保健和不同群体的心理保健着手,维护人们的心身健康。

四、几种主要的心身疾病

(一)冠状动脉粥样硬化性心脏病

冠状动脉粥样硬化性心脏病简称为冠心病,是现代社会中危害人类健康最常见的疾病之一。近半个世纪来发病率逐年上升,中国疾病结构的变化为:1957 年冠心病占第 5 位(47.2/10 万),1975 年上升到第 2 位(115.34/10 万),1984 年已经上升到第 1 位(124.64/10 万)。因此,从多学科出发研究冠心病的发病因素和防治方法,对保证人们的健康有着重要意义。

1. 冠心病发病的相关因素 有心理应激、行为类型、环境刺激、不良行为习惯等。

(1)应激事件:关于急剧的情绪波动或痛苦与猝死之间的相关性,在古代医学文献中就有记载,猝死者多数为急性心肌梗死所致。许多突然的生活事件可以产生焦虑、恐惧、愤怒、内疚和沮丧等负性情绪。丧失亲人或亲密朋友,是许多人生活中最痛苦的经历。有大量证据表明,丧亲与健康恶化或很快死去之间存在着密切关系。过分悲痛的亲属会出现食欲不振、头痛及睡眠障碍。1969 年 Parks 等人随访了一组中年寡妇后发现,在服丧后的最初 6 个月内,由于冠心病和动脉硬化造成的死亡率能增加 60%。战争灾难可以增加心血管疾病的死亡率。Mackay 于 1971 年研究孟加拉国内战争所造成的影响,对 40000 名工作人员进行调查,结果发现心血管病的死亡率增加了 54%。

(2)行为类型:多年来许多研究报告认为,A 型行为类型与冠心病有关。具有这种特征的人具有如下表现:①争强好胜;②时间紧迫感;③办事急躁;④过度敌意;⑤对工作过度地提出保证。反之,心境平静、随遇而安、不争强好胜、做事不慌不忙、不经常看手表者属于 B 型行为类型。当然,还有许多属于中间过渡类型。

西方协作研究小组有一项很有成果的研究,这项研究从 1960 年开始,对加利福尼亚州的 3000 名中年雇员进行长达 8.5 年的随访,用交谈法判断,这些人员一半为 A 型行为类型,其特点是争强好胜,时间紧迫感和急躁与敌意,另一半为 B 型行为类型。最初筛选时(1964 年)确定 113 例冠心病患者,属于 A 型行为类型的在年龄为 39~49 岁的组中占 68.3%,在年龄为 50~59 岁的组中占 73.6%。在全部预测性调查期间,有 258 人发生了冠心病,50 人死亡。在年龄较轻(39~49 岁)和年龄较大(50~59 岁)的两组中,A 型行为类型者的发病率是 B 型行为类型者的两倍。

但最近的研究资料(1988 年)表明:A 型行为与冠心病危险的关系受患者年龄、性别及职业的影响。A 型行为与冠心病的患病率而非死亡率有关系。已有其他冠心病危险因素的高危患者中,A 型行为与日后冠心病的发病无关。研究资料认为,将人的行为分为 A 型或 B 型行为的方法还不够精确或规范化,将 A 型行为与冠心病联系在一起的模型存在一定程度的不足。

(3) 环境刺激:职业的变动和职业的性质往往产生不同程度的心理紧张。有人观察,成年以后换过几个不同工作岗位,比多年来从事同一工作的人,患冠心病的机会更多。Russek 研究医学不同专业的从业者的心理紧张与冠心病发病率之间的关系,他认为,普通开业医师和麻醉师工作相当紧张,压力很大,其发病率要比那些不大紧张的皮肤科和病理科医生高。

(4) 不良行为习惯:如吸烟、缺乏运动、过食与肥胖等与冠心病的发生有密切关系。这些因素往往是在特定社会环境和心理环境条件下行为学习的结果,如一定的经济条件、饮食习惯、文化背景易造成肥胖,工作条件、技术进步常造成运动缺乏等,不良行为习惯直接通过机体的病理生理作用促使冠心病的形成。

2. 冠心病的综合防治　冠心病是威胁人们健康及生命的心身疾病。近年来国内外除重视心理社会病因的研究外,对于行为疗法的研究也非常重视。总结国内外临床经验,对于冠心病的处理,最好在药物治疗的同时配合生理心理治疗,可提高治愈率,巩固治疗效果。

(1) 心理咨询:通过咨询帮助,改善患者不良的生活、行为习惯,使其学会调节与控制自己的情绪。

(2) 生物反馈治疗:通过松弛训练,降低患者骨骼肌的紧张水平,消除患者过度紧张和焦虑的情绪,降低交感神经的张力,引起外周血管和冠脉扩张,从而达到降低血压,改善心肌缺血和抗心律失常的目的。

(3) 运动治疗:适度的运动治疗(如打太极拳、书画、听音乐等)可降低血液黏稠度,减少血小板聚集,增加高密度脂蛋白,并可减轻患者 A 型行为的程度,逐步转变 A 型行为。

(二) 原发性高血压

原发性高血压是世界上发病率很高的心血管疾病,世界各国现代化大城市中成年人的患病率平均在 10% 或更高。不同地区、不同生活方式、不同文化背景的人群发病率有所不同,城市比农村发病率高,美国黑人比白种人发病率高。

1. 原发性高血压的发病因素　高血压的病因目前尚不十分清楚。多种因素可以导致持续高血压。

(1) 情绪与心理冲突:愤怒情绪如果被压抑而造成心理冲突,对原发性高血压的发生有很大影响。汉克逊(Hokansm,1971)对于愤怒状态诱发高血压进行了一系列的实验研究。他把被试者都给予同等强度的激怒,一组允许他们发泄自己的愤怒,另一组不准他们发泄自己的愤怒。结果那些被强力压抑而具有敌意的人群高血压的发生明显增高。另外一个类似的实验,将两个被试者安置在一个房间内,里面有开关,只要按一下开关,就能给对方一次电击。当被试者允许给对方以报复性电击时,血压不升高;而不准许他给对方以电击时,血压升高。持续这样的实验,被试者升高的血压不再下降。这样看来,被压抑的敌意所造成的心理冲突,是影响高血压的因素之一。

(2)原发性高血压患者的人格特征:关于高血压患者的人格特征是有争论的,日本的石川中认为高血压患者具有被压抑的敌意、攻击性和依赖性之间的矛盾、焦虑和抑郁的多型性性格。我国学者研究发现:①原发性高血压与对照组之间、A 型行为类型者与非 A 型行为类型者的差别显著;②A 型行为类型者平时与激动时的收缩压有明显差别,而 B 型行为类型者则无显著差异,反映 A 型行为类型者激动后交感神经的活动性增加明显大于 B 型行为类型者;③原发性高血压组中脑力及体力劳动者均以 A 型行为类型者多见。

(3)环境与文化因素:苏联卫国战争时,列宁格勒被围期间,极度紧张的气氛促使高血压发病率由战前的 4% 急骤升至 64%。

世界上不是所有人群的高血压发病率都相同,也不是所有人的血压都随着年龄而升高。有人提出,差别的比例归因于文化不同和所受到的压力不同。血压较低的人群多半过着较少"心理紧张"的生活,保持着稳定的传统的社会生活。如住在较原始的乡村人的血压比住在城市人的血压低。程氏(Tseng,1967)报告,台湾渔民患高血压者比附近的农民多见,虽然这两组人群都过着传统的生活,有相同的膳食习惯,但渔民生活在拥挤的市镇,而农民则生活在农村。

不同的工作环境和工作性质产生不同程度的心理紧张,那些持续性的心理社会刺激在原发性高血压的发生上有一定的意义。工作感到非常满意的人当中,高血压发生率为 3.5%;对工作感到最不满意的人,则为 14.4%;工作中职务矛盾最高组中,高血压发生率为 27.5%;最低组中仅为 4.9%。

航空交通控制人员从事繁重的工作,要求有经常性的警惕,并负有重大的责任。罗斯对比 4000 名航空控制工作人员和 8000 名准飞行员,前者原发性高血压的发病率为后者的 4 倍。在控制人员中平均发病年龄为 41 岁,在准飞行员中为 48 岁。另一项研究是针对航空指挥塔的心理紧张负荷设计的。观察结果表明,在繁忙指挥塔的工作人员,高血压发生率高,也容易在较年轻时发病。

(4)遗传因素:遗传因素的影响很明显,有 36%~67% 的动脉血压升高的患者可以追查出家族高血压史。患者早年出现高血压症状,即一时性的高血压,以后发生高血压的机会比其他人高约 3.5 倍,如果有一时性高血压伴有心动过速,则患病率高达 7.5 倍。

(5)其他:与原发性高血压的发生有关的另外两个因素是饮食中钠盐含量和体重。以大量食盐喂大白鼠会导致血压升高。流行病学调查材料可以看出饮食中含食盐过量的群体,血压偏高。体重与高血压有关系,高血压患者几乎都有体重超重,早年就过度肥胖,无疑是高血压的先兆。

2. 原发性高血压的治疗　目前抗高血压的药物已经有几十种。但是单纯用药物治疗常常只有一时性效果。近年来主张在采用药物治疗的同时,积极配合认知疗法、自律训练、生物反馈疗法、气功、太极拳等心理治疗,这方面的研究已经取得了经验和成果。

在行为治疗研究工作中,有心血管反应性的控制和血压的随意性控制。近年来发展比较快的是以生物反馈和松弛随意控制为基础的治疗方法。研究工作证实心理的或行为的方法确能使血压下降。Patel 把高血压患者分为观察组和对照组,观察组进行 12 次松弛和静默或入静训练,每天 1~2 次,每次 30 min。在这段研究的时间里,医生逐个指导患者,按规定程序,把他们的身体每一个部分尽量放松,对照组则只让他们自己松弛,而不给他们特殊的辅导。实验结果表明,两组血压都下降。但是经过松弛训练指导后,收缩压和舒张压下降幅度显著增大。两个月之后,把对照组转为治疗组进行治疗,他们的血压也明显下降,从前的治疗组的疗效仍然能够保持。

(三)消化性溃疡

消化性溃疡是一种病因多样的消化道黏膜的慢性溃疡疾病,比较明确的病因是幽门螺杆菌感染、服用非甾体类消炎药及胃酸分泌过多。另外,心理过度紧张对消化性溃疡的发病或加重也有重要影响。

1. 消化性溃疡的发病因素 Shay 提出盐酸和胃蛋白酶是"攻击性"因素;胃分泌黏液和黏膜的抵抗力是"防御性"因素,心理紧张可以加强攻击因素,减弱防御因素。

(1)不良情绪反应:消化系统对情绪反应非常敏感。不良的情绪反应,在其致病因素的综合作用下,可促进溃疡的发生并影响治疗效果。100 年前,人们就发现紧张的环境会影响胃的功能。20 世纪 20 年代,著名生理学家坎农观察到,动物的胃液分泌,会因受惊而被抑制。以后,沃尔夫对胃造瘘伴有胃黏膜疝的患者进行观察,发现情绪愉快时,黏膜分泌和血管充盈增加,胃壁运动增强;悲伤、自责、沮丧时,黏膜苍白、分泌减少;焦虑时,分泌增加、运动增强;攻击性情感(怨恨、敌意等)时,胃的分泌和血管充盈大为增加,运动也有所增强。人们还通过各种方法研究特殊刺激引起的情绪对胃功能的影响。结果发现被试者在进行紧张的谈话或在焦虑、痛苦、愤怒、羞辱、罪恶感时,可能由于这些情绪而增强迷走神经的兴奋性,使胃液分泌量增加,酸度增高和胃部运动变化。

(2)人格特征及行为方式:人格特征及行为方式与消化性溃疡的发生有一定的关系,它既可作为本病的发病基础,又可改变疾病过程,影响疾病的转归。国外用艾森克问卷作严格配对研究表明:消化性溃疡的患者更多具有内向及神经质的特点,表现为孤僻、好静、遇事过分思虑、事无巨细苛求井井有条、情绪易波动、愤怒并常受压抑。

(3)生活事件刺激:严重的生活事件和重大的社会变革,如失意、亲人丧失、离异、自然灾害、战争社会动乱等造成的心理应激,可促进消化性溃疡的发生。我国流行病学调查表明:心理应激为发病诱因者占全部患者的 5.4%～20.5%。在布雷迪的实验中,让两只猴子各自坐在自己被约束的椅子上,每隔 20 s 给它们通一次电。也就是说两只猴子每过 20 s 会被电击一次,每只猴子都有一个压杆,但其中一只猴子的压杆能使两只猴的电击得以避免。只要这只猴子在接近 20 s 时压一下它的压杆,即将来临的这次电击就不出现。这只猴子总得记着到时候去压压杆,以免被电击。而那只按压无关电极的猴子被电击的次数一样多。那只疲于奔命,心理上负担重的猴子得了"胃溃疡病",另一只猴子却安然无恙。

(4)其他:体质、饮食等的因素也是重要的,而精神紧张可以加重这些因素。

2. 消化性溃疡的治疗 首先要对胃酸过多给予抑酸剂和抗胃蛋白酶剂;其次要给予自主神经阻断剂;对情绪不安定的患者给予精神安定剂;有抑郁倾向者给予抗抑郁剂。同时要进行包括饮食疗法在内的避免生活紧张等一系列综合性的精神疗法。

(四)支气管哮喘

支气管哮喘的发病特点是阵发性的肺脏的气体交换阻塞。由于支气管黏膜上皮水肿和过量的黏膜上皮分泌物,支气管平滑肌持续性痉挛,导致支气管管腔狭窄,临床症状有突发性呼吸困难、喘鸣、咳嗽、大量黏稠痰、窒息感、发绀及一系列因缺氧而出现的症状。听诊可发现干性或湿性啰音。

1. 有关因素 支气管哮喘的病因可以是外源性的过敏原和内源性感染等,通常是混合性的。心理因素在支气管哮喘发病上起作用的报告很多,但报告结果不一致,一般认为是复合因素之一。因单纯的心理因素发生支气管哮喘极为少见,而因诱发因素发病的病例比较多见。有5%~20%的患者发病与情绪有关。

(1)情绪因素:多数患者是在具有明显的过敏或感染基础上,当发生强烈的情绪或其他精神刺激时引起发作。哮喘患者极易受暗示,这可以解释为什么有些原先不引起发作的生理和心理刺激会变成诱发因素。Luparello等(1971)观察了40名有过敏史的哮喘患者,与同样数目的正常人作对照。实验中告诉被试者,由于正在做空气污染的研究,他们会吸入几种不同的刺激物。其实被试者都不知道,他们所"吸入"的是不致敏的食盐溶液。结果,对照组没有一人出现任何症状;而1/3的哮喘患者出现呼吸困难,12人进一步引起哮喘发作。如果再告诉他们,这是暗示作用,食盐溶液不会引起哮喘,那些呼吸困难的人症状减轻。如果告诉他们这些溶液是治病的药,结果吸入后症状得到改善。

(2)人格特征:关于人格特征与支气管哮喘的关系,Creer(1978)指出,哮喘患者过度依赖、敏感和过于被动,有些人有神经质。但是当Neuhaus(1958)将这些特点和其他慢性病加以比较时,看不出有什么差异。至今尚无科学研究证明支气管哮喘与特殊人格之间的明确关系。关于支气管哮喘的心理因素的作用,世界各国的学者有不同的见解。一般来说,过敏、感染和心理因素可能都参与哮喘的发作,但因人而异,因病程不同,所占的比重也不同。为治疗上的需要,日本心身医学先驱者之一吾乡提出心因性支气管哮喘的概念并提出了诊断标准。①客观检查与患者所述发作中的痛苦不符合,相比之下患者缺乏治疗的愿望。②没有呼吸道感染,也很少分泌物,发作时有轻度呼吸困难和咳嗽,诉说在吸气时有呼吸困难感觉。③住院时症状容易消失,出院后很快引起发作。④在特定条件下必定引起发作,例如想到手边无药时即可发作。⑤患者对疾病的预后过分悲观。⑥患者在发病前后患有其他的心身疾病或神经症。

需要指出的是,所谓心因性支气管哮喘,并不是全无过敏与感染等其他因素,纯粹心理性的因素几乎是不存在的。大部分情况是多因素发病,但其中有一个主要因素,心理性因素就是其中之一。以心理为主要因素的支气管哮喘,针对其心理因素加以治疗,较易达到预期效果。

(3)环境因素:关于家庭因素对儿童哮喘患者的影响,Pureall等(1969)曾进行实验,让哮喘的儿童留在家里,不准父母亲回家。他们选择出13个以情绪为诱因的家庭,另外选择出一些儿童的哮喘发作与情绪因素无关的家庭作为对照组。除了儿童在家以外,所有家庭成员都离开家庭两星期,请一个女管家来照料儿童。在家人离开的这一段时间里,那些情绪因素很高的哮喘儿童有明显的好转,无情绪因素的儿童没有好转。两周实验过去以后父母又回到家里时,实验观察组的哮喘儿童又恢复到以前的样子。Peshkin在1950年曾提出将与双亲分开作为治疗某些儿童哮喘的方法。实验方法是把哮喘儿童放在Denver国家哮喘儿童中心,他也曾看到患者的症状出人意料地好转。

2. 支气管哮喘的治疗 应根据不同病因、病情和病程采用不同的治疗方法。对于过敏和感染的病例重点在于药物治疗,对于那些由于心理因素发病为主的病例和反复发作伴有焦虑、恐惧情绪的病例,应配合心理治疗和行为治疗。应用行为治疗有三个明确的目的:①或多或少地改变肺功能;②改变不利的情绪;③改善与哮喘有关的行为和家庭模式。当患者在发作状态时,也应给予支气管扩张剂、抗组胺等药物治疗,但应更加注意研究应用暗示和放松训练的治疗技术。

(五) 恶性肿瘤

恶性肿瘤是一种严重危害人民生命健康的常见病、多发病。在我国,患者发病率和死亡率均有逐年上升的趋势。20世纪80年代末期与70年代前期的统计资料比较表明,城市的恶性肿瘤患者的死亡率由每10万人口的87.48上升到123.03;由占死亡总人口的16.13%增加到21.88%;在各类死因中由第3位上升到第1位。乡村的恶性肿瘤患者的死亡率由每10万人口的78.37上升到112.36,由占死亡总人口的9.87%增加到17.47%,在各类死因中由第4位上升到第2位。目前全国每年恶性肿瘤的患者有160万,而死于恶性肿瘤的患者有130万,病死率极高。恶性肿瘤的高发年龄多在青壮年,即35～54岁的最佳工作年龄组段,居各类死因之首。据北京市20世纪80年代末的统计资料表明,35～64岁年龄组段恶性肿瘤的发病率为226/10万人,已成为社会主要劳动人口中的第1位死因,对经济建设和社会发展有很大的影响。世界卫生组织已将癌症划分为生活方式疾病(the disease of life styles),即不良的生活方式如高脂和高糖饮食、烟酒、缺乏运动、应激等均使人易患癌症。

1. 有关因素 在影响患病率的机制上,Bomenko(1982)提出了几种可能:通过影响神经内分泌代谢和其他躯体变化,促进正常细胞转化为癌细胞;通过神经免疫系统,使NK细胞、IE细胞及R细胞的体液免疫系统产生变化,影响了机体对肿瘤的免疫监视;通过神经生物学,使曾一度被控制的肿瘤复发;通过各种途径,影响肿瘤的转移和疾病的临床过程。

(1) 心理应激事件:应激、精神紧张与癌症生活事件是产生应激的主要来源,与心身疾病关系非常密切。大多数心身疾病患者在发病前都遇到过程度不同的生活事件,这些生活事件要比健康人在同期遇到的生活事件数量多、程度严重,癌症患者也不例外。在中国大庆对胃癌的调查中,发现胃癌患者在被确诊前的8年内,有76%的人报告遇到过生活事件;在被确诊前的3年内,有62%的人报告遇到过生活事件,即当胃癌患者被确诊时,其癌症的发展已经过了3～8年。在北京对胃癌和乳腺癌的调查中,也发现了癌症患者在被确诊前的3年内所遇到过的生活事件远比健康人多,有非常显著差异($P<0.01$)。而在各类生活事件中,以人际关系、意外事件和幼年时期的经历较为突出。

癌症患者所遭遇到的生活事件,多与我们称为"重要情感的丧失"有关。所谓重要情感,是指对一个人来说很重要的情感,主要指对爱人、子女或其他有亲密关系的人的情感。情感的丧失可能是这些人的去世,也可能是这些人的离去如离婚等。重要情感的丧失主要发生在中老年,如中年的离婚和老年的丧偶、丧子等,使得他们内心极度的悲哀和孤独,而且这种丧失很难像年轻人那样通过再婚或再生育得到补偿,这就有可能使得他们长期地处于悲哀和孤独之中。当这种悲哀和孤独达到不可控制的程度时,他们就会处于一种失控状态,导致躯体内环境变化适合于癌细胞的生长,使他们罹患癌症。

(2) 人格特征:癌症与个性的关系在古代已有记述。最早对癌的英文定义(1601年)就是：癌是肿大或疼痛，来源于忧郁，静脉变成黑色，像龙虾爪似的分布。说明前人已经凭着行医经验总结出了抑郁和癌症的密切关系。

目前的很多研究认为癌症患者存在着易感性行为特征，称为 C 型行为特征。英国学者 Greer 等人首先报道了癌症患者有某些人格特征，这些特征使人易得癌症。这一设想很快得到了美国学者 Temoshok 和德国学者 Baltrush 的支持，并进一步提出了癌症易感性行为特征——"C"型行为模式的概念（TCBP），主要表现为：与别人过分合作；原谅一些不该原谅的行为；生活和工作中没有主意和目标，不确定性多；对别人过分耐心；尽量回避各种冲突；不表现负性情绪，特别是愤怒；屈从于权威等。目前对 TCBP 所包含的心理成分，对哪些肿瘤有多少影响等仍有许多争议，需要做进一步的研究。

（3）消极情绪：抑郁与癌的关系，近来通过使用各种量表进行了调查，虽然到目前为止，尚没有足够的证据证明抑郁一定导致癌症，但大部分的回顾性研究表明，抑郁可使人易患癌症或加速癌的发展。Sheketle 等人进行了一项前瞻性的研究，用 MMPI 量表，筛选了 2020 名抑郁男性并进行追踪调查。17 年后发现这些人中，高抑郁者死于癌症的人是其他人的两倍，说明了抑郁可导致或加速癌症。抑郁与癌的关系不仅表现在抑郁可导致或加速癌症，也表现在癌症患者在患癌后易变成抑郁，这一点在 Lveine 的调查中得到了证实，抑郁可反过来加速癌症进程。

2. 恶性肿瘤的治疗 恶性肿瘤的患者应用心理治疗可以帮助阻止肿瘤细胞的生长和促进机体免疫功能的恢复，促使肿瘤细胞的逆转。

（1）自我心智重建：恶性肿瘤患者在康复过程中，必须强化生存意识，加强信心与期望、消除紧张压力，以保持积极的情绪状态，促进肿瘤康复。应坚持下列信念：①相信肿瘤是一种疾病，它是可以攻克的；②相信体内的免疫机制是恶性肿瘤的"克星"，能将其杀伤、消灭和清除；③深信抗癌治疗的巨大作用。

恶性肿瘤患者应正确对待"充满紧张压力的事件"，具备健全的"消除紧张压力"的方法，有能解决"不论是内在或外在的困难"的信心。回想一生中有意义的事件及工作中的成绩和对未来的展望，增强生活的信心。

（2）给予心理支持：给患者以心理上的支持，在恶性肿瘤的康复过程中处于较为重要的地位。医务人员、家属、同事应注意做到：①主动接近患者，善于观察患者的衣着、姿势和表情等非言语信息，了解患者的心理；②同患者进行适当的目光接触、真诚的眼神流露，消除患者的自卑心理；③同患者进行积极的交谈，交谈时切勿流露消极情绪。通过交谈，了解患者对生与死的看法、世界观、生活信念等，因势利导，树立乐观的生活态度。

（3）自我放松训练：通过一定的手段自行活动，使患者消除对恶性肿瘤的心理紧张压力，消除负性情绪影响，调动机体抵抗力，促进肿瘤的逆转和康复。包括冥想法、气功、催眠法、生物反馈治疗等。

（4）心理预防：应从以下三个方面入手：①正确处理生活变故事件，避免强大的心理刺激给人们造成的心理压力；②积极协调、正确处理和保持协调的人际关系；③积极参加社会文娱活动，消除心理疲劳，增强抗病能力。

小 结

(1) 心理应激的概念:指个体"觉察"到环境刺激对生理、心理和社会系统过重负担时的整体现象,所引起的反应可以是适应或适应不良的。

(2) 应激源的分类:包括躯体应激源、心理应激源、文化应激源及社会应激源。

(3) 应对方式的种类有:调整对应激的认知评价、放松对抗紧张状态、采取积极的应对方式及心理防御机制。

(4) 心身疾病的概念、分类及常见心身疾病的发病因素及防治原则。

能力检测

一、单选题

A_1/A_2型题

1. 关于心身关系,你认为最正确的是( )。

A. 心身统一论　　　　　B. 心身二元论　　　　　　C. 神灵支配论

D. 心身还原论　　　　　E. 心身平行论

2. Selye 认为对机体有害的各种应激源,可引起主要的非特异性反应的是( )。

A. 交感神经-肾上腺髓质轴　　　　　B. 下丘脑-垂体-肾上腺皮质轴

C. 下丘脑-垂体-甲状腺轴　　　　　　D. 下丘脑-垂体-性腺轴

E. 下丘脑-垂体后叶轴

3. 当个体处于应激状态时,表现出心率加快,血压增高,呼吸加速,血糖升高和肌张力增强,这些生理反应说明活动增强的神经内分泌系统是( )。

A. 下丘脑-垂体-甲状腺轴　　　　　　B. 下丘脑-垂体-肾上腺皮质轴

C. 交感-肾上腺髓质轴　　　　　　　　D. 下丘脑-垂体-性腺轴

E. 下丘脑-垂体后叶轴系

4. 和情绪活动密切相关的内分泌系统主要是( )。

A. 副交感-胰岛系统

B. 丘脑下部-垂体-甲状腺系统

C. 丘脑下部-垂体-性腺系统

D. 丘脑下部-垂体-肾上腺系统

E. 下丘脑-垂体后叶轴系

5. 情绪对人体的健康产生影响,可通过( )的生理反应。

A.呼吸系统、循环系统和泌尿系统　　　　B.神经系统、循环系统和泌尿系统

C.呼吸系统、循环系统和免疫系统　　　　D.呼吸系统、内分泌系统和免疫系统

E.神经系统、内分泌系统和免疫系统

6. 人们在遇到压力、痛苦、困境时,引起自杀的主要原因是( )。

A. 逃避应激源　　　　　　　　　　B. 排除应激源

C. 难以应对应激源　　　　　　　　D. 没意识到应激源

E. 想超越应激源

7. 关于应激的概念可理解为( )。

A. 外界刺激和环境要求

B. 对外界刺激和环境要求的反应

C. 对环境不适应或适应的反应

D. 在对环境要求与应付能力评估后的状态

E. 以上都不是

8. 处于相同应激源作用下而产生不同的应激反应,其主要原因是个体的( )。

A. 体质不同 B. 认知评价不同

C. 敏感强度不同 D. 反应强度不同

E. 文化程度不同

9. 不影响个体对应激的认知评价的因素是( )。

A. 人格特征 B. 生活经历

C. 应激源性质 D. 对应激源的敏感度

E. 当时个体的心身状态

10. 以下属于心理应激对健康的消极影响的是( )。

A. 使已有的疾病加重 B. 适应性调整,恢复内稳态

C. 使原有的疾病复发 D. 损害适应能力,引发心身症状

E. 与其他因素共同影响引发新的疾病

11. 人生会遇到无数应激源的作用,只有那些对人有意义的刺激物才能引起心理应激反应,这些事物是否对人有意义,很大程度上取决于( )。

A. 应激源的强度 B. 应激源的性质

C. 应激源的数量 D. 人的认知评价

E. 人的智力水平

12. 面对威胁性的应激源,通过各种适当的心理和行为对策来消除或缓解个体的紧张状态,称为( )。

A. 激励 B. 解脱 C. 回避 D. 应对 E. 超脱

13. 个体的强烈需求或过高的期望属于( )。

A. 躯体性应激源 B. 心理性应激源

C. 社会性应激源 D. 职业性应激源

E. 文化性应激源

14. 语言、风俗习惯的改变属于( )。

A. 躯体性应激源 B. 心理性应激源

C. 社会性应激源 D. 职业性应激源

E. 文化性应激源

15. 冠心病的发生与下列相关的行为特征为( )。

A. A 型行为 B. B 型行为 C. C 型行为 D. D 型行为 E. E 型行为

16. A 型行为与冠心病的关系最早集中在( )方面研究。

A. 病因　　　B. 诊断　　　C. 治疗　　　D. 预防　　　E. 预后

17. A 型性格的人易患下列哪种病（　　）。

A. 消化性溃疡　　　　　　　　　　B. 癔病

C. 偏头痛　　　　　　　　　　　　D. 冠心病

E. 肿瘤

18. 癌症的发生与下列相关的行为特征为（　　）。

A. A 型行为　　B. B 型行为　　C. C 型行为　　D. D 型行为　　E. E 型行为

19. 以下疾病中与 C 型性格有关的是（　　）。

A. 哮喘　　　　　　　　B. 胃溃疡　　　　　　　　C. 冠心病

D. 湿疹　　　　　　　　E. 以上都不是

20. 以下行为中不符合 B 型性格定义的是（　　）。

A. 谦虚、谨慎　　　　　　　　　　B. 容易激动

C. 抑郁　　　　　　　　　　　　　D. 童年生活挫折

E. 以上都不是

21. 心身疾病是指（　　）。

A. 心理社会因素在病因上起主导作用的躯体疾病

B. 由心理社会因素引起的精神疾病

C. 由心理社会因素引起的器官系统的功能性改变

D. 由心理社会因素引起的神经症

E. 由心理社会因素引起的生理反应

22. 关于心身疾病的条件，说法不正确的是（　　）。

A. 心身疾病发病的原因应当是心理社会因素或心理社会因素是重要诱因

B. 具有由心理因素引起的躯体症状

C. 该躯体或者有明确的器质性病理改变，或者有已知的病理生理变化为基础

D. 不是神经症或精神病

E. 心身疾病发病的原因只能是心理社会因素

23. 心身疾病的界定条件是（　　）。

A. 在发病的原因中心理社会因素是重要的因素

B. 具有由心理因素引起的躯体症状

C. 具有明显的器质性病理改变或病理生理变化

D. 不是神经症和精神病

E. 以上都是

24. 下列疾病中，不属于心身疾病的是（　　）。

A. 十二指肠溃疡　　　　　　　　　B. 抑郁症

C. 癌症　　　　　　　　　　　　　D. 糖尿病

E. 支气管哮喘

25. 与心身疾病的诊断无关的是（　　）。

A. 根据临床症状、体征和特殊检查明确器质性改变

    B. 疾病的发生有相平行的心理社会因素

    C. 排除神经症和精神疾病

    D. 单纯的生物医学疗法收效甚微

    E. 由某种躯体疾病引发心理障碍

26. 某女咨询者,35 岁,某大学教师。三个月前因出国问题与领导争吵,而后逐渐表现出情绪低落、兴趣减退,对未来悲观失望,认为领导和同事都疏远她,常有怨天尤人的表现。能主动求医,接触良好。其主要的情绪反应是(　　)。

    A. 焦虑　　　　B. 恐惧　　　　C. 愤怒　　　　D. 抑郁　　　　E. 痛苦

A_3型题

(27~28 题共用题干)某男性,某省厅干部,平时不嗜烟酒,生活规律;但性情急躁,易激动,工作认真,争强好胜,雄心勃勃。一年前单位减员时调入某厂工作,常因小事上火,发脾气。3 日前因心绞痛入院,诊断为冠心病。

27. 病前患者的人格类型是(　　)。

    A. A 型　　　　B. B 型　　　　C. C 型　　　　D. D 型　　　　E. 混合型

28. 发病的明显原因是(　　)。

    A. 物理性因素　　　　　　B. 化学性因素　　　　　　C. 生物性因素

    D. 心理社会因素　　　　　E. 理化因素

(29~30 题共用题干)某女性,55 岁。丧偶八年,现独居,嗜烟酒,不爱运动。平时性情抑郁,过分容忍,办事无主见,常顺从于别人。1 月前行胃癌切除,术中及术后情绪低落,兴趣下降,独自流泪,有轻生之念。

29. 患者病前的行为特征为(　　)。

    A. A 型　　　　B. B 型　　　　C. C 型　　　　D. D 型　　　　E. 混合型

30. 患者患胃癌的主要原因为(　　)。

    A. 生活事件　　　　　　　　　　B. 易感性人格特征

    C. 情绪因素　　　　　　　　　　D. 不良生活习惯

    E. 以上都是

二、名词解释

1. 心理应激

2. 心身疾病

3. 自我防御反应

三、简述题

1. 简述一般适应综合征的分期。

2. 简述心身疾病的特征。

3. 简述冠心病的综合防治。

4. 从急慢性心理应激的表现、对已有疾病的影响、引起新的疾病三方面,说明心理应激对人体健康的消极影响。

5. 从情绪因素、人格特征两方面举例说明心身疾病的影响因素。

能力检测参考答案

一、单选题

1.A 2.B 3.C 4.D 5.E 6.C 7.D 8.B 9.D 10.B 11.D 12.D
13.B 14.E 15.A 16.A 17.D 18.C 19.B 20.C 21.A 22.C 23.E
24.B 25.E 26.D 27.A 28.D 29.C 30.E

（邵山红）

第五章
心 理 障 碍

学习目标

心理障碍和人格障碍的概念；

正常心理与异常心理的判断标准和心理障碍原因；

人格障碍和神经症的常见类型。

案例引导

李某,男,42岁,一年前因生意失败,回北京借居在父母家。入院半年前的一个深夜,患者发现对面楼里有灯光照到自己的房间。此后渐渐发现街坊邻里常常"话里有话",内容多涉及患者的隐私,开始怀疑自己的房间被人录音、摄像。入院前三个月,患者听到脑子里有一个自称"国家安全部少校"的人同自己讲话,声称他已成为"全国一号嫌犯",正在对他实施全面监控。后又出现一个自称是"老书记"的女声为患者辩解,说患者是一个好同志。"少校"与"书记"在很多方面都发表针锋相对的意见,令患者不胜其烦。入院前半个月,患者多次走访各个政府部门,要求"澄清事实"、"洗脱罪名",并计划给世界各大报刊写信,申诉自己"受人迫害"的经过。

入院诊断:精神分裂症,偏执型。

第一节　心理障碍概述

一、心理障碍的概念

心理障碍(mental disorder)也称精神障碍、心理异常、行为异常、心理变态,是各种心理行为障碍的统称,是指人的感知觉、记忆、思维、情绪、行为、意识及人格等一方面或多方面的异常。心理障碍是与心理健康相对的概念,两者之间存在一个渐进的连续过程。普通人群中心理障碍和心理健康的人数是符合正态分布曲线规律的,大部分人心理健康,只有一小部分人存在心理障碍。

心理障碍通常分为轻性心理障碍和重性心理障碍,轻性心理障碍一般指神经症(分离型癔症例外)和神经症样障碍,其发生与心理社会因素关系密切,先天气质、后天素质和人格类型也是症状产生的基础。重性心理障碍(或精神病性障碍)则是精神分裂症和心境障碍等心理障碍程度较重的精神疾病。

心理障碍一般具有以下特征。

第一,痛苦感。大多数心理障碍的患者有明显的痛苦感觉和体验,如心情烦躁、情绪低落、焦虑等。

第二,心理-生理-社会机能紊乱。大多数心理障碍的患者不能保持心理、生理和社会功能的平衡与协调,出现如失眠、头痛、乏力等生理功能紊乱,同时也会出现社会功能受损,影响正常生活。

第三,异常心理固着。心理障碍者常有意识领域狭窄,看不到周围积极的事件,而仅将焦点固着在自己的"心理问题"上,为此倍感烦恼。

二、正常心理与异常心理的判断标准

(一) 经验标准

经验标准一是患者自己的主观经验,他们自己感到忧郁、焦虑或不能控制自己的某些行为,从而寻求医生的帮助;二是他人的观察和判断,非专业人员也会根据自己的经验来判别正常和异常,但具有较大的主观性和片面性,而专业人员的判断较为科学和客观。专业人员判断心理正常与异常与否,经常使用以下三个临床标准:即心理与环境(自然和社会环境)的统一性,心理活动自身的完整性和协调性,个性的相对稳定性。

(二) 统计学标准

大样本心理健康调查的统计结果,一般多为正态分布,居中间的大多数人为心理正常者。居某一端者为异常。若某一个人的测验分数离中点(平均数)越远,偏离正常的可能性越大。大多数情况下人为划定一个界限,来区别正常和异常。

(三) 生物医学标准

该标准认为心理障碍患者的神经系统特别是脑部肯定有病理过程存在,故必须对患者进行物理、化学检查和心理生理测定,寻找其病理解剖或病理生理变化的依据。该标准仅限于脑器质性精神病、躯体疾病伴发精神障碍和感染中毒所致精神障碍的诊断。

(四) 社会适应标准

该标准认为不符合社会的准则,不能根据社会要求和道德规范行事的人就是有心理障碍。

(五) 时间标准

正常人在特定情况下也可能出现一过性的心理症状,但持续时间不会太长。症状的持续时间达到一定的标准,方可判定为心理异常。该标准对于不同的症状有不同的要求,一般而言,严重的心理症状即使持续的时间较短也可以判定为心理异常,轻微的症状则需要较长的时间方能确定为心理异常。

以上几种判断标准是从不同的角度认识异常心理的,各有优点和局限,对于判断正常和异常心理都有一定的参考价值,单一使用必然出现某种缺陷。因此,在临床工作中应针对患者的实际情况,综合使用以上标准,且互相参考,方能做出科学的分析和判断。

三、心理障碍分类

心理障碍的分类主要参照精神病学的分类,目前国际上影响较大的是美国精神医学会编写的《精神疾病诊断和统计手册》(DSM),现已颁布了第四版,即 DSM-Ⅳ,其次是世界卫生组织编写的《国际疾病分类》(ICD)中的精神与行为分类,现已修订到第十版,即 ICD-10。我国中华精神科学会在参考了 DSM-Ⅳ 和 ICD-10 后,结合病因和症状,按照病理现象的描述性原则,于 1978 年通过了《中国精神疾病分类方案与诊断标准》(CCMD),现已修订到第三版,即 CCMD-3。具体见附录。

四、心理障碍原因

大量的临床证据表明,许多心理障碍的起因,并非单一因素,而是多种因素共同作用的结果,其中生物学因素和心理社会因素都起到了重要的作用。

(一)生物学因素

(1) 遗传因素:染色体数目及结构异常,以及基因突变等均可导致遗传信息的变化,引起比较严重的躯体及心理发育障碍,有的还引起人格异常、违法犯罪倾向和类似精神分裂症等表现,在已知的 200 多种酶的缺陷病中,可引起心理发育障碍或行为异常者约 70 余种。一些原因不明的精神发育迟滞、精神分裂症、心境障碍以及 Alzheimer 病等常由于多个基因共同作用而致病。

(2) 感染:全身感染、中枢神经系统感染和其他系统感染均可引起心理障碍。病原体多为细菌、病毒等。最常引起精神障碍的感染有败血症、流行性感冒、伤寒、脑膜炎等。

(3) 化学物质:各种对中枢神经系统有害的物质都可引起心理障碍。常见于成瘾物质(海洛因、吗啡、苯丙胺及新型的致幻型兴奋剂、大麻等),酒精,医疗用药(阿托品、异烟肼、皮质类激素等),工农业毒物(苯、有机汞、四乙基铅、有机磷农药等),食物(有毒的蕈类食物),一氧化碳。

(4) 脑和内脏器官疾病:大脑和内脏器官的疾病可引起器质性心理障碍,其中脑的弥漫性损害和位于额叶、颞叶、胼胝体、基底节和边缘系统的病变尤为明显,而各种内脏器官的疾病都有可能在疾病的严重阶段出现心理障碍。

(5) 年龄:儿童和少年的脑功能尚未发育完全,特别容易受到损害,易出现心理发育及其他心理障碍,更年期又可以出现第二个心理障碍的发病高峰,老年期则容易出现老年性痴呆。

(6) 性别:一些心理障碍的发病在月经期间有症状加重的倾向,产褥期、更年期容易发生女性特有的心理障碍。抑郁症患者中女性远远多于男性,而物质依赖、酒精中毒等则是男性远远高于女性。

（二）心理因素

心理因素包括心理素质和心理应激两方面。心理素质是条件因素，而心理应激则常常是致病诱因。

1. 心理素质　具有开朗、乐观性格的人，在心理应激过程中可表现出较强的耐受性。与此相反，具有拘谨、抑郁性格的人，对心理应激的耐受能力较差，易患神经症、心身疾病、酒精与药物滥用等。

2. 心理应激　心理应激在一般情况下称为精神刺激或精神创伤，通常来源于生活中的一些重大生活事件。但引起心理应激的生活事件必须是对当事人具有重要的利害关系，关系越密切，应激越强烈；同时必须达到足以激发剧烈情绪反映的强度或频度，否则就难以形成应激。在很多情况下，适当的心理应激，具有动员机体潜力，应付各种困难、提高反应效率、激发战斗力的作用。但对于具有心理素质缺陷的个体，强大的心理应激往往会导致急性应激反应或创伤后应激障碍；对某些具有较高易感性的个体，一些并不强烈的应激也可能促使其发病。应激源分为生理性、心理性、社会性、文化性四类。

（三）社会因素

与心理障碍的发生、发展与转归相关的社会因素很多，主要如下。

1. 社会文化　心理障碍的症状表现会因社会文化的不同而产生明显的差异。不同地区、不同文化背景下生长的人也往往表现出症状内容的不同，如中国患者往往会有与菩萨、鬼魂等有关的症状，而基督教国家患者的症状常与基督教有关。

2. 社会结构　心理障碍在不同的社会结构群体（如不同性别、婚姻状况、种族、文化程度、社会阶层等）中的分布是不同的。一般来说，处于社会劣势的群体（如低收入、低社会地位的阶层）心理障碍（尤其是焦虑、抑郁障碍）的患病率较高，而处于社会优势的群体（如高收入、高社会地位的阶层）的心理疾病患病率低。也有一些个别的心理障碍在分布方面出现相反的趋势。

3. 社会变迁　城市化、工业化、全球化等社会变迁使心理障碍的疾病谱产生重大的变化。如我国改革开放之后，药物滥用问题蔓延，且愈演愈烈。

4. 社会压力　来自于战争、种族歧视、暴力犯罪、政治迫害、经济危机、贫困、失业、成为难民等的社会压力，对心理健康可造成严重损害。有研究者提出，经济萧条常预示着精神科住院人数和自杀者增多。

5. 社会支持　社会支持是指个体所处的社会环境给个体提供的帮助、保护与支持。有人将社会支持与个体的关系比喻为空气与飞鸟的关系。心理学家马斯洛（A. Maslow）认为，人在满足衣食温饱之后，其基本需要之一便是介入各种人际关系。

知识链接 ----------------------------------○

综合医院的心理障碍

随着社会经济迅速发展，人们的工作、学习及生活节奏不断加快，紧张程度越来越高，人群中的心理问题及临床各科疾病中涉及的心理因素也日趋增多，引起了医务工作者及全社会的普遍关注。国内外精神病流行病学资料显示，心理疾病的总患病率有不断上升的趋势。WHO1997 年公布的数据显示,综合医院门诊各科未确诊的患者中有 20%～30%合并有心理问题,已确诊的患者有 15%～20%合并有心理问题;全科医生、家庭医生面临 40%～60%的患者需心理科的辅助处理。有研究表明,在综合医院中,50%的反复就诊者有心理障碍,主要包括抑郁障碍、焦虑障碍、酒精和其他物质滥用,有惊恐障碍者的哮喘的就诊次数比没有惊恐障碍者高 10 倍以上。有焦虑障碍的哮喘患者比无焦虑的患者住院次数高 3 倍,只有 44%的有心理障碍的患者得到心理科的治疗,心理障碍(抑郁、痴呆、谵妄、物质滥用)的检出率只有 1/3～1/2。而在我国的门诊中,有 15%的患者需要心理科处理。但由于种种原因,非心理专科医生对心理疾病的识别率低,如在上海,内科医生对抑郁症的识别率仅为 21%,而在发达国家的识别率多在 80%以上,这一数字说明非心理专科医生的医学心理学知识有待于进一步普及和提高。

第二节 人格障碍

一、人格障碍的概念、形成原因和特征

(一)人格障碍的概念

人格障碍(personality disorder)是指人格发展的畸形与偏离状态,表现为固定持久的适应不良行为,有时也称为变态人格、病态人格、人格异常等。人格的常态与变态只能在一定历史条件下与其所处社会人群的均数(常态)比较而言。

(二)人格障碍的形成原因

人格障碍形成的原因比较复杂,有多方面的原因,它们可能综合地起作用,各类型具有共同的病原因素,但迄今尚未完全阐明。但大量的研究和临床实践表明,生物、心理、社会环境等方面都会对人格形成产生影响,除大脑先天缺陷外,心理、社会与文化、环境的潜移默化影响,可能是人格障碍形成的关键因素。

1. 生物学因素 有研究认为人格障碍患者家属中人格障碍的发生率较高,其发生率与血缘关系成正比,即血缘关系越近,发生率越高;双亲中脑电图及生化异常率较高;寄养子女有较高的人格障碍发生率。同时,脑电图检查也发现半数人格障碍受检者常有慢波出现,认为是大脑发育成熟延迟的表现。

2. 心理因素 主要与童年时期精神创伤和不合理教养有关。许多学者认为儿童被父母抛弃和受到忽视是人格障碍发展的首要原因。婴幼儿时期母爱的剥夺、父母离婚、家庭感情破裂、长辈过分溺爱、家庭或教师对儿童时期的不合理教养方式可导致人格病态发展。而有些家长酗酒、违法乱纪、道德败坏,常常给孩子心灵以严重的影响,对个性发展也会带来巨大危害。儿童期的不合理教养亦可导致人格障碍。对孩子粗暴凶狠、放纵溺爱和过分苛求,都会对孩子产生不良影响。

3. 社会、文化和环境因素 人格障碍与文化适应不良有关，不同的社会和不同的文化塑造不同的性格。一些学者认为人格障碍患者的异常情绪反应与行为方式都是儿童生长过程中习得的，通过条件反射机制巩固下来。社会环境对于人格的发展也有一定的影响。

（三）人格障碍的特征

（1）人格严重偏离正常，危害他人，他们的行为后果伤害别人，给别人造成痛苦，自己却泰然自若，因此与人难以相处。

（2）对自身人格障碍缺乏自知力，贻害自己，经常与周围人发生冲突，并处处碰壁，深受其害，却很难从错误中、从过去的生活经验中吸取教训，加以纠正，因此，很难适应周围环境。

（3）无智能和意识障碍，认识能力完整，一般能正确处理自己的日常工作和生活，不丧失对事物的辨认能力，能理解自己的行为后果，也能理解社会对自己的行为后果的评价标准，具有责任能力。

（4）一旦形成就比较恒定，且不易改变。

（5）早年开始出现，到中晚年由于饱经沧桑及精力不足，而渐趋缓和。

二、人格障碍的常见类型

对人格障碍作出绝对科学的分类是困难的。现实生活中，多种人格障碍合并的情况也很常见。一些人格障碍类型分别是从不同出发点提出的，故不同诊断标准对人格障碍的分型也存在差异。《中国精神疾病分类方案与诊断标准》第三版（CCMD-3）将人格障碍分为九大类型，即偏执性人格障碍、分裂样人格障碍、反社会性人格障碍、冲动性人格障碍、表演性人格障碍、强迫性人格障碍、焦虑性人格障碍、依赖性人格障碍和其他或待分类的人格障碍。

人格障碍的常见类型及特征和典型案例如下。

1. 偏执性人格障碍 以猜疑和偏执为特点，始于成年早期，男性多于女性。其行为的主要特点是广泛地猜疑和过敏。这种患者极度敏感，在遭遇到拒绝或失败时，易感委屈，对侮辱和伤害不能宽容，长期耿耿于怀；思想行为固执己见，心胸狭窄，易将别人的无意的或者友好的行为误解成敌意或轻蔑而产生歪曲体验。

案例引导

偏执性人格障碍

某女生一向清高，做事认真，不好交往，学习专注，好胜心强。近两年她变得精神恍惚，经常胡思乱想，脾气很坏，常常跟父母顶嘴怄气；将同学对她的帮助看成是瞧不起她、小看她；有几次老师批评她不该那么固执、自以为是，她竟在课堂上跟那位平时很宠她的老师争得面红耳赤；回家常诉说老师故意整她，或同学串通起来跟她做对；与老师、同学和家人的关系越来越糟，干什么都定不下心，学习成绩急剧下降。

2. 分裂样人格障碍 以观念、行为和外貌装饰的奇特、情感冷漠，以及人际关系缺陷为特点。性格明显内向，回避社交，离群独处，自得其乐；对人冷漠，缺乏情感体验，缺乏热情和温柔体贴,无幽默感等。男性略多于女性。

案例引导

分裂样人格障碍

王某,男,29岁,未婚。他的一个舅舅有精神分裂症病史。自上学以来,他表现为孤僻离群,少言寡语,情感冷淡,对一切显得无兴趣,对批评、赞扬及家人的关系均无动于衷,终日在家看书自娱,不愿多出门,家中来客从不打招呼,几乎谈不上社会和人际交往,无知心朋友,人称"木头人"。成绩一般,毕业后对工作抱着无所谓的态度。长期不去工作,后来家人为他找了一份工作才去上班。不修边幅,生活随便,房间里一片狼藉,疏于收拾,经常迟到,对领导的提醒不在乎。一次,别人给他介绍对象,他却提出要求过隐居的生活,做和尚。他的种种异常行为引起家人注意后劝其去心理咨询。

3. 反社会性人格障碍 以行为不符合社会规范,经常违法乱纪,对人冷酷无情为特点,男性多于女性。此类患者往往在童年或少年时就出现品行问题。成年后习性不改,主要表现为行为不符合社会规范,甚至违法乱纪。

案例引导

反社会性人格障碍

刘某,男,25岁,初中文化,农民。自幼淘气,经常与同学打架争执,破坏公共财物,上课坐立不稳,违反纪律,做恶作剧寻开心,上课拿着虫子戏弄女同学。他经常说谎,盗窃他人财物,与一些流氓之徒混在一起吸烟、酗酒、夜不归宿,数次被学校处分。母亲已故,家里人对他缺乏关心,任其发展。对家里生病的父亲他从不关心照顾,每次回家向姐姐强行要钱,对长辈的批评毫不在意,无悔改之意。他结婚后性情变得暴躁、粗鲁、嗜酒如命,妻子就是其打击的对象,体罚妻子是常有的现象,以致妻子不得不多次向法院提出离婚。在村里表现极差,大家都不敢惹他,领导多次找他谈话教育无效,他称要来个"大闹天宫",害得姐姐每次为他说好话。

4. 冲动性人格障碍 又称攻击性人格障碍,在中青年期常见,男性多于女性。它是一种以情绪的激惹性或爆发性和行为冲动为主要特征的人格障碍。由于发作过程有突发性,类似癫痫,故又称癫痫型人格障碍。

案例引导

冲动性人格障碍

某大学男生,从小脾气固执、暴躁、逆反,所以经常受批评,挨打较多。喜欢与人争辩,但是每次他必须占上风,如果说不过别人,便开始怒骂不绝,甚至大打出手。他在班里没人敢惹,大家不理他也不行,与他谈论也不行,是大家头痛的人物。经诊断,确定其为冲动性人格障碍(攻击型)。

5. 表演性人格障碍 以过分的感情用事或夸张言行吸引他人注意为特点。其典型特点如下:心理发育不成熟,特别是情感过程不成熟。具有这种人格的人的最大特点就是做作、情绪表露过分,总希望引起他人的注意。

案例引导

表演性人格障碍

患者,男,21 岁。因喜欢表现自己,感情用事,易激惹,入院。4 个月前开始,患者不明原因逐渐表现爱模仿戏装演员的动作,打扮自己,行为举止女性化。同时容易发脾气,自己的愿望如不能得到满足,就烦躁,甚至打人。变得非常自私,并常紧锁门户,防止他人进入。爱听表扬的话,与人谈话时,总想让别人谈及自己。患者常感情用事,以自己高兴与否判断事物的对错和人的好坏,对别人善意的批评,即使很婉转,也不能虚心接受,不但不感激,还仇视别人,迫使别人不得不远离他。

6. 强迫性人格障碍 以过分的谨小慎微、严格要求完美,以及内心的不安全感为特征。男性患者为女性的 2 倍,约 70%强迫症患者有强迫型人格障碍。

案例引导

强迫性人格障碍

患者,男,家住农村,19 岁,父母均为农民。在家排行老大,有一弟一妹。患者从小就很懂事,知道父母很辛苦,对自己要求极为严格,不许自己浪费时间,学习成绩一直名列前茅,上初中后曾任班干部,深得老师喜爱。父亲省吃俭用给他买了块手表作为奖励。数月以后患者开始出现心理异常,总是担心自己的手表遗失,后来在一次早操时将手表遗失,他深知父母挣钱不易,极度内疚,常有意识地到寝室和马路边寻找,但是始终没有找到,也不敢告诉父母,成绩急剧下降。后来患者家中添置了沙发,平时他喜欢坐在沙发上看书。一次母亲说别把沙发坐坏了,以后不准坐在沙发上看书。从此他再也不敢坐沙发,后来发展到看见椅子也害怕。勉强读完初中后依然待业在家,经常为看病四处奔波,家中为此花不少钱,他更加觉得不好受。患者最苦恼的问题是大小便失禁,总是有去厕所的念头,但又感觉不该去,拼命克制自己不去,结果导致吃饭后习惯性呕吐,依照胃病治疗未痊愈。此症状持续了 3 年。近期,患者总是想着自己是否渴了或者饿了,椅子该不该坐,泡在盆里的衣服是否应立即清洗,见到电灯就要反复检查电灯开关,出门要反复看门是否锁好等。与他人交往时,他总害怕别人笑话他,认为别人的眼睛都在看自己。

7. 焦虑性人格障碍 以一贯感到紧张、提心吊胆、不安全及自卑为特征,总是需要被人喜欢和接纳,对拒绝和批评过分敏感,因习惯性夸大日常处境中的潜在危险,而有回避某些活动的倾向。

案例引导

焦虑性人格障碍

赵某,女,21岁,学生。从小害羞胆小,上课时不敢举手回答问题,说话声音小,老师叫她起来回答问题时便异常紧张,吞吞吐吐,说不出话来,考试前紧张、出汗、双手发抖脑子一片空白,结果往往发挥不了平时的正常水平。平时与陌生人讲话就不自主脸红,出门要拉着父母的手,不敢一个人出门。同学邀她一起出去玩也感到担心出事,于是经常推却。也不敢结交男朋友,怕别人在背后说闲话,一点小事就提心吊胆,惶惶不知所措。

8. 依赖性人格障碍 以过分依赖为特征,表现为缺乏独立性,感到自己无助、无能和缺乏精力,害怕为人所遗弃。将自己的需要依附于别人,过分顺从于别人的意志。要求他人安排自己的生活,当亲密关系终结时有毁灭和无助的体验,有一种将责任推给他人来应对逆境的倾向。

案例引导

依赖性人格障碍

周某,19岁,大学女生,"我真不该来上大学,觉得一天也待不下去。我是爸爸妈妈的独生女,我在上大学前,一切都是爸爸妈妈的照料,甚至连衣服、鞋袜自己都不用洗。进大学后,非常想念自己的家,对大学的生活很不适应,我经常做梦,梦到自己的爸爸妈妈,醒来后常常暗自流泪。为此,我力求使自己快乐起来,强迫自己忘掉家中的温馨幸福,把自己注意力集中在学习上,但无论如何,我眼前总是浮现出父母及家乡同学的身影。我真不知道自己现在该怎么办!"

第三节 性心理障碍

一、正常性心理发展

(一)婴幼儿期性心理(出生到五岁)

婴儿出生后,就已经有一定程度的性生理反应,以及无意识的性愉快感。其性愉快体验逐渐从无意识向有意识转化,逐渐认识到男女性器官的差异,学会识别自己的性别身份,并开始学习性别角色。性身份认同的关键时期是1岁至1.5岁左右,一般在3岁时就已经确立,这时儿童已经能够识别自己是男还是女。而性别角色认同的关键时期是在1.5~3岁。他们竭力模仿周围那些与自己性别相同的人,学习他们的言行举止。在3岁至3.5岁期间,男女幼儿的性激素分泌均轻度增加,脑的嗅区对人类性相关信息敏感性增加,这些变化使得幼儿性欲增强、手淫增多,并伴有直接指向异性的性幻想,幻想中的异性通常是父亲或母亲。这一时期的性心理发育特征主要是恋父及恋母情结、对和性相关问题的好奇、性游戏，以及对性别角色的进一步学习等。上幼儿园后，教师们的言行在有意无意中给男孩和女孩灌输不同的角色概念。他们从起初模仿父母的言行举止进而模仿其他成年人，逐渐形成自己的性别角色取向。孩子们在玩"过家家"的游戏过程中，也显示出对其所认同的性别角色的模仿。大众传播媒介是男女角色社会化中的又一个渠道。无论在广告节目还是动画片、故事影片的播映中，孩子们总是能看到男女有别的情形，他们在观看中潜移默化地进行着角色认同。

(二)儿童期的性心理(六七岁到十二三岁)

儿童期的性心理不断地稳步发展，幼儿期的性游戏可能一直延续下来。他们开始对成人世界的性活动感到好奇，性别角色的认同继续得以发展，小学高年级儿童随着生理年龄的变化，逐渐步入青春发育期。儿童期是人类性生理成熟和性心理成熟全过程的开始，也是决定这一过程正常发展的关键时期。大部分儿童的性游戏更接近他们平时的游戏习惯，很少反映出他们直接对性的兴趣。儿童在这一时期的性欲被称为模糊性欲。

在学龄期，电视、电影、报刊书籍等传播媒介对儿童性心理发育的影响增大了，儿童对周围的观察和好奇也大大增加，他们借此窥视着成年人的性世界。他们同时具有了朦胧的性别意识和性意识，这种性意识的萌芽促使他们对男女恋爱之事充满了好奇心。有些儿童喜欢偷看成人谈恋爱，以满足其对性的好奇心。儿童的好奇心体现了他们对性问题和男女之事的关注。

学龄期儿童继续在性别角色上分化。学校成为了孩子们学习性别角色的重要场所，教师对男孩和女孩行为的肯定评价，使孩子们强化了其角色概念，对"假小子"或"假姑娘"持否定态度。大众传播媒介如电视、电影、报纸杂志、甚至网站等成为孩子学习性别角色的重要渠道。

(三)青少年期的性心理(十二三岁到十八九岁)

青少年期是个体从童年向成年发展的过渡时期，是男女两性的生物学特征和社会文化特征发展变化的重要时期，是身体、心理和智力上逐渐成熟的时期，是从个体第二性征出现至个体发育完全的一段时间，在这个过程中，性生理和性心理也逐渐发育成熟。弗洛伊德称此期为生殖期，即男女进入异性恋阶段。

青春期是从十二三岁到十四五岁，在这个阶段个体的生理发育加速，第二性征开始出现并迅速发展，而心理发展相对缓慢，个体在性心理发育中出现了许多矛盾、困惑和烦恼。这一时期的少年男女，在经历着肌肉、骨骼等组织的急剧发育带来的身体变化的同时，又面临着由生殖系统的加速成熟引起的心理困扰。男女体内的性激素加速分泌、身高增长、生殖器官逐渐成熟，如女孩月经来潮、男孩精子成熟出现遗精，女孩乳房发育、男孩长出胡须等第二性征出现。性生理的迅速发育引起性欲冲动，他们此时有了生育能力和接近异性的自然要求，处于性萌动期。青年初期是从十四五岁到十八九岁之间这一时期。这时个体的性发育日趋成熟，青年男女的交往开始发展到两个人的接触，有的人开始恋爱。

（四）成年初期（青年后期）的性心理（十八九岁至三十五岁）

在这一时期，青年的自我意识得到了迅速发展，自我同一性得以确立，人生观和价值观趋于稳定，从青春期开始的性觉醒也基本稳定，男孩成长为男人，女孩成长为女人。恋爱、结婚及婚后性适应是其重要的性心理过程。

（五）成年中期（中年期）的性心理（三十五岁至六十岁）

在这个时期，夫妻双方为事业、家庭与周围人群交往，为生活而奔忙。他们性交的频率降低了。这一方面反映了丈夫在这方面的兴趣下降或另有新欢，同时反映出妻子更多地投入到母亲角色中而导致性欲下降。对男性和女性来说，这是婚外性交活动容易日益增加的危险时期。女性进入更年期后，情绪和生理将发生变化，绝经后由于不会再怀孕，她们对性的兴趣可能增加。而此时的男性通常是处在性兴趣下降的时期，他们需要更长的时间才能达到性高潮，而且高潮时的快感也不是那么强烈了。

（六）成年晚期（老年期）的性心理（六十岁或六十五岁起到生命终结）

在这个时期，生理发展和心理发展逐渐老化和衰退。老年人常常感到快要接近生命的终点，也认为自己不应该继续享有幸福的性生活。他们很少相信自己值得被当做性爱的对象。事实上，这些观点没有科学依据。许多科学研究的结果表明，性需求并不会随着年龄变老而消失，健康的老年人普遍存在性欲，并能进行性生活，有的还能繁衍后代。在有效的性刺激下，老年人仍会出现身心两方面的性反应，性生活仍然是老年人生活的重要组成部分。

二、性心理障碍的概念和常见类型

（一）性心理障碍的概念

性心理障碍又称性变态（sexual deviation），是一组以性对象歪曲和性行为异常为特征的心理障碍，以寻找违反社会道德习俗的异常性行为来满足其性欲需要；除此之外，与之无关的心理活动均无明显障碍。性心理障碍的病因至今尚无一致认识。各心理学派都倾向认为性心理障碍是性心理发育过程中出现的异常而逐渐形成的，与生物、心理、社会因素都有一定联系。

（二）性心理障碍常见类型

《中国精神疾病分类方案与诊断标准》第三版（CCMD-3）将性心理障碍分为三个类型，即性身份障碍（易性症）、性偏好障碍（恋物症、异装症、露阴症、窥阴症、摩擦症、性施虐和性受虐症）、性指向障碍（同性恋、双性恋）。

其常见类型及特征和部分典型案例如下。

1. 易性症 易性症是对自身性别的认定与解剖生理上的性别特征相反，持续存在厌恶和改变本身性别的解剖生理特征以达到转换性别的强烈愿望，并要求变换位异性的解剖生理特征（如使用手术或异性激素），其性爱转变为纯粹的同性恋。

易 性 症

李某,30岁,至今未谈恋爱。父母催促她谈恋爱,别人也帮她介绍,但她总以没时间或其他理由推脱。她从小就喜欢与男孩子在一起玩耍,总觉得自己就该是男的,对女性特征非常反感,长年留短发,从不穿裙装,打扮得像个"假小子"。希望自己是个男的,愿意接受变性手术。

2. 恋物症 恋物症是指在强烈的性欲望与性兴奋的驱使下,反复收集异性使用的物品。几乎仅见于男性。所恋物品均为直接与异性身体接触的东西,如乳罩、内裤等,患者抚摸、嗅闻这类物品伴以手淫,或在性交时由自己或要求性伴侣持此物品,以获得性满足(所恋物体成为性刺激的重要来源或获得性满足的基本条件)。对刺激生殖器官的性器具爱好不属于恋物症。

恋 物 症

王某,男,26岁。父母已离婚,从小跟着父亲长大,缺少母爱,性格孤独内向,内心想法不善表达。中学时,一次偶然的机会看到女性内裤引起了他的性冲动,于是他控制不住,总是要冒险偷学校女生的内裤,对其物品进行手淫,以取得性满足。家人经常在家里角落莫名其妙地发现几条从未见过的内裤,开始以为搞错了,并未在意。一次偶然发现其这种行为后,给予批评仍无法戒除。结婚后,夫妻关系良好,这种不良行为才慢慢戒除。

3. 异装症 异装症是恋物症的一种特殊形式,表现为对异性衣着特别喜爱,反复出现穿着异性服装的强烈愿望并付诸行动,由此可引起性兴奋。其穿戴异性服饰主要是为了获得性兴奋,当这种行为受抑制时可引起明显的不安情绪。患者并不要求改变自身性别的解剖生理特征。

异 装 症

王某,男,34岁,已婚。患者一向性格内向,孤僻离群、怕羞、爱整洁、自幼双亲让他穿女装。结婚后,妻子发现丈夫趁她不在家时着女式装束(如假发、丝袜、高跟鞋等),照镜子自我欣赏,体验性兴奋。追问后才知婚前已有这种性偏好,但自己解释说不希望变成女性。

4. 露阴症 露阴症是指反复在陌生人面前暴露自己的生殖器,以满足引起性兴奋的强烈愿望,几乎仅见于男性。

露 阴 症

刘某,男,28岁,工人,已婚。父母对其严厉而专制,他是独生子。少年时他文静内向,好学,只与少数同学来往,关系并不密切。17岁时,他自己不明白为什么,第一次有露阴的强烈欲望。故他计划在一个陌生妇女面前暴露阴茎,当他发现对方的震惊和害怕后获得性满足。结婚后,妻子一再要求他改掉这个坏习惯,他下定决心不再干那种事情,但最终还是屡教不改。他说他一见到女性就有那样的冲动,但他并没有攻击的欲望,反而感到害怕。

5. 窥阴症　窥阴症是指反复窥视异性下身、裸体或他人性活动,以满足引起性兴奋的强烈欲望,可当场手淫或事后回忆窥视景象并手淫,以获得性满足,几乎仅见于男性。观看淫秽音像制品,并获得性满足,不属于本诊断。

窥 阴 症

赵某,男,25岁,未婚。上大学时,一次偶然机会患者看到女生洗澡的一幕感到兴奋,之后他常备一个远程双筒望远镜,用来窥视附近住所的异性脱衣洗澡的情景。每次行动时他害怕别人发现而非常紧张、担心,他也为此曾多次受到处罚,但又无法控制,反复要出现这种念头及行为,但没有与被窥视者进一步的性行为。父母给他介绍对象,他却说不愿意,令家人很烦恼。

6. 摩擦症　摩擦症是指男性患者在拥挤场合或乘对方不备之际,伺机以身体某一部分(常为阴茎)摩擦和触摸女性身体的某一部分,以达到性兴奋的目的。

摩 擦 症

王某,男,45岁,多次用勃起的阴茎挨触妇女的手心,有时隔着衣服,有时把阴茎取出来。并且挨触的对象主要是中老年妇女,曾多次被拘留。他在单位挨批评、挨处罚,自己也认识到这种行为是遭人厌恶的,但一遇到机会,即不能克制。他受到的惩罚越重,心情越苦闷,要做的冲动越强烈。

7. 性施虐和性受虐症　性施虐和性受虐症是指以向性爱对象施加虐待或接受对方虐待,作为性兴奋的主要手段。其手段主要为捆绑、引起疼痛和侮辱等,甚至可造成伤残或死亡。提供这种行为来达到性兴奋者为性施虐症,以接受这种虐待行为来达到性兴奋者为性受虐症。

┌─ 案例引导 ─────────────────────────────┐

性施虐和性受虐症

张某,男,26岁,最近其行为让妻子很疑惑,以前每次性生活他都是勉强应付,从未有过性高潮。可是最近夫妻生活时,他提出奇怪的要求,让妻子用力捏住他的鼻子,自己感觉特别疼痛时,他才会射精并获得极大的快感。

└──────────────────────────────────────┘

8. 同性恋　同性恋是指在正常生活条件下,从少年时期就开始对同性成员持续表现性爱倾向,包括思想、感情、性爱行为;对异性虽有正常的性行为,但性爱倾向明显减弱或缺乏,因此难以建立和维持与异性成员的家庭关系。

┌─ 案例引导 ─────────────────────────────┐

同　性　恋

吴某,女,26岁,相貌出众,早在中学就有众多的追求者,与男性谈过几次恋爱并与一男同学同居过几个月。但是她在性与情感方面并不是特别满足,最近发现与自己女性朋友在一起时要比与男性高兴得多,能让她体验到更多性和情感的满足,目前她已与一个女同学建立了性关系。

└──────────────────────────────────────┘

第四节　神　经　症

一、神经症概述

神经症原称为神经官能症,它是以焦虑、抑郁、恐惧、强迫、疑病症状或神经衰弱症状为主要表现,多种症状组合的一组心理障碍。神经症发病有一定人格基础,起病常受心理、社会因素的影响。症状没有可证实的器质性病变作基础,与患者的现实处境不相称,无持久的精神病症状,但患者对存在的症状感到痛苦和无能为力,自知力完整或基本完整,病程多迁延,进入中年后症状常可缓解或部分缓解。各种神经症相关症状或其组合可见于感染、中毒、内脏、内分泌失调或代谢和脑器质性疾病,称为神经症样综合征。《中国精神疾病分类方案与诊断标准》第三版(CCMD-3)将其分为恐惧症、焦虑症、强迫症、疑病症、神经衰弱等类型。

二、神经症的共同特征

(1)起病常与心理、社会因素有关。

(2)发病前多有一定的易患素质和人格特征。

(3)临床上主要表现为烦恼、紧张、抑郁、焦虑、恐怖、强迫、疑病等症状。没有明显或持续的精神病症状。其症状无器质性病变为发病基础,体格及神经系统检查找不出相应的病理解剖改变。

（4）一般自知力完整，有痛苦感，有求治要求。

（5）社会功能相对完好，行为一般保持在社会规范允许的范围之内。

（6）病程大多持续迁延。

三、几种主要的神经症

1. 恐惧症 恐惧症是一种以过分和不合理地惧怕外界客体或处境为主的神经症。患者明知没有必要，但仍不能防止恐惧发作，恐惧发作时往往伴有显著的焦虑和自主神经症状。患者极力回避害怕的客体或处境，或是带着畏惧去忍受。

> **案例引导**
>
> ### 恐 惧 症
>
> 秦某，女。自述"我半年来一直怕乘坐公共汽车。上了汽车就产生心慌、着急、头晕、胸闷、出汗，希望早点到目的地。在车上人多拥挤的时候，心慌害怕的情况就越严重。我怕我在车上发病，发心脏病。我怕我如果心脏病发作，不能及时抢救，就会死去。半年前，我曾有过一次车上发病的感受，当时莫名其妙一下子在公共汽车上发病，大汗淋漓，脸色苍白，头晕眼花，有濒死的感觉。我当时认为这下完了，赶快下车赶到医院。医生检查后说我没什么大问题，但我被吓住了。从此，我就对乘车害怕。我尽可能少乘公共汽车，但不乘不行。我怕我会死在车上。"

2. 焦虑症 焦虑症是一种以焦虑情绪为主的神经症，主要分为惊恐障碍和广泛性焦虑两种。焦虑症的焦虑症状是原发的，凡继发于高血压、冠心病、甲状腺功能亢进症等躯体疾病的焦虑应诊断为焦虑综合征。

（1）惊恐障碍：一种以反复的惊恐发作为主要原发症状的神经症。这种发作并不局限于任何特定的情境，具有不可预测性。惊恐发作为继发性，可见于多种不同的精神障碍，如恐惧性神经症、抑郁症等。

（2）广泛性焦虑：一种以缺乏明确对象和具体内容的提心吊胆及紧张不安为主的焦虑症，并有显著的植物神经症状、肌肉紧张及运动性不安。患者因难以忍受、无法忍受又无法解脱，而感到痛苦。

> **案例引导**
>
> ### 焦 虑 症
>
> 朱某，女，26岁，对一切声响都特别敏感，尤其不能容忍楼上的邻居换鞋或走路的声音。即使楼上的走路声并不是很大，可只要出声，朱女士就会焦躁不安，而且还会跟着声源走动。有几次，楼上的人三更半夜才回家，朱某听到拖鞋声，就再也睡不着了，还发了通脾气。

3. 强迫症 强迫症指一种以强迫症状为主的神经症，其特点是有意识的自我强迫和反强迫并存，二者强烈冲突使患者感到焦虑和痛苦。患者体验到观念或冲动系来源于自我，但违反自己意愿，虽极力抵抗，却又无法控制；患者也意识到强迫症状的异

常性,但无法摆脱。病程迁延者可通过仪式动作来减轻精神痛苦,但社会功能严重
受损。

> **案例引导**
>
> ### 强 迫 症
>
> 张某,某高校大二学生,前不久出现洁癖。上学期他宿舍进来一位男同学,起初他
> 们俩关系还好,后来张某偶然听说该男生曾去过红灯区,感觉非常恐惧,害怕该男生说
> 话将口水溅到他嘴上,只要那位男生一说话,嘴一动,自己就拼命去刷牙、擦嘴,时间长
> 达 1 h 左右。

4. 疑病症 疑病症是一种以担心或相信自己患有严重躯体疾病的持久性观念为主的
神经症,患者因为这种症状反复就医,各种医学检查阴性和医生的解释,均不能打消其疑
虑。即使有时存在某种躯体障碍,也不能解释所诉症状的性质、程度或其痛苦观念。经常
伴有焦虑或抑郁情绪。对身体畸形的疑虑或持久性观念也属本症。本障碍男女均有,无明
显家庭特点(与躯体化障碍不同),常伴有慢性波动性病程。

> **案例引导**
>
> ### 疑 病 症
>
> 患者,51 岁,男性。近一年来反复去医院就诊,感到自己食欲下降、中上腹不适,
> 伴有失眠、乏力、性欲减退。虽然各项检查结果均正常,并且医生反复保证未发现明显
> 的疾病特征。但患者查阅医学书籍之后,坚信自己是因为胃出问题和精索断裂才会出
> 现这些症状的,一定是医生没有检查出来,仍旧希望医生再检查、再保证。

5. 神经衰弱 神经衰弱指一种以脑和躯体功能衰弱为主的神经症,以精神易兴奋却
又易疲劳为特征,表现为紧张、烦恼、易激惹等情感症状,以及肌肉紧张性疼痛和睡眠障碍
(以入睡困难常见)等生理功能紊乱症状。这些症状不是继发于躯体或脑的疾病,也不是其
他任何精神障碍的一部分。神经衰弱多缓慢起病,就诊时往往已有数月的病程,并可追溯
导致长期精神紧张、疲劳的应激因素。

> **案例引导**
>
> ### 神 经 衰 弱
>
> 李某,21 岁。患者入睡困难,每晚要 2~3 h 方能入睡,睡后极易惊醒。轻微的响
> 声都不能忍受,梦多,白天昏昏欲睡,不能坚持上完第一节课,记忆力和学习效率下降,
> 一看书便心烦意乱,印象不深,有时叫不出熟人的名字。近 3 个月以来头昏,头痛,眼
> 花,情绪急躁,常因小事叹息不已。患者病前性格多疑,敏感,不果断,易急躁,自信心
> 弱,情绪不稳。检查时患者对稍强的光线或一般噪音都不能忍受,无其他障碍表现,认
> 为自己的疾病非常顽固,难以治愈,并且非常着急。

小 结

（1）心理障碍是各种心理行为障碍的统称，是指人的感知觉、记忆、思维、情绪、行为、意识及人格等一方面或多方面的异常。通常分为轻性心理障碍和重性心理障碍。

（2）正常心理与异常心理的判断标准如下：经验标准、统计学标准、生物医学标准、社会适应标准、时间标准。

（3）心理障碍原因如下：生物学因素、心理因素、社会因素。

（4）人格障碍是指人格发展的畸形与偏离状态，表现为固定持久的适应不良行为。

（5）人格障碍的常见类型如下：偏执性人格障碍、分裂样人格障碍、反社会性人格障碍、冲动性人格障碍、表演性人格障碍、强迫性人格障碍、焦虑性人格障碍、依赖性人格障碍。

（6）性心理障碍是一组以性对象歪曲和性行为异常为特征的心理障碍，性心理障碍分三个类型，即性身份障碍（易性症）、性偏好障碍（恋物症、异装症、露阴症、窥阴症、摩擦症、性施虐和性受虐症）、性指向障碍（同性恋、双性恋）。

（7）神经症是一组主要表现为焦虑、抑郁、恐惧、强迫、疑病症状或神经衰弱症状的心理障碍，分为恐惧症、焦虑症、强迫症、疑病症、神经衰弱等类型。

能力检测

一、单选题

1. 下列有关心理障碍的描述中，错误的是（   ）。

A. 是指没有能力按社会认为适宜的方式行事

B. 包括行为异常和心理异常

C. 判断心理障碍需考虑地区、文化方面的差异

D. 违法者都存在心理障碍

E. 器质性损害可导致心理障碍

2. 下列不是判断一个人心理正常和异常的标准的是（   ）。

A. 个人经验标准　　　　　　B. 统计学标准　　　　　　　　　C. 生物医学标准

D. 社会适应标准　　　　　　E. 道德标准

3. 以下属于心理障碍的形成原因的是（   ）。

A. 生物学因素　B. 社会因素　　C. 心理因素　　D. 遗传因素　　E. 以上都是

4. CCMD 是（   ）的英文简写。

A. 疾病及有关保健问题的国际分类

B. 精神障碍诊断和统计手册

C. 中国精神疾病分类方案与诊断标准

D. 精神与行为障碍分类

E. 以上都不是

5. 神经症的共同特征不包括( )。

A. 起病与心理素质、人格特征和社会心理因素均有关

B. 症状表现多样

C. 社会功能受损严重

D. 自知力存在、有求治要求

E. 病程多迁延

6. 广泛性焦虑症的症状中不具有( )。

A. 坐立不安 B. 心跳加快、出汗

C. 濒死感 D. 莫名恐惧

E. 尿频尿急

7. 神经衰弱患者最常见的睡眠障碍为( )。

A. 入睡困难 B. 易惊醒 C. 早醒 D. 多梦 E. 梦魇

8. 女性患者,平素性格内向、拘谨、做事仔细、认真。3个月前无明显诱因出现反复回忆过去做过的事,反复检查办公室抽屉锁是否关好,对家里的煤气开关也要反复检查,看见利器总是担心自己是否会伤害家人。明知这种想法不合理,但无法自控,为此感到苦恼。该患者最可能的临床诊断是( )。

A. 恐惧症 B. 强迫症 C. 癔症

D. 人格障碍 E. 疑病性神经症

9. 男性患者,3个月前在一次会议发言时因准备不充分出现紧张、不自然、脸红,以后不敢当众发言,否则会有出汗、头晕、心慌、恶心等身体不适感,为此影响正常的工作。该患者最可能的临床诊断是( )。

A. 广泛性焦虑症 B. 急性焦虑发作

C. 社交恐惧症 D. 广场恐惧症

E. 癔症

10. 患者,男性,48岁,已婚,中学教师。因带高三毕业班工作较紧张,最近1个月来在学校、家里和公共场所,先后4次发生突然的心慌、心悸、胸闷、气急、头晕、恶心、肢体麻木感,为此送医院急诊,但一般都在1 h内缓解。该患者最可能的临床诊断是( )。

A. 癫痫发作 B. 惊恐障碍 C. 癔症

D. 心率失常 E. 心因性精神障碍

11. 关于人格障碍的特点中,以下错误的是( )。

A. 起病于童年或少年 B. 人格严重偏离正常,危害他人

C. 造成短暂的适应不良 D. 缺乏自知力

E. 无智能和意识障碍,认识能力完整

12. 人格障碍的定义中错误的是( )。

A. 是一种异常的行为模式 B. 患者对社会环境适应不良

C. 不一定影响患者的社会功能 D. 人格偏离常态

E. 恒定持久,顽固且不易纠正

13. 以下属于人格障碍的发病机制的是( )。

A. 遗传因素　　　　　　　　B. 脑发育因素　　　　　　　C. 童年期精神创伤

D. 社会文化因素　　　　　　E. 以上都对

14. 感情用事或夸张言行引起他人注意是( )的表现。

A. 偏执性人格障碍　　　　　　　　　　B. 反社会性人格障碍

C. 强迫性人格障碍　　　　　　　　　　D. 表演性人格障碍

E. 焦虑性人格障碍

15. 以严格和完美为主要特点是( )的表现。

A. 偏执性人格障碍　　　　　　　　　　B. 反社会性人格障碍

C. 强迫性人格障碍　　　　　　　　　　D. 表演性人格障碍

E. 焦虑性人格障碍

16. 以一贯感到紧张、提心吊胆、不安全和自卑为特征是( )的表现。

A. 偏执性人格障碍　　　　　　　　　　B. 反社会性人格障碍

C. 强迫性人格障碍　　　　　　　　　　D. 表演性人格障碍

E. 焦虑性人格障碍

17. 患者,女性,26 岁,工作能力好,但对他人不愿吐露心声,独来独往,无知心朋友,周围人都说她性格古怪,时常将别人的好意往坏处想,工作中老是怀疑别人弄坏她的资料,我行我素,做事随心所欲,与同事格格不入,不肯承认错误,经不起批评。她唯一可以信任的丈夫也因无法容忍她而离婚,该患者可能患有( )。

A. 偏执性人格障碍　　　　　　　　　　B. 反社会性人格障碍

C. 强迫性人格障碍　　　　　　　　　　D. 表演性人格障碍

E. 焦虑性人格障碍

18. 患者,男性,36 岁,自幼淘气,常与同学打架,破坏公物,不遵守纪律,上课时戏弄女生,经常说谎,盗窃他人财物,多次被学校处分。母亲已故,家人对他缺乏关心,对家里生病的老父从不照顾,对长辈的批评不在乎,毫无悔改之意,结婚后经常辱骂、体罚妻子致使妻子无法忍受多次要求离婚。该患者可能存在( )。

A. 偏执性人格障碍　　　　　　　　　　B. 反社会性人格障碍

C. 强迫性人格障碍　　　　　　　　　　D. 表演性人格障碍

E. 焦虑性人格障碍

19. 性偏好障碍不包括( )。

A. 恋物症　　B. 异装症　　C. 露阴症　　D. 窥阴症　　E. 同性恋

20. 下列选项中不属于性心理障碍的是( )。

A. 性指向障碍　　　　　　　　B. 性偏好障碍　　　　　　　C. 性身份障碍

D. 同性恋　　　　　　　　　　E. 性冷淡

二、名词解释

1. 心理障碍

2. 人格障碍

三、填空题

1. 人格障碍的常见类型有:_____、分裂样人格障碍、反社会性人格障碍、冲动性人格障碍、表演性人格障碍、_____、焦虑性人格障碍、依赖性人格障碍。

2. 心理障碍发生的原因如下:生物因素、_____、社会因素。

3. 神经症分为恐惧症、_____、_____、疑病症、神经衰弱等类型。

4. 心理障碍的一般特征如下:_____,心理-生理-社会机能紊乱,异常心理固着。

四、简答题

1. 试述正常心理与异常心理的判断标准。

2. 试述神经症的共同特征。

3. 试述人格障碍的特征。

4. 试述神经衰弱的临床表现。

能力检测参考答案

一、单选题

1. D 2. E 3. E 4. C 5. C 6. C 7. A 8. B 9. C 10. B 11. C 12. C 13. E 14. D 15. C 16. E 17. A 18. B 19. E 20. E

(肖曙辉 孙 萍)

附:心理障碍临床实验教学课程

神经衰弱的临床症状和治疗

实验教学目的

(1) 掌握神经衰弱的典型临床表现,在生活和今后工作中能够识别神经衰弱。

(2) 熟悉神经衰弱的治疗方法,能够对神经衰弱患者提出相应的治疗建议。

(3) 了解神经衰弱的发病机理,对神经衰弱患者能胸中有数。

实验教学课时:2学时。

实验教学方法

1) 教学准备。

(1) 病例准备:课前物色2名表达能力较好、症状较为典型的神经衰弱患者,男女各1人;物色2名问诊能力较强的学生,男女各1人。

(2) 教室准备:普通教室。

(3) 教具准备:神经衰弱症状小结和治疗方法小结两个课件。

2) 神经衰弱患者的病史自述。

3) 学生依次对神经衰弱患者的问诊。

4) 教师以课件的形式进行总结,归纳神经衰弱的典型临床表现及其经典治疗方法。

实验教学内容

1) 教师导引。神经衰弱是指大脑由于长期的情绪紧张和精神压力,从而产生精神活动能力的减弱,其主要特征是精神易兴奋和脑力易疲乏,常伴有烦恼情绪、易激惹、睡眠障碍、头痛及多种躯体不适等症状,且这些躯体不适不能以躯体疾病来解释。

2) 教师向学生介绍患者(略)。

3) 患者自述病史(略)。

4) 在教师的指导下由学生代表依次对神经衰弱患者进行问诊,然后送患者离开教室。

5) 教师以课件的形式进行总结,归纳神经衰弱的典型临床表现及其经典治疗方法,帮助学生加深对神经衰弱知识点的理解。

(1) 神经衰弱典型临床表现如下。

① 衰弱症状:脑力易疲乏,感到没有精力和脑力迟钝,注意力不能集中或不能持久。

② 情绪症状:易烦恼,心情紧张而不能松弛,易激动,可伴有轻度焦虑和抑郁。

③ 紧张性疼痛:紧张性头痛或肢体肌肉酸痛。

④ 兴奋症状:回忆和联想增多且控制不住,兴奋伴有不快感而无语言运动增多。

⑤ 睡眠障碍:如入睡困难,为梦所苦,醒后不解乏,睡眠感缺失,睡眠醒觉节律紊乱。

(2) 经典治疗方法如下。以心理治疗为主,辅以药物或其他治疗。

① 心理治疗:主要是支持性心理治疗。向患者宣传有关医学知识,使其充分了解所患疾病的性质,以正确的态度对待疾病,克服不健康的性格特点,转移对疾病的注意力,树立战胜疾病的信心,积极配合治疗。常用的治疗方法有集体心理治疗、小组治疗、个别心理治疗等。另外,认知疗法和森田疗法对神经衰弱具有较好的治疗效果,也可选用,但需要由专科医生完成。

② 药物治疗:根据患者的症状特点,合理选用药物治疗,常能提高治疗效果。若兴奋症状明显,可选用抗焦虑剂或镇静剂;若衰弱症状明显,可选用兴奋剂和促脑代谢剂。如果白天精神不振,夜里精神兴奋,则白天选用兴奋剂,晚上选用镇静剂,促其恢复正常的生物节律。兴奋剂常用咖啡因,剂量一般为 100~200 mg/d,分 1~2 次在上午和下午上班时间口服。

③ 其他治疗:体育锻炼、生物反馈治疗、工娱疗法、中医治疗均对神经衰弱有一定治疗效果,可配合选用。

6) 注意事项如下。

(1) 患者的选择要适宜,力求典型,表达能力好。

(2) 进行问诊的学生应进行初步培训。

(3) 总结的课件应该要点突出,通俗易懂,便于记忆。

实验教学评价:略。

教师自评:略。

学生评价:略。

第六章
心 理 评 估

 学习目标

标准化心理测验的基本特征；

常用的临床心理测验及操作；

心理评估的概念、种类和用途。

案例引导

1. 小王是某医学院学生，当他第一次拿到本书时，他就准备完成症状自评量表（SCL-90），不过做了一半就有事离开了。大概3个月后，老师讲到这里，小王才发现自己之前没有做完，于是补全了后半部分测试，并根据书上的说明进行计分。小王的操作存在什么问题？

2. 小张最近刚跟男朋友分了手，心情不好，在浏览网页时发现一个测试缘分指数的测试，就随手完成了一份。小张的测试结果准吗？

第一节　概　　述

一、心理评估的概念和用途

大家知道中医通过望、闻、问、切，西医通过问诊、体格检查、实验检查等方式评估一个人的疾病或健康状况，本章将探讨如何评估一个人的心理状况。心理评估（psychological assessment）是指遵循心理学的理论和方法，对某一心理现象进行全面、系统和深入的客观描述。心理评估的常用方法包括调查法（investigation method）、观察法（observation method）、会谈法（interview method）、作品分析法（works analysis method）和心理测验法（psychological test method）。根据医学生的特点，本章将详细介绍心理测验法。

心理评估的用途很广,在不同的领域(如心理学、医学、教育、人力资源、军事司法等)根据使用者的目的会有不同的用途。当心理评估技术为临床医学目的所用,作为研究或了解患者或来访者的心理状况,为临床诊断提供依据时,称为临床心理评估(clinical psychological assessment)。临床心理评估的用途主要如下。

(1)单独或辅助作出心理或医学诊断;

(2)指导制订心理干预措施,并常作为疗效判断的指标;

(3)指导科学研究;

(4)其他,如预测个体未来成就、作为人才选拔的方法及作为司法鉴定的方法等。

二、心理评估者的条件和要求

人的心理微妙又复杂,心理现象的评估比生物、物理现象的评估更加复杂,操作不当将获得错误的信息,甚至给被评估者带来负面影响。因此,心理评估者需具备较高的专业技术水平、心理素质和职业道德。

1. 心理评估者的条件

(1)专业知识与技术水平。要求对心理学、健康和疾病的关系有系统的认识,对心理评估理论和操作有较好的掌握,并具有与各种年龄、教育水平、职业性质、社会地位及各种疾病的人交往的经验。

(2)心理素质要求。要求评估者具备健康的人格,乐于并善于与人交往,愿意助人,尊重人,具有接纳性和共情能力,以便与受试者建立良好的协调关系,顺利进行评估。

2. 心理评估者的职业要求 不是所有的人都能做心理评估工作。从事临床心理评估的个体须接受过职业培训,取得合法资格。对评估者有严格的职业道德要求,主要有如下几点。

(1)严肃对待临床心理评估工作。临床心理评估涉及国家执法(在心理测验方面)和人们的心理健康(如心理咨询与治疗)问题,因此要严肃对待。

(2)严格管理心理测验的使用。经过标准化的心理测验,就如同标准化的考试题,不能外泄,须保守秘密,更不能随便使用(如满足某些人的好奇心)。某些标准化的心理测验如智力测验、记忆力测验是受管制的测验工具,需要有资格的人员才能保存和独立使用,人和物不能分开。

(3)遵守职业道德。保护来访者的利益,尊重来访者的人格,保护其隐私,对心理测验的结果保守秘密。

第二节 心理测验及其基本特征

一、心理测验的定义

心理测验是依据心理学原理和技术,在标准情景下对行为样本(behavior sample)进行客观描述的标准化测量手段,其意义主要包括以下四个方面。

（1）行为样本：指有代表性的样本，即在编制心理测验时，必须考虑所测量行为的代表性。因为任何一种心理测验都不可能也没有必要测量反映某种心理功能的全部行为，而只是测量部分有代表性的行为，即以部分代表全体。

（2）标准情景：指测验的实施条件、程序、记分和判断结果标准都要统一（即标准化），且被试者处于最能表现所要测量的心理活动的最佳时期。

（3）结果描述：通常分为数量化和划分范畴两类。临床应用的大多数心理测验均采用数量化的描述方法，如智力测验用智商描述、人格测验用标准分描述，这些都是定量的描述。划分范畴采用的是定性的方法，当测验分数超过一定标准就认为属于异常。不管哪种心理测验，其结果的描述方法必须是标准化的。

（4）工具：包括量表和使用手册。量表主要是题项，通过被试者对其的反应来测验其心理特征；使用手册相当于说明书，对实施测试、量化和测验结果的描述给予详细的说明，并对测验的目的、性质、信效度等测量学资料进行必要的介绍。

知识链接

心理测验的历史

心理测验的思想在古代就有了，如《孟子》云：权然后知轻重，度然后知长短，物皆然，心为甚。我国民间的抓周亦有异曲同工之意。严格意义上的心理测验是伴随科学心理学的诞生出现的。冯特的学生卡特尔于1890年首次在论文中使用了心理测验的概念。英国学者高尔顿将统计方法引入心理测验，并建立了人类学测量实验室。为了甄别入学儿童的智力，比奈-西蒙量表的问世，引起了全世界的关注，并推动了智力量表的发展。第一次世界大战期间，为了筛选大批入伍应征者，出现了团体测验。心理的其他方面如记忆、注意、思维及人格等也得到测量，并在近半个世纪以来得到很大发展。到目前为止，国际上大约有上千种心理测验应用于各种场合。

二、常用心理测验的分类

心理测验数量繁多，从不同的角度可以划分出不同的心理测验类型。常用的心理测验分类如下。

（一）按测验的目的分类

1. 能力测验 能力测验包括智力测验、发展量表和特异才能测验等。智力测验测量人的一般能力，临床运用广泛，是研究智力水平及病理情况（如神经生理）时不可缺少的工具。发展量表主要是指儿童智力发展测量表。特异才能测验主要是为升学、职业指导及一些特殊工种人员的筛选所使用的测验，如音乐、美术、机械技巧及文书等方面的能力测验。

2. 人格测验 这类测验主要用来评定被试者的性格、气质、需要、动机、兴趣、态度和价值观等人格特点。它包括客观性测验和投射测验，前者如艾森克人格问卷（EPQ）、卡特尔16项人格因素问卷（16PF）、明尼苏达多相人格调查表（MMPI）等，后者如罗夏墨迹测验、主题统觉测验等。

3. 神经心理测验 神经心理测验是用于评估正常人和脑损伤患者脑功能状态的心理测验,在脑功能的诊断及脑损伤的康复与评估方面发挥重要作用,如 H-R 神经心理成套测验。

4. 临床评定量表 临床评定量表用于评定精神障碍的有关症状,也用于心理咨询和心理治疗等。常用的有症状自评量表(SCL-90)、焦虑自评量表(SAS)、抑郁自评量表(SDS)等。

(二)按测验材料的意义是否肯定和回答有无限制分类

1. 常规测验 常规测验又称结构测验或客观测验。测验材料采用结构式问题的方式,意义清楚,有供解释的常模,评分容易,数据处理方便,目前绝大多数的心理测验都属于此类,如 MMPI、EPQ、16PF 等。

2. 投射测验 投射测验又称无结构测验或主观测验。测量材料意义模糊,无明确主题,没有标准答案和记分标准。此类测验要求被试者根据自己的理解、体验和想象做出解释说明,使其有结果、有意义,借以诱导出被试者潜意识中的欲望、冲突和动机等,从而投射出其人格特征,如罗夏墨迹测验等。

(三)按测验材料的性质分类

1. 文字测验 文字测验是以文字语言的形式组成测验的项目和回答,大多数心理测验都是这种形式,如 MMPI 等。

2. 非文字测验 非文字测验是以实物、模型、图片等较直观的材料构成测验项目,多以操作的方式进行,如罗夏墨迹测验、韦氏智力测验中的操作部分等。

(四)按测验的组织方式分类

1. 个别测验 个别测验是指一个主试者对一个被试者施测,临床上主要采用这种测验形式,其优点是在施测过程中可以对被试者的行为进行系统的观察和描述。

2. 团体测验 团体测验是指一个或多个主试者对多个被试者施测,其优点是能在较短的时间内收集比较多的信息,适用于群体心理的研究。

三、标准化心理测验的基本特征

标准化是心理测验最基本的要求。标准化最重要的要求有两方面:一是对测验的编制和实施过程、计分方法和对测验分数的解释,都有明确一致的要求,如统一的指导语、测验内容、评分标准和常模材料;二是在实施过程中,不论谁使用测验量表,都要严格按照同样的程序进行。标准化心理测验具有如下基本特征。

(一)信度

信度(reliability)是指测验结果的可靠性或一致性,用信度系数(reliability coefficient)表示,其值在 −1～+1 之间。一般而言,绝对值越大,说明一致性越高,测验结果越可靠;反之,信度低。信度的高低与测验的性质有关。通常能力测验的信度系数在 0.90 以上,人格测验的信度系数在 0.80～0.85 之间。常用的信度有重测信度、分半信度和复本信度等。

(二)效度

效度(validity)是指测验结果的有效性,即某种测验能够测得它所要测定的东西的程度。效度越高表示该测验测量的结果所能代表要测量行为的真实度越高,越能够达到所要测量的目的;反之亦然。有三种重要的效度:内容效度、效标效度和结构效度。

信度和效度都是对测验编制的要求。一个测验要是科学的,其各项信度、效度指标必须符合心理测量学的标准。信度是某一测验与其自身(如在不同时间、采用不同的项目测定)的相关程度,而效度是测验与外部(另一个测验、行为标准或评价者的评分等级)的相关程度。通常,没有信度的测验也没有效度,因为不能预测自己的测验也不能预测其他。另一方面,很可能具有较高信度的测验却没有效度。例如,如果有人用你的成人身高来评价智力,这一测验是可信的,但是它有效吗?

(三)常模

常模(norm)是用来比较的标准。某个人某项测验的结果只有与这一标准比较,才能确定测验结果的实际意义。常模来自于标准化的取样,只有在代表性好的样本上才能制定有效的常模。

常模的形式有多种,定量的有均数(包括标准差)常模、标准分常模(如 Z 分数、T 分数等);定性的有划界分常模;此外还有百分位常模。从样本的代表性角度,代表全国的称全国常模;只代表某一区域的称区域常模;按年龄段设定的常模称年龄常模;按学生年级设定的常模称年级常模。

第三节 常用心理测验和评定量表

一、智力测验

有关智力的定义很多,目前尚无统一的定义,但多数学者认同:智力是一种一般的心理能力,与其他事物一样,包含推理、计划、问题解决、抽象思维、理解复杂思想、快速学习和从经验中学习等能力。智力测验(intelligence test)是评估个人一般能力的方法,它是根据有关智力概念和智力理论经标准化过程编制而成的。

(一)常用智力量表

1. 比奈-西蒙量表 1905 年法国的比奈(Binet)和西蒙(Simon)编制了历史上第一个智力量表——比奈-西蒙量表(又称比奈量表)。该量表第一次用智龄或心理年龄(mental age,MA)来表示测验的结果。智龄是智力测验的每一个项目。如果一个 5 岁的足龄儿童通过了 6 岁组的测验,其智龄便是 6 岁,说明其智力水平相当于实龄为 6 岁儿童的水平。而在 5 岁组测验中不及格却在 4 岁组测验中及格的儿童,其智龄便是 4 岁。

用智龄作为智力测验的单位,既可以说明某儿童的智力达到了什么年龄水平,也可以说明某儿童是聪明还是愚笨。但是,智龄不能表示聪明或愚笨的程度,如果要比较不同年龄的两个小孩哪个更聪明或更愚笨,只用智龄就无法解决,那就只有计算智力商数(智商)了。

2. 斯坦福-比奈量表 美国斯坦福大学的特曼(Terman)对比奈-西蒙量表进行了多次修订,形成了斯坦福-比奈量表。该量表主要特点如下:(1)增加了项目,从 59 项增加到了

90 项;(2)增加了一些动手操作的非文字测验;(3)标准化程度提高,对每个项目的施测规定了详细的指导语和记分标准;(4)第一次将智商概念引入了智力测验,以智商来表示智力的相对水平。智商概念的运用,使人们有了判断聪明程度的相对标准,并使一定年龄段内的人的智力水平可以进行比较,这是智力测验上的重大突破。

特曼提出的智商是比率智商(ratio IQ),其计算方法为:IQ＝MA/CA×100。其中 MA为智龄,指智力达到的年龄水平,即在智力测验上取得的成绩;CA 为测验时的实际年龄。例如,某个儿童智力测验的 MA 为 10,而他的 CA 为 8,那么他的 IQ 为 125;如果 MA 为 8,CA 为 10,IQ 为 80。比率智商建立在智力水平与年龄成正比的假设基础上,这在一定的年龄范围内是正确的。所以,比率智商受年龄限制,其最高适应年限为 15 或 16 岁。

陆志韦和吴天敏自 20 世纪 20 年代起从事斯坦福-比奈量表的中国版修订工作,几经修订,形成了现在中国使用的比奈量表(吴天敏,1983 年修订版),称为中国比奈量表。

3. 韦克斯勒量表 韦克斯勒量表(简称韦氏量表)是由美国纽约贝尔韦精神病医院的韦克斯勒编制的一整套智力测验量表,包括幼儿智力量表(适用于 4 至 6 岁零 9 个月的儿童)、儿童智力量表(适用于 6 岁半至 16 岁零 11 个月的儿童)和成人智力量表(适用于 16岁以上的成人)。我国龚耀先、戴晓阳、林传鼎和张厚粲等主持了相应量表中国版本的修订。

韦氏量表的主要特点如下。

(1) 全量表(测量总智商,FIQ):由言语量表(测量言语智商,VIQ)和操作量表(测量操作智商,PIQ)组成,VIQ 和 PIQ 又分别由几个分测验组成,每个分测验分数可以单独计算,也可以合并计算,从而能够直接获得智力的各个侧面或综合水平,在临床上对于大脑损伤、精神失常和情绪困扰的诊断有很大帮助。以 1981 年龚耀先主持修订的《中国修订韦氏成人智力量表》(WAIS-RC)为例,言语量表包括知识、领悟、算术、相似性、数字广度、词汇 6 个分测验,操作量表包括数字符号、填图、木块图、图片排列、图形拼凑 5 个分测验(表 6-1)。

(2) 提出了离差智商的概念:用统计学的标准分来计算智商,表示被试者的成绩偏离同年龄组平均成绩的距离(以标准差为单位)。每个年龄组 IQ 均值都为 100,标准差为 15。计算方法为:$IQ=15(X-\overline{X})/S+100$。其中 X 是个人得分,$\overline{X}$ 是同一年龄组的平均值,s是标准差。如果某人的 IQ 为 100,表示他/她的智力水平恰好处于平均位置,如果 IQ 为115,则高于平均智力一个标准差,为中上智力水平;如果 IQ 为 85,则表示低于平均值一个标准差,为中下智力水平。离差智商克服了比率智商计算受年龄限制的缺点,现在已成为计算智商的通用方法。

(二) 智力的分类和等级

智力可以按一定标准来分出种类和等级。现代心理测量学用统计的方法分出智力的各种因素,如言语智力和操作智力等;从智力理论上又分为流体智力和晶体智力,也有理论将智力分为抽象智力、具体智力和社会智力等。目前智力主要采用 IQ 分级方法,这也是国际常用的分级方法。智商与智力等级的关系见表 6-2。

表 6-1　成人智力量表主要内容

项目量表	分测验名称	题目数	测量的主要能力	最高分
言语量表	1 知识	29	知识的广度与保持	29
	2 理解(领悟)	14	实际知识与理解能力	28
	3 算术	14	计算与推理能力	18
	4 相似性	13	抽象概括能力	26
	5 数字广度 顺背	7	注意力与短时记忆能力	14
	倒背	7		
	6 词汇	40	词汇知识	80
	7 数字符号	90	学习与书写速度	90
操作量表	8 绘画完成(填图)	21	视觉记忆与视觉理解力	21
	9 木块图	10	视觉及结构分析能力	48
	10 图片排列	8	对社会情景的理解力	36
	11 组装(图形拼凑)	4	处理部分与整体之间关系的能力	44

表 6-2　智力水平的等级名称与划分(按智商划分)

智商等级名称	韦氏量表(s＝15)	斯坦福-比奈量表(s＝16)
极优秀	130 以上	132 以上
优秀	120～129	123～131
中上	110～119	111～122
中等(平等)	90～109	90～110
中下	80～89	79～89
边缘(临界)	70～79	68～78
轻度智力低下	55～69	52～67
中度智力低下	40～54	36～51
重度智力低下	25～39	20～35
极重度智力低下	＜ 25	＜ 20

二、人格测验

人格测验大体上可以分为两大类。一类是结构性问卷或调查表,又称客观化测验,如MMPI、EPQ、16PF 等;一类是非结构性的投射测验,如主题统觉测验、罗夏墨迹测验等。

(一)明尼苏达多项人格调查表

明尼苏达多项人格调查表(Minnesota Multiphasic Personality Inventory,MMPI)是由美国明尼苏达大学的哈萨威(Halthaway)和麦金利(Mckinly)于 1943 年编制的。1989 年新修订的 MMPI 简记为 MMPI-Ⅱ,宋维真首先对 MMPI 进行了适合中国情况的修订,香港中文大学和中科院心理研究所进一步完善了 MMPI-Ⅱ的中国化修订工作。

MMPI-Ⅱ由基础量表(包括 10 个临床量表和 7 个效度量表)、内容量表和附加量表三大类组成。

1. MMPI-Ⅱ的10个临床量表

（1）Hs(Hypochondriasis)疑病量表：测量被试者的疑病倾向及对身体健康的不正常关心。高分表示被试者有许多身体不适、不愉快、自我中心、敌意、需求、寻求注意等。

（2）D(Depression)抑郁量表：测量情绪低落、焦虑问题。高分表示情绪低落，缺乏自信，自杀观念，有轻度焦虑和激动。

（3）Hy(Hysteria)癔症量表：测量被试者对心身症状的关注和敏感、自我中心等特点。高分反映被试者自我中心、自大、自私、期待别人给予更多的注意和爱抚，人际关系肤浅、幼稚。

（4）Pd(Psychopathic deviate)精神病态量表：测量被试者的社会行为偏离特点。高分反映被试者脱离一般社会道德规范，无视社会习俗，社会适应差，冲动敌意，具有攻击性倾向。

（5）Mf(Masculinity-femininity)男子气量表、女子气量表：测量男子女性化、女子男性化倾向。男性高分反映敏感、爱美、被动等女性化倾向，女性高分反映粗鲁、好攻击、自信、缺乏情感、不敏感等男性化倾向。

（6）Pa(Paranoia)妄想狂量表：测量被试者是否具有病理性思维。高分提示被试者多疑、过分敏感，甚至有妄想存在，易指责别人而很少内疚，有时可表现强词夺理、敌意、愤怒、甚至侵犯他人。

（7）Pt(Psychasthenia)精神衰弱量表：测量精神衰弱、强迫、恐惧或焦虑等神经症特点。高分提示有强迫观念、严重的焦虑、高度紧张、恐怖等反应。

（8）Sc(Schizophrenia)精神分裂症量表：测量思维异常和古怪行为等精神分裂症的一些临床特点。高分提示被试者行为退缩、思维古怪，可能存在幻觉妄想，情感不稳。

（9）Ma(Hypomania)轻躁狂量表：高分者往往有思维联想加速、动作增多、情绪高涨、易激惹等表现。

（10）Si(Social introversion)社会内向量表：测量个人与他人相处的退缩程度，包括与抑郁症状有关的项目。高分的人，往往表现行为退缩、社会交往贫乏。

2. MMPI-Ⅱ的7个效度量表

MMPI-Ⅱ的效度量表由原版的4个增加到7个，除Q、F、L及K量表以外，新增加了后F量表(Fb)、VRIN和TRIN。各量表意义如下。

（1）Q量表（无法回答量表）：也可用"?"表示，反映被试者想回避的问题。如果有10个以上"?"符号，要求被试者重新审查答卷后补答。

（2）F(伪装量表)和Fb量表：测量任意回答倾向，高分表示任意回答、诈病或确系偏执。其中，F主要测量前370题，Fb主要测量370题以后的项目。

（3）L量表（掩饰量表）：测量被试者对调查的态度，高分反映有防御、天真、道德主义、道德僵化。

（4）K量表（校正量表）：对一些临床量表(Hs、Pd、Pt、Sc、Ma)加一定的K分，以校正"装好"与"装坏"的倾向。

（5）VRIN(反向答题矛盾量表)和TRIN(同向答题矛盾量表)：由若干特别挑选出来的

项目对组成。VRIN 高分表示被试者不加区别地回答项目。TRIN 高分表明被试者不加区别地对测试项目给予肯定回答,低分则相反,表示被试者倾向于做出否定的回答。

另外,香港张妙清等依照中国人常模人群的应答率,选择并编制了一个中国人低频量表,简称为 ICH。它在判断中国被试者的测验态度或病态程度时,具有同 F 量表同样的效度。

MMPI 最初是作为鉴别精神病的辅助量表（测量病态人格）而被编制的。几十年来,MMPI 成为国际上广泛使用的人格测验量表之一。MMPI 不仅被用于精神科临床和研究工作,也被广泛用于医学其他各科以及人类行为的研究、司法审判、犯罪调查、教育和职业选择等领域,对人才心理素质、个人心理健康水平、心理障碍程度的评价都能有较高的使用价值,是心理咨询工作者和精神医学工作者必备的心理测验之一。

（二）艾森克人格问卷

艾森克人格问卷（Eysenck personality questionnaire，EPQ）是由英国艾森克夫妇编制的,包括成人问卷和青少年问卷两种,主要被用于测量正常人格。1985 年艾森克等将其再次修订形成修订版的艾森克人格问卷（EPQ-R）,共 100 个项目。同年,艾森克等编制了成人应用的修订版的艾森克人格问卷简式量表（EPQ-R Short Scale，EPQ-RS 量表）,每个分量表 12 个项目,共 48 个项目。

EPQ 由三个人格维度和一个效度量表构成。各量表的简要解释如下。

1. E 量表（内外向维度） 艾森克认为 E 维度与中枢神经系统的兴奋和抑制的强度密切相关。E 维度是一个双向特质,两端是典型的内向和外向,两者之间是连续的不断过渡状态。典型外向特质者（高分者）表现个性外向,好交际、热情、冲动等;典型内向特质者（低分者）表现个性内向,好静、稳重、不善言谈等。

2. N 量表（神经质或稳定性维度） 艾森克认为 N 维度与自主神经系统的稳定性有关。N 维度也是双向特质,极端的情绪不稳定者很少,大多数人处在中间过渡状态。典型情绪不稳定者（高分者）表现为焦虑、高度紧张、情绪不稳、易变,对各种刺激的反应往往过分。典型情绪稳定者（低分者）情绪反应弱而迟钝,表现稳定。

3. P 量表（精神质维度） 精神质并不是指精神病,它在所有人身上都存在,只是程度不同。但如果某人表现出明显程度,则容易发展成行为异常。P 维度为单向维度。高分者可能是孤独、缺乏同情心、难以适应外部环境、与别人不友好,喜欢寻衅搅扰,干奇特的事情,并且不顾危险。

4. L 量表（掩饰性） L 量表是效度量表,测定被试者的掩饰、假托或自身隐蔽,或者测定其社会性水平。L 与其他量表的功能有联系,但它本身代表一种稳定的人格功能。若此分过高,说明此次测量的可靠性差。

（三）卡特尔 16 项人格因素问卷

卡特尔 16 项人格因素问卷（Sixteen Personality Factor Questionnaire，16PF）是卡特尔（Cattell）根据其人格特质学说、采用因素分析方法编制而成的。与其他类似的测验相比,16PF 能以同等的时间（约 40 min）测量多方面的人格特质,主要用于测量正常人格,并可以作为了解心理障碍的个性原因及心身疾病诊断的重要手段,对心理咨询、人才选拔和职业咨询等有一定的参考价值。

16PF 英文原版有 5 种版本。1970 年经刘永和、梅吉瑞修订后的中文版共有 187 题,测量 16 种根源特质和 8 种复合人格特质。16PF 的名称及特征见表 6-3。

表 6-3 16PF 的名称及特征

因 素	名 称	低 分 特 征	高 分 特 征
A	乐群性	缄默、孤独、冷淡	外向、热情、乐群
B	聪慧性	思维迟钝、学识浅薄、抽象思维能力弱	聪明、富有才识、善于抽象思维
C	稳定性	情绪激动、易烦恼	情绪稳定而成熟,能面对现实
E	恃强性	谦逊、顺从、通融、恭顺	好强、固执、独立、积极
F	兴奋性	严肃、审慎、冷静、寡言	轻松兴奋、随遇而安
G	有恒性	苟且敷衍、缺乏奉公守法的精神	有恒负责、做事尽职
H	敢为性	畏怯退缩、缺乏自信心	冒险敢为、少有顾虑
I	敏感性	理智、注重现实、自恃其力	敏感、感情用事
L	怀疑性	信赖随和、易与人相处	怀疑、刚愎、固执己见
M	幻想性	现实、合乎成规、力求完善合理	幻想、狂妄、放任
N	世故性	坦白、直率、天真	精明强干、世故
O	忧虑性	安详、沉着、通常有自信心	忧虑抑郁、烦恼自扰
Q1	实验性	保守、尊重传统观念和行为标准	自由的、批评激越,不拘泥于成规
Q2	独立性	依赖、随群附和	自立自强、当机立断
Q3	自律性	矛盾冲突、不顾大体	知己知彼、自律严谨
Q4	紧张性	心平气和、闲散宁静	紧张困扰、激动挣扎

(四)罗夏测验

罗夏测验(Rorschach Test)是现代心理测验中最主要的投射测验,由瑞士精神病学家罗夏于 1921 年首创。1990 年我国学者龚耀先完成了该测验的修订工作,现已有了我国正常人的常模。

罗夏测验是由 10 张墨迹图(图 6-1)组成,故又称墨迹测试。其中 5 张为全黑色,2 张是黑色和灰色图外加了红色墨迹,另 3 张全为彩色。测试时将 10 张图片按顺序一张一张地交给被试者,让其说出在图中看到了什么,不限时间,尽可能多地说出来,也不限制回答数目,一直到没有回答时再换另一张。每张均如此进行,这一阶段称联想阶段。看完 10 张图后,再从头到尾对每一回答询问一遍,问被试看到的是整图还是图中的哪一部分,问为什么这些部位像他所说的内容,并将所指部位和回答的原因均记录下来,这一阶段称询问阶段。然后进行结果分析和评分。

罗夏测验的结果反映个体的人格特征,也可用于得出对临床诊断和治疗有意义的精神病理指标,如抑郁指数、精神分裂症指数、自杀指数、应付缺陷指数及强迫方式指数等。这些指数在临床上很有用,但其记分和解释方法复杂,经验性成分多,主试者需要长期的训练和经验才能逐渐正确掌握。

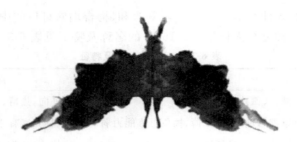

图 6-1　罗夏墨迹测试图举例

（五）主题统觉测验

主题统觉测验(Thematic Apperception Test，TAT)是投射测验中与罗夏测验齐名的一种测验方法，由美国哈佛大学的默里(Murray)与摩根(Morgan)等于 1935 年编制而成。后来经过多次修订，逐渐推广应用，成为一种重要的人格投射技术。

TAT 的测验材料由 29 张图片和 1 张空白卡片组成，图片都是含义隐晦的情景(图 6-2)。施测时每次给予被试者一张图片，让其编制一个 300 字左右的故事，说明图中所表现的是怎么回事，事情发生的原因是什么，将来演变下去可能的结果，以及个人的感想等。对其中一张空白的卡片，要求被试者面对着空白的卡片先想象出一幅图画，然后根据想象出的图画编制故事。

主题统觉测验除了作为一种临床诊断工具外，还常被用作心理治疗时的刺激联想材料，以利于同患者沟通关系。

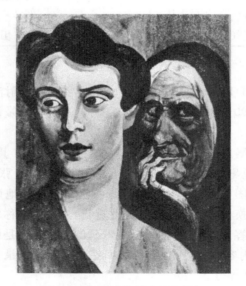

图 6-2　主题统觉测验图片举例

三、临床评定量表

临床评定量表(Rating Scale)是临床心理评估和研究的常用方法，包括反映心理健康状况的症状自评量表、与心理应激有关的生活事件量表、应对方式量表和社会支持量表等。

评定量表具有数量化、客观、可比较和简便易用等特点。下面简要介绍三种常见的症状自评量表。

（一）90 项症状自评量表

90 项症状自评量表（Symptom Check-List 90，SCL-90）由 90 个反映常见心理症状的项目组成，包括 10 个症状因子。SCL-90 包含有广泛的精神症状学内容，从感觉、情绪、思维、意识、行为到生活习惯、人际关系、饮食、睡眠均有涉及。SCL-90 设计的初衷是用于精神科或非精神科的成年门诊患者，以衡量患者自觉症状的严重程度。实际上，SCL-90 还被广泛用于心理健康测验方面的研究，甚至到了滥用的境地。与其他的自评量表（如 SDS、SAS 等）相比，该量表具有容量大、反映症状丰富、更能准确刻画患者的自觉症状等优点，在分析上也相对复杂一些（表 6-4）。

10 个症状因子的名称、题项及含义如下。

（1）躯体化：包括 1,4,12,27,40,42,48,49,52,53,56,58 共 12 项，主要反映主观的身体不舒适感。

（2）强迫：包括 3,9,10,28,38,45,46,51,55,65 共 10 项，主要反映强迫症状。

（3）人际关系敏感：包括 6,21,34,36,37,41,61,69,73 共 9 项，主要反映个人的不自在感和自卑感。

（4）抑郁：包括 5,14,15,20,22,26,29,30,31,32,54,71,79 共 13 项，主要反映抑郁症状。

（5）焦虑：包括 2,17,23,33,39,57,72,78,80,86 共 10 项，主要反映焦虑症状。

（6）敌对：包括 11,24,63,67,74,81 共 6 项，主要反映敌对表现。

（7）恐怖：包括 13,25,47,50,70,75,82 共 7 项，主要反映恐惧症状。

（8）妄想：包括 8,18,43,68,76,83 共 6 项，主要反映猜疑和关系妄想等精神症状。

（9）精神病性：包括 7,16,35,62,77,84,85,87,88,90 共 10 项，主要反映幻听、被控制感等精神症状。

（10）附加项：包括 19,44,59,60,64,66,89 共 7 项，主要反映睡眠和饮食情况。

SCL-90 每个项目后按"没有、很轻、中等、偏重、严重"等级以 1～5（或 0～4）5 级评分。下面以 1～5 级评分来说明该量表的使用和记分。

1. 使用方法 开始评定时，由工作人员先把总的评分方法和要求向被测者说明，待其完全明白后，做出独立的、不受任何外界影响的自我评定。对于文化程度低的自评者或其他特殊情况者，可由工作人员逐条念给他听，并且以中性的不带任何暗示和偏向的方式，把问题的本意告诉他。评定的时间，可以是一个特点的时间，通常是评定一周以来的时间。

2. 评分方法 1～5 级评分，在最符合自己情况的选项上画"√"。

3. 统计分析指标 主要为总分和因子分两方面。

（1）总分：包括总分、总均分、阳性项目数、阴性项目数和阳性症状均分 5 个指标。

总分：为 90 个项目得分之和，反映病情严重程度，总分变化反映病情演变。

总均分：总均分＝总分/90，表示总的来看被试者的自我感觉介于 1～5 级间的范围内。

阳性项目数：指评为 2～5 分的项目数，它表示患者在多少项目中"有症状"。

阴性项目数：指评为 1 分的项目数，它表示被试者"无症状"的项目有多少。

　　阳性症状均分:阳性症状均分＝(总分－阴性项目数)/阳性项目数,表示每个"有症状"项目的平均得分。从中可以看出被试者在自我感觉不佳项目整体的症状严重程度。

　　(2)因子分:因子分＝组成某因子的各项目总分/组成某因子的项目数,反映患者某方面症状情况,据此可以了解症状分布特点。

表 6-4　90 项症状自评量表(SCL-90)

　　指导语:以下表格中列出了有些人可能会有的病痛或问题,请仔细阅读每一条,然后根据最近一星期以内下述情况影响您或使您感到苦恼的程度,在方格中选择最合适的一格画"√",请不要漏掉问题。

	没有	很轻	中等	偏重	严重
	1	2	3	4	5
1. 头痛	□	□	□	□	□
2. 神经过敏,心中不踏实	□	□	□	□	□
3. 头脑中有不必要的想法或字句盘旋	□	□	□	□	□
4. 头昏或昏倒	□	□	□	□	□
5. 对异性的兴趣减退	□	□	□	□	□
6. 对旁人责备求全	□	□	□	□	□
7. 感到别人能控制您的思想	□	□	□	□	□
8. 责怪别人制造麻烦	□	□	□	□	□
9. 忘性大	□	□	□	□	□
10. 担心自己的衣饰整齐及仪态的端正	□	□	□	□	□
11. 容易烦恼和激动	□	□	□	□	□
12. 胸痛	□	□	□	□	□
13. 害怕空旷的场所或街道	□	□	□	□	□
14. 感到自己的精力下降,活动减慢	□	□	□	□	□
15. 想结束自己的生命	□	□	□	□	□
16. 听到旁人听不到的声音	□	□	□	□	□
17. 发抖	□	□	□	□	□
18. 感到大多数人都不可信任	□	□	□	□	□
19. 胃口不好	□	□	□	□	□
20. 容易哭泣	□	□	□	□	□
21. 同异性相处时感到害羞不自在	□	□	□	□	□
22. 感到受骗、中了圈套或有人想抓住您	□	□	□	□	□
23. 无缘无故地突然感到害怕	□	□	□	□	□
24. 自己不能控制地大发脾气	□	□	□	□	□
25. 怕单独出门	□	□	□	□	□
26. 经常责怪自己	□	□	□	□	□
27. 腰痛	□	□	□	□	□
28. 感到难以完成任务	□	□	□	□	□

	没有 1	很轻 2	中等 3	偏重 4	严重 5
29. 感到孤独	☐	☐	☐	☐	☐
30. 感到苦闷	☐	☐	☐	☐	☐
31. 过分担忧	☐	☐	☐	☐	☐
32. 对事物不感兴趣	☐	☐	☐	☐	☐
33. 感到害怕	☐	☐	☐	☐	☐
34. 你的感情容易受到伤害	☐	☐	☐	☐	☐
35. 旁人能知道你的私下想法	☐	☐	☐	☐	☐
36. 感到别人不理解你,不同情你	☐	☐	☐	☐	☐
37. 感到人们对你不友好,不喜欢你	☐	☐	☐	☐	☐
38. 做事必须做得很慢以保证做得正确	☐	☐	☐	☐	☐
39. 心跳得很厉害	☐	☐	☐	☐	☐
40. 恶心或胃部不舒服	☐	☐	☐	☐	☐
41. 感到比不上他人	☐	☐	☐	☐	☐
42. 肌肉酸痛	☐	☐	☐	☐	☐
43. 感到有人在监视你、谈论你	☐	☐	☐	☐	☐
44. 难以入睡	☐	☐	☐	☐	☐
45. 做事必须反复检查	☐	☐	☐	☐	☐
46. 难以做出决定	☐	☐	☐	☐	☐
47. 怕乘电车、公共汽车、地铁或火车	☐	☐	☐	☐	☐
48. 呼吸有困难	☐	☐	☐	☐	☐
49. 一阵阵发冷或发热	☐	☐	☐	☐	☐
50. 因为感到害怕而避开某些东西、场合或活动	☐	☐	☐	☐	☐
51. 脑子变空了	☐	☐	☐	☐	☐
52. 身体发麻或刺痛	☐	☐	☐	☐	☐
53. 喉咙有梗塞感	☐	☐	☐	☐	☐
54. 感到前途没有希望	☐	☐	☐	☐	☐
55. 不能集中注意力	☐	☐	☐	☐	☐
56. 感到身体的某一部分软弱无力	☐	☐	☐	☐	☐
57. 感到紧张或容易紧张	☐	☐	☐	☐	☐
58. 感到手或脚发重	☐	☐	☐	☐	☐
59. 想到死亡的事	☐	☐	☐	☐	☐
60. 吃得太多	☐	☐	☐	☐	☐

续表

	没有 1	很轻 2	中等 3	偏重 4	严重 5
61. 当别人看着你或谈论你时感到不自在	☐	☐	☐	☐	☐
62. 有一些不属于你自己的想法	☐	☐	☐	☐	☐
63. 有想打人或伤害他人的冲动	☐	☐	☐	☐	☐
64. 醒得太早	☐	☐	☐	☐	☐
65. 必须反复洗手、点数目或触摸某些东西	☐	☐	☐	☐	☐
66. 睡得不稳不深	☐	☐	☐	☐	☐
67. 有想摔坏或破坏东西的冲动	☐	☐	☐	☐	☐
68. 有一些别人没有的想法和念头	☐	☐	☐	☐	☐
69. 感到对别人神经过敏	☐	☐	☐	☐	☐
70. 在商店或电影院等人多的地方感到不自在	☐	☐	☐	☐	☐
71. 感到任何事情都很困难	☐	☐	☐	☐	☐
72. 一阵阵恐惧或惊恐	☐	☐	☐	☐	☐
73. 感到在公共场合吃东西很不舒服	☐	☐	☐	☐	☐
74. 经常与人争论	☐	☐	☐	☐	☐
75. 单独一个人时神经很紧张	☐	☐	☐	☐	☐
76. 别人对你的成绩没有做出恰当的评价	☐	☐	☐	☐	☐
77. 即使和别人在一起也感到孤单	☐	☐	☐	☐	☐
78. 感到坐立不安、心神不定	☐	☐	☐	☐	☐
79. 感到自己没有什么价值	☐	☐	☐	☐	☐
80. 感到熟悉的东西变得陌生或不像是真的	☐	☐	☐	☐	☐
81. 大叫或摔东西	☐	☐	☐	☐	☐
82. 害怕会在公共场合昏倒	☐	☐	☐	☐	☐
83. 感到别人想占你的便宜	☐	☐	☐	☐	☐
84. 为一些有关"性"的想法而很苦恼	☐	☐	☐	☐	☐
85. 你认为应该因为自己的过错而受到惩罚	☐	☐	☐	☐	☐
86. 感到要赶快把事情做完	☐	☐	☐	☐	☐
87. 感到自己的身体有严重问题	☐	☐	☐	☐	☐
88. 从未感到和其他人很亲近	☐	☐	☐	☐	☐
89. 感到自己有罪	☐	☐	☐	☐	☐
90. 感到自己的脑子有毛病	☐	☐	☐	☐	☐

(二) 抑郁自评量表

抑郁自评量表(SDS)主要用于成年人衡量抑郁程度的轻重及其在治疗中的变化情况。

其特点是使用简便,能直观地反映抑郁患者的主观感受,但对严重迟缓症状的抑郁评定有困难(表 6-5)。

1. 使用方法 由被试者自行填写表格,在填写前要让被试者把整个量表的每个问题的含义及填写方法都弄明白,然后做出独立的、不受任何人影响的自我评定,并在适当的栏目下划"√"。如遇特殊情况(文化程度低不理解或看不懂题者),可由工作人员逐条念给他听,由评定者独立做出评定。一次评定一般可在 10 min 内完成。评定中要特别注意如下两点:(1)评定时间为过去 1 周,且自评者不能漏评或在相同的项目里重复划"√";(2)要让被试者理解反向评分的各题(题前有 * 号者)。如被试者不能真正理解反向评分题的含义及填写方法,会直接影响统计结果。

表 6-5 抑郁自评表(SDS)

指导语:请仔细阅读下面 20 个题项,根据您最近一星期的实际情况,在右侧适当的方格里划上一个"√",每一题项有 4 个方格:1. 没有或很少时间;2. 少部分时间;3. 相当多时间;4. 绝大多数或全部时间。

	1	2	3	4
1. 我觉得闷闷不乐,情绪低沉	□	□	□	□
* 2. 我觉得一天之中早晨最好	□	□	□	□
3. 我一阵阵哭出来或觉得想哭	□	□	□	□
4. 我晚上睡眠不好	□	□	□	□
* 5. 我吃得跟平常一样多	□	□	□	□
* 6. 我与异性密切接触时和以往一样感到愉快	□	□	□	□
7. 我发觉我的体重在下降	□	□	□	□
8. 我有便秘的苦恼	□	□	□	□
9. 我心跳比平时快	□	□	□	□
10. 我无缘无故地感到疲乏	□	□	□	□
* 11. 我的头脑跟平常一样清楚	□	□	□	□
* 12. 我做事情像平时一样不感到困难	□	□	□	□
13. 我坐卧不安,难以保持平静	□	□	□	□
* 14. 我对未来感到有希望	□	□	□	□
15. 我比平时更容易激怒	□	□	□	□
* 16. 我觉得决定什么事很容易	□	□	□	□
* 17. 我感到自己是有用的和不可缺少的人	□	□	□	□
* 18. 我的生活很有意义	□	□	□	□
19. 假如我死了别人会过得更好	□	□	□	□
* 20. 我仍旧喜爱自己平时喜爱的东西	□	□	□	□

注:* 为反向计分题。

2. 项目及评分方法 SDS 包括 20 个题项,每一个题项相当于一个有关的症状。该表采用 4 级评分,主要评定症状出现的频度。让被试者根据自己一周内的实际情况,在相应的栏目下划勾。评分标准如下:1. 没有或很少时间;2. 小部分时间;3. 相当多时间;4. 绝大部分或全部时间。若为正向评分,每题评分依次为 1,2,3,4。反向评分则依次为 4,3,2,1。

3. 结果分析 将 20 个题项的得分相加得到粗分,用粗分乘以 1.25 取整数部分得到标准分。中国常模中 SDS 总粗分正常上限为 41 分,标准分的正常上限为 51 分。分数越高,抑郁程度越重(表 6-6)。

表 6-6　SDS 和 SAS 的评估标准

SDS		SAS	
程度	标准分	程度	标准分
正常范围	≤51	正常范围	≤50
轻度抑郁	52～59	轻度焦虑	51～59
中度抑郁	60～69	中度焦虑	60～69
重度抑郁	≥70	重度焦虑	≥70

(三)焦虑自评量表

焦虑自评量表(SAS),从量表的构造、形式到具体的评定方法,都与 SDS 十分相似。SAS 主要被用于评定被试者的主观感受,并且与 SDS 具有一样广泛的适用性(表 6-7)。

1. 使用方法　参见 SDS 的评定方法。

2. 项目及评分标准　SAS 有 20 个问题,分别调查 20 项症状。SAS 也采用 4 级评分。在 20 个题目中,带 * 的 5 个题目(5、9、13、17、19)为反向评分题,依次评分为 4、3、2、1,其余 15 个题目均为正向评分,依次评分为 1、2、3、4。

3. 结果分析　SAS 的结果分析同 SDS,主要统计指标为总分,中国常模中 SAS 总粗分上限为 40 分,标准分的正常上限为 50 分。分数越高,焦虑程度越重(表 6-7)。

表 6-7　焦虑自评量表(SAS)

指导语:请仔细阅读下面 20 个题项,根据您最近一星期的实际情况,在右侧适当的方格里划上一个"√",每一题项有 4 个方格:1 没有或很少时间;2 少部分时间;3 相当多时间;4 绝大多数或全部时间。

	1	2	3	4
1. 我觉得比平常容易紧张或着急	□	□	□	□
2. 我无缘无故感到害怕	□	□	□	□
3. 我容易心烦意乱或觉得惊恐	□	□	□	□
4. 我觉得我可能将要发疯	□	□	□	□
* 5. 我觉得一切都很好,也不会发生什么不幸	□	□	□	□
6. 我的手脚发抖	□	□	□	□
7. 我因为头痛、颈痛和背痛而苦恼	□	□	□	□
8. 我感觉容易衰弱和疲乏	□	□	□	□
* 9. 我觉得心平气和,并容易安静坐着	□	□	□	□
10. 我觉得心跳得很快	□	□	□	□
11. 我因为一阵阵头晕而苦恼	□	□	□	□
12. 我有晕倒发作,或觉得要晕倒似的	□	□	□	□

续表

	1	2	3	4
*13. 我吸气和呼气都感到容易	☐	☐	☐	☐
14. 我的手脚麻木和刺痛	☐	☐	☐	☐
15. 我因为胃痛和消化不良而苦恼	☐	☐	☐	☐
16. 我常常要小便	☐	☐	☐	☐
*17. 我的手脚常常是干燥温暖的	☐	☐	☐	☐
18. 我脸红发热	☐	☐	☐	☐
*19. 我容易入睡并且一夜睡得很好	☐	☐	☐	☐
20. 我做噩梦	☐	☐	☐	☐

注:*为反向计分题。

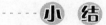

小 结

　　心理评估是遵循心理学的理论和方法,对某一心理现象的全面、系统和深入的客观描述。心理评估的从业者需要具备较高的专业技术水平、心理素质和职业道德。标准化的心理测验需要具备一定的信度和效度,并具有可比较的常模。智力测验的单位主要经历了智龄、比率智商和离差智商几个发展阶段。比奈和西蒙编制了历史上的第一个智力测验,而韦克斯勒智力量表是目前临床上最常用的智力测验。常用的结构式人格测验有 MMPI(主要测量病态人格)、16PF 和 EPQ(测量正常人格)等,常用的投射测验有罗夏墨迹测验和主题统觉测验。SCL-90、SDS 和 SAS 等自评量表在临床和研究中也有着十分广泛的应用。

能力检测

案例分析

　　求助者,杨某,男,45 岁,已婚,大学文化,某部委公务员。因右腹部不适自觉患肝癌,反复就医无人能诊治而痛苦两年。

　　杨某自述他出生于干部家庭,大学毕业,在某国家机关担任领导职务。两年前发现一个下属反复捶打右腹部,建议其去医院检查,结果竟是肝癌,不到半年就去世了,杨某深感震惊。想到自己有时候右腹部也不舒服,也喜欢捶打右腹部,且自己应酬又多,饮酒多,因此自觉患了肝癌,到医院检查。反复检查多次,医生都未能检查出问题。怀疑医生水平太差,检查不出自己的问题。北京的大医院基本上都去了,仍然检查不出问题。对此感到非常痛苦和苦闷,觉得自己年轻,不想就这样死去。自己是领导也不好给别人讲。和朋友一说,他们就说自己小心眼,自己也承认是有些小心眼,但有病总不能说没病吧!为此感到很烦,两年来心情很不好,茶饭不思。什么都不想干,原来还想争取一下副部长的职位,现在什么都不想了,班也懒得上,晚上经常失眠,入睡困难,要靠安眠药才能勉强睡会儿,并且经常感到头、胸、肩等部位疼痛不适,医生给开了B族维生素、谷维素等药物,无效。别人建议他做心理咨询而来就诊。

　　问题:对该求助者可选用什么心理测验? 请简要说明理由。

(许海燕)

第七章
心 理 咨 询

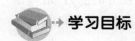

学习目标

心理咨询的概念;心理咨询的技巧和注意事项。

心理咨询的原则;心理咨询的方式;心理咨询的过程。

心理咨询的发展和意义。

案例引导

求助者,女,28岁。某大学三年级研究生,主诉一个月来经常失眠,无食欲,常感到浑身无力,对任何活动和事物都不感兴趣,活动水平明显下降,同时情绪低落,忧郁烦闷,提不起精神,总感到生活面临着许多难以解决的问题。故认为自己活着很累,产生了自杀的念头。

问题:通过上述案例内容,作为医生应该怎样处理呢?

第一节 心理咨询概述

随着社会经济的快速发展,竞争日趋激烈,人们生活节奏也随之加快,而利益冲突导致人际关系更加复杂化。同时在社会和日常生活、学习、工作中,人们面临越来越大的心理压力和来自各个方面负性生活事件的干扰。因此,现代社会愈来愈多的人被心理问题困扰,心理咨询工作也越来越受到人们重视,并成为现代生活中不可缺少的一部分。

一、心理咨询的概念

心理咨询是心理咨询师运用心理学的理论与方法,通过特殊的人际关系,帮助来访者解决心理问题,提高适应能力,促进人格健全发展的过程。心理咨询有以下含义。

(1)心理咨询是由受过专门职业训练的专业人员完成的。从业人员必须受过严格的专业训练，具备专业知识和技能，获得执业资格并得到社会认可。

（2）心理咨询是心理咨询师以心理学理论知识做基础，在咨询过程中利用心理学知识作指导，让来访者认识自我、接纳自我、调节自我、开发自我，也就是说让来访者建立新的认知结构，学习新的行为，掌握解决问题的技能。以上一系列活动都需要心理学理论做指导，只有这样才能保证心理活动顺利有效地开展。

（3）心理咨询是在来访者和心理咨询师之间建立良好关系的基础上完成的。这种关系是一种特殊的人际关系，它需要咨询师提供一定的心理氛围和条件，使来访者便于解决自身问题，使之重新成为一个有责任感、能更好适应各种环境的独立社会成员。

（4）心理咨询过程是心理咨询师帮助来访者成长的过程。在心理咨询过程中，心理咨询师要帮助来访者解决心理上的疑难问题，解脱其心理上的苦恼，同时还要帮助来访者客观认识自我、接纳自我，建立良好人际关系，提高他们主动调节和适应社会的能力，培养他们独立解决问题的能力，促进其身心健康的发展，实现心理咨询的根本目标"助人自助"。

二、心理咨询的发展

现代咨询心理学起源于美国的职业指导运动，帕森斯（Parson）于 1908 年在美国的波士顿创立了一家具有公共服务和培训性质的"就业指导局"，1909 年帕森斯出版的《选择职业》一书，就是现代心理咨询诞生的标志。到了 20 世纪 30 年代以后，在美国明尼苏达大学的协作下，社会上出现了大规模的职业指导咨询。罗杰斯于 1942 年编写的《咨询与心理治疗》一书使心理咨询得以成熟与完善。40 年代以后，心理咨询发展更快，1954 年专业心理咨询刊物《咨询心理学杂志》创办。1955 年，美国心理学会开始正式颁发心理学咨询专业执照。目前，咨询心理学已经成为应用心理学的第二大学科。

国内的心理咨询的发展是近 20 多年的事情。1980 年以来，随着对外开放政策的实施，对外交流逐渐增多，西方的许多心理咨询和心理治疗方法被介绍到国内，并应用于工作实践，同时各地举办了许多心理咨询和心理治疗的短期培训班，因此培养了一批专业的心理咨询工作者。中国心理卫生协会先后成立了心理咨询和心理治疗、危机干预两个专业委员会，出版了有关这方面的专著和刊物。国家劳动和社会保障部 2001 年 8 月颁布实施了《心理咨询师国家职业标准》，其中规定了培训、资格考核条件等内容。目前国内已经开展了多种形式的心理咨询，如人才选拔、学生心理咨询、婚姻与家庭咨询、职业咨询、综合医院或专科医院的医学心理咨询等。

三、心理咨询的意义

心理咨询是运用心理学及其相关知识和方法，以语言、文字或其他信息为媒介，给咨询对象（即来访者）以帮助、启发和教育，解决其在学习、工作、家庭生活、疾病和康复等方面出现的心理问题，使其更好地适应环境，保持身心健康。其主要意义如下。

1. 缓解应激压力　随着社会进步和科技发展，人们物质生活和精神生活日益丰富，人们对自身的心身健康也日趋重视。同时随着社会生活节奏加快，社会成员中有精神心理困扰和受负性情绪影响的人群逐年上升，而心理咨询是疏解心理压力、缓解负性情绪的有效手段。

2. 防治心身疾病, 促进健康长寿　心身疾病是指心理社会因素作为重要原因参与发病的躯体疾病, 现已成为人类健康的大敌。若防治仍然停留于生物医学模式, 单纯地调整患者的躯体生理功能则达不到防病治病的目的。同时临床上很多患者的患病感觉或不适的主观体验均可由心理社会因素引起。"心病还须心药医", 因此, 临床心理咨询作为一种重要的治疗手段, 必将得到广泛应用。

3. 促进心理卫生知识的普及和心理健康教育的开展　通过心理咨询, 可以帮助来访者丰富心理卫生常识, 落实心理健康教育, 解除他们的疑惑, 树立正确的认知观念, 构建健康的行为模式。

四、心理咨询的对象

心理咨询的主要对象可分为三大类: 一是精神正常, 但遇到了与心理有关的现实问题并请求帮助的人群; 二是精神正常, 但心理健康出现问题并请求帮助的人群; 三是特殊对象, 即临床治愈的精神疾病患者。其中, 心理咨询最一般、最主要的对象是健康人群, 或者是存在心理问题的亚健康人群, 而不是人们常误会的病态人群, 病态人群如精神分裂症、躁狂症等患者是精神科医生的工作对象。

第二节　心理咨询的基本原则和过程

案例引导

求助者, 女, 48 岁, 某单位职员。因为自己双胞胎女儿的节食问题前来咨询中心求助。据其所述, 女儿们经有近一年的时间不规律饮食, 主要以零食为主, 并通过网购买来减肥药物和咖啡服用。父母非常担心, 让其女儿到心理咨询进行咨询, 女儿拒绝。双方因此关系紧张, 父母非常痛苦。来访者想让心理咨询师想些办法让她的女儿们来到咨询室, 以便解决她们的问题。

问题: 如果你是一位心理咨询师, 你觉得应该怎样面对这样的来访者呢?

一、心理咨询的基本原则

（一）保密性原则

咨询人员保守来访者的秘密, 妥善保管来往信件、测试资料、咨询档案等材料, 不在任何场合谈论来访者的隐私, 除非征得来访者的同意, 不向来访者的单位领导、同事、同学、父母、配偶等谈及来访者的隐私。

（二）理解性原则

咨询人员对来访者的语言、行动和情绪等要充分理解, 不以道德的眼光批判对错, 要帮助来访者分析原因并寻找出路。

（三）时限性原则

心理咨询必须遵守一定的时间限制。咨询时间一般规定为每次 50 min 左右（初次受理时咨询可以适当延长），原则上不能随意延长咨询时间或间隔。

（四）助人自助的原则

问题就是一次学习的机会，心理咨询师帮助来访者理清思绪，学习理性处理问题，并在此过程中，让来访者的心理素质得到提高。因此咨询本身就是一个让来访者学习并成长的过程，同时也是心理咨询师"助人自助"的过程。

（五）"来者不拒、去者不追"的原则

原则上讲，到心理咨询室咨询的来访者必须出于完全自愿，这是确立咨访关系的先决条件。没有咨询愿望和要求的人，心理咨询师不会去主动找他（她）并为其作心理咨询，只有自己感到心理不适，为此而烦恼并愿意找咨询人员诉说烦恼以寻求心理咨询师的心理援助，才能够获得问题的解决。心理咨询室的大门向任何人都是永远敞开的。

（六）客观中立和无条件积极关注原则

存在即合理，每个人做任何事必有他自己的苦衷。心理咨询站在一个客观的立场上，对来来访者进行无条件的积极关注，帮助来访者走出心灵的雨季。

二、心理咨询的过程

心理咨询过程是心理咨询工作者帮助来访者解决问题的过程，无论采用哪种咨询方法，无论咨询次数多少，时间长短，一般都要经历以下几个阶段。

（一）问题探索阶段

这是进行咨询的初始阶段，这一阶段应该注意以下问题。

1. 建立良好的咨询关系　这是心理咨询成败的重要条件，每一位来访者都希望恢复自己的心理健康，并把这种希望寄予到心理咨询师身上。基于这种需要，心理咨询师首先要和来访者进行情感交流，这种交流的关键是心理咨询师要以真诚、尊重、理解、同情的态度对待来访者，以便建立互相信任的关系、营造良好氛围，使来访者可以毫无保留地把压抑在内心的冲突和痛苦宣泄出来，随之心理压力也会减小，同时增强了战胜困难的信心。

2. 收集资料　收集资料是心理咨询的开始阶段，包括以下内容。

（1）收集一般资料，包括来访者的一般情况（如姓名、性别、年龄、职业、学历、民族等）、家庭环境、健康状况（如果来访者伴有躯体症状或临床疾病，还要询问其病史、体格检查或实验室检查的情况，切实了解来访者的健康状况）、主要生活经历、重大生活事件等。

（2）收集与来访者面临的心理问题相关的背景资料，如来访者幼年成长环境、个性特征、人际关系状况等。

3. 初步诊断　必须排除精神病、神经病（神经系统的器质性病变）后才能诊断有无心理问题或心理障碍及其性质和程度。

4. 巩固求助动机　心理咨询师应该把心理咨询的目的、方法与效果适当地解释给来访者，并运用成功案例鼓励来访者，使其树立信心。

（二）分析认识阶段

此阶段主要是心理咨询工作者帮助来访者分析心理问题,找出问题存在的关键,包括辨明来访者问题的类型与根源、性质和严重程度,并与来访者协商明确咨询目标,调动来访者配合的积极性,制订咨询计划,设计咨询方案。

（三）实施咨询方案阶段

此阶段是心理咨询的核心阶段,咨询人员应以自己丰富的专业知识和对人生的深刻领悟,根据确定的咨询方案,通过分析、支持、解释、指导训练等方式影响来访者,使来访者在理解、领悟、模仿中学习新的认知方式和行为方式,改变其不良认知、情绪和行为,探寻其潜意识中的矛盾冲突,使其掌握更好应对社会生活及自身情绪的技术,从而恢复来访者的心理平衡,解决心理问题。

（四）巩固结束阶段

这一阶段主要工作包括两个方面,一是要结束咨询,二是巩固提高。对于巩固提高方面,心理咨询师要做好回顾和总结,指导来访者将在咨询过程中学到的知识和分析问题、解决问题的技巧,灵活运用到今后日常生活、学习、工作中去,不断提高自身的心理健康水平。心理咨询师可以安排跟踪随访,给予来访者持续的支持和帮助。

第三节　心理咨询的分类、常见方式和技巧

案例引导

　　来访者,男,39岁,某高校教师。因担心自己很快就要死去而求助。

　　来访者主诉:从今年春天开始我总头痛,时轻时重,在医院诊治效果也不明显。今年冬天痛的比去年还重。我特别害怕得癌症。孩子才五岁,我死了没有人管他们了。(哭泣)

　　心理咨询师:你怎么有要死的想法呢?

　　求助者:我叔叔去年得脑癌死了,他临死前就头痛,痛得厉害。我觉得我的头痛跟他差不多。

　　心理咨询师:你到医院检查过身体吗? 你的这种想法对检查身体的医生谈过吗?

　　求助者:检查过身体。我的想法也对医生说过,可医生说我是瞎说。

　　……

　　问题:在以上这段来访者与心理咨询师的访谈中,体现了咨询中哪些常用的提问方法?

一、心理咨询的分类

心理咨询按照不同的标准可以划分出很多种类型。

（一）按咨询内容分类

1. 发展性心理咨询 所谓发展性心理咨询,是指帮助来访者更好地认识自己和社会,充分开发潜能,扬长避短,增强适应能力,提高学习和生活质量,促进人的全面发展。咨询的内容十分广泛,凡是在人生各时期出现的各种心理问题都可以属于咨询的范围,如工作、学习、恋爱、婚姻、家庭生活、职业选择等。咨询的地点一般为非医疗机构,如学校、社区、企业等。

2. 适应性心理咨询 所谓适应性心理咨询,是指帮助来访者缓解因生活、学习和工作环境发生重大改变后的心理困扰与冲突,提高适应社会的能力。来访者基本健康,但有明显心理矛盾和内心冲突。咨询的目的是排除其心理困扰,减轻其心理压力,提高其适应能力。咨询的地点一般也为非医疗机构,如学校、社区、企业等。

3. 障碍性心理咨询 所谓障碍性心理咨询,是指对存在程度不同的非精神病性心理障碍、心理生理障碍者的咨询,以及某些早期精神患者的诊断、治疗或康复期精神病患者的心理指导。重点是去除或控制症状,克服心理障碍,促进心理健康,预防复发。从事这类咨询的人员需要受过充分的精神医学和临床心理学训练,咨询的地点一般为专门的心理卫生机构、综合性医院下设的心理咨询机构、社区心理卫生机构及由专业人员开设的私人诊所等。

（二）按对象的多少分类

1. 个别咨询 个别咨询是指心理咨询师与来访者之间的单独咨询。它是心理咨询最常见的形式,它的优点是针对性强、保密性好,咨询效果明显,但咨询成本较高,需要双方投入较多的时间、精力。

2. 团体咨询 团体咨询亦称集体咨询、小组咨询,指根据来访者所提出的问题,按性质将他们分成若干小组,心理咨询师同时对多个来访者进行咨询。它是一种很有前景的咨询形式,其突出的优点是咨询面广、咨询成本低,对某些心理问题或心理障碍效果明显优于个别咨询。不足之处是同一类问题也可能因个体差异而表现出明显的个体性,单纯的团体咨询往往难以兼顾每个个体的特殊性。为此,应扬长避短,在团体咨询中,辅以个别咨询。

（三）按时间长短分类

1. 长期咨询 长期咨询是指咨询的期间较长久,如超过两三个月,甚至达数年。因咨询的目的不仅在于问题的解决和症状的消失,而且还要改善性格及行为的方式,促进心理成长,所以需要的时间较长。长期咨询的重点放在深层心理的探讨、心理与行为改进的维持上。

2. 短期咨询 短期咨询是指咨询的期间较短。短期咨询的重点在于问题的解决和症状的去除。做短期咨询时,要把咨询的重点弄清楚,不把范围无限制地扩大,以致无法在短期内结束。

3. 限期咨询 限期咨询是指在咨询开始时,心理咨询师与来访者共同制订了咨询计划,对咨询的次数或期限做了规定,如五次、十次或两个月等。这种事先确定咨询期限的做法,目的在于让彼此有个事先的计划与了解,并可针对彼此约定的期限尽量努力,求得具体的改善。

二、心理咨询的常见方式

1. 门诊咨询 门诊咨询是心理咨询最常见的方式。例如,在专科医院、综合性医院和专门的个体诊所开设的心理咨询,由专业咨询工作者与咨询对象直接见面,进行深入的交流,及时发现问题,提出建议,故咨询效果好,但门诊咨询对异地来访者不大方便。

2. 现场咨询 现场咨询是指心理咨询师在学校、机关、企业、部队、城乡社区、家庭、医院病房等现场,对咨询对象提出的各种心理问题给予咨询帮助。现场咨询对那些只有心理问题或虽有心理障碍,但本人由于各种原因又不能到门诊咨询的人最为合适。

3. 信函咨询 信函咨询是指以通信的方式进行咨询。心理咨询师根据来访者来信描述的情况或提出的问题,以通信方式解答疑难,疏导教育。优点是简单方便,尤其是对异地的患者及一些有心理问题又羞于面见心理咨询师的来访者非常适合。缺点是有些来访者由于文化程度低和相关知识少,来信对问题、症状叙述不全面或欠准确,心理咨询师不能全面深入地了解情况,不利于问题的解决,必要时应进行门诊咨询。

4. 专栏咨询 专栏咨询是指针对公众关心的一些较为普遍的心理问题,通过报刊、杂志、电台、电视台等大众传播媒介进行专题讨论和答疑。随着互联网的发展,专栏咨询又逐渐扩展到在专门的网站或网页上进行。这种方式便于普及心理卫生知识,影响面广,缺点是针对性差。

5. 电话咨询 电话咨询是指用电话的方式开展咨询,主要适用于心理危机或有自杀观念、自杀行为的人,但由于缺乏心理咨询师与来访者之间面对面的直接交流,难以进行准确的心理评估,限制了心理咨询师的干预能力。

6. 互联网咨询 互联网咨询是指借助互联网进行咨询。这是近年来逐渐兴起的一种新型的咨询方式。对于那些由于个人身体条件、地域环境的限制而不能直接、方便地寻求心理咨询,以及由于个人生活风格、认知习惯,不愿意面对心理咨询师的人来说,互联网心理咨询尤为必要。

以上各种咨询方式是互为补充、互为促进的。例如,许多来访者通过专栏咨询,了解了自己的心理问题或症状,再进行信函咨询、门诊咨询、电话咨询或互联网咨询,现场咨询中发现的心理障碍严重的来访者,需要转到医院进行门诊咨询。

三、心理咨询的技巧及注意事项

心理咨询有一定的治疗功能,这种功能是通过对心理咨询技术良好的应用来实现的。心理咨询的技术和方法很多,下面主要介绍会谈技术和影响性技术。

（一）会谈技术

1. 会谈 会谈开始首先了解来访者的问题,具体包括问题的性质、影响程度、问题产生的原因、来访者的应对方式等,而心理咨询师只有通过来访者的诉说来获取这些信息。但是来访者往往不直接涉及问题的原因,而采取迂回的方式表达来访的原因,这就给心理咨询师准确而清晰地把握来访者问题增加了困难。在这种情况下,心理咨询人员应该把握以下几点。

（1）无条件的积极关注。心理咨询师的无条件积极关注是建立良好咨询关系的核心技术,无条件的积极关注是实现对来访者理解和尊重的前提,在这样的前提下才能让来访者毫无顾虑地倾诉。

(2)以开放式的问题引出来访者的话题。开放式提问可以发挥来访者的积极性,不会限制来访者的思维,而封闭式的问题只能使来访者处于被动地位,等待心理咨询人员的提问,导致信息被封闭,不利于咨询的深入开展。只有开放式提问才能为来访者提供宽松自由的环境,便于他们联想,提供比平常更多的信息。

2. 继续会谈

(1)要尽可能地鼓励来访者倾诉,对来访者的诉说给予恰当的反馈,如点头、目光注视、轻声应答等。

(2)对来访者的躯体性的倾诉要着重使用开放式提问,以便搞清楚躯体症状的心理社会原因。

(3)会谈中封闭式提问的运用。封闭式提问也是必要的,特别是在来访者倾诉后的澄清阶段。封闭式提问也可以用来控制会谈的方向。

(4)会谈内容应集中在现实中,不宜把过多的时间用于回忆往事上,否则会影响现实问题的解决,当然不拒绝会谈和现实问题相关的往事。

3. 心理咨询师自身的会谈能力

(1)对来访者表达的痛苦、危机等线索要有高度的敏感性。

(2)心理咨询师要善于观察来访者的体态语言,包括表情、动作、会谈时的身体姿势等。例如,来访者在诉说自己的经历时目光只盯着一个地方,不敢注视咨询人员,并且自始至终都是一种姿势,可是来访者却说自己没有问题。这说明来访者的言语信息和体态语是矛盾的。

(3)要有控制会谈的能力,如控制会谈的方向和结束的时间。

(4)要有掌握资料和分析综合的能力。来访者在咨询过程中诉说的内容较多,且可能不具有层次性,咨询人员要善于抓住重要信息,并且经过分析和综合以便从整体上把握来访者的状况。

(二)影响性技术

1. 积极关注　积极关注是指对来访者的言语和行为的积极面予以关注,从而使来访者拥有正向价值观。积极关注涉及对人的基本认识和基本情感。对于助人工作,首先必须抱有一种信念,即来访者是可以改变的。为了有效地使用积极关注,应当注意以下几点:①避免盲目乐观;②反对过分消极;③实事求是。

促进来访者自我发现与开发潜能,达到心理健康的全面发展,是咨询的最高目标。心理咨询师应把积极关注贯穿于整个咨询过程。

2. 倾听　学会倾听是心理咨询的先决条件。心理咨询条件下的倾听不同于一般社交谈话中的聆听,它要求心理咨询师认真地听对方讲话,认同其内心体验,理解其思维方式,以求设身处地之感受。由此,它不可以像在日常谈话中那样可以随意插嘴讲话或任加是非评论乃至争辩。与此相反,它要求心理咨询师在听对方讲话过程中,尽量克制自己插嘴讲话的欲望,不以个人的价值观念来评价来访者(除非涉及法律等问题),并以贯注的积极表示来表现心理咨询师对来访者内心体验的认同。因此,倾听是尊重与接纳的化身。

在实践中,倾听意味着学会沉默,学会贯注,学会设身处地地去体验来访者的内心感受并作出富于同感的反应。同时,倾听不是要心理咨询师放弃个人的信念与价值观,而是要让他/她学会兼容并蓄,学会从他人的角度思考问题,并学会在不放弃个人的信念与价值观的条件下,接受他人的信念与价值观,以能够更好地体验其感受,把握其思路,作出发自内心的同感反应。所以,倾听不是被动的、消极的活动,而是主动的、积极的活动,它使人学会用心去听人讲话。可以说,整个心理咨询的学习过程也是倾听的学习过程。

3. 沉默　心理咨询既是听与说的艺术,也是沉默的艺术。沉默可以是尊重与接纳的表示,也可以是自我反省的需要。由此,沉默的意义在于给来访者提供充分的时间与空间来反省,思考其个人成长的过程。

在心理咨询中,沉默一般具有两个功能,一个是暗示功能,一个是同感功能。前者通常表现为对来访者的讲话及其停顿不做言语回应,以暗示对方继续讲话;后者则通常在来访者讲述精神创伤事件或做深入的自我剖白时,以沉默来确保其自我宣泄与反省的时间与空间,并表现心理咨询师对来访者此时此刻心情的由衷理解。

沉默的运用通常需要体语的积极辅助。具体地说,在运用沉默时,心理咨询师通常需要以点头、注视表情变化及诸如"嗯、噢"等语言助词来表现对来访者内心体验的同感。总之,沉默的意义在于交流同感与尊重。适时的沉默可令人感到亲切、善解人意,而失时的沉默可令人感到冷漠无情。沉默表达的得体与否取决于心理咨询师对来访者内心体验同感程度的深浅。

4. 宣泄　宣泄是指来访者将蓄积已久的情绪烦恼与精神苦恼倾诉出来的过程。它是一种发泄痛苦的方式,可给来访者带来极大的精神解脱,使人感到由衷的舒畅。由此,它可使来访者摆脱恶劣心境,寻找原因,并强化战胜困难的信心与勇气。

在心理咨询中,宣泄是使来访者自我认识与自我发展的重要手段。它需要心理咨询师以关注、倾听、沉默等手段来促进、强化来访者的情绪宣泄过程,以增进心理咨询师对来访者的同感及后者对前者的信任。由此,作为一种心理咨询技能,宣泄的意义在于强化来访者自我剖白的意愿,增进心理咨询师与来访者的情感,并为进一步的自我探讨奠定基础。

5. 探讨　探讨是指心理咨询师帮助来访者积极认识、思考其成长中的挫折与障碍的过程。它是心理咨询的重要环节。事实上,心理咨询的过程也是探讨的过程,其意义在于帮助来访者在解决困难当中认清个人的愿望及克服困难。所以,探讨是一个思考的过程,也是一个学习的过程。

心理咨询的目的在于助人自助,所以探讨的目的也在于助人自省自明。具体地说,它要求心理咨询师在帮助来访者认识与思考其当前困难、挫折与自我成长的关系时,多提问题,少加评论,多做启发,少做说教,多鼓励对方讲话,少讲个人意见。由此,心理咨询师切忌在运用探讨技巧当中,主观武断,教训他人,迫使来访者接受自己的逻辑分析与价值观。那样易使来访者对心理咨询师产生依赖与怨恨,而无法从其生活困难与挫折的认识与解救中成长起来。

6. 质问　质问是指心理咨询师对来访者的认知方式与思维方法提出挑战与异议的过程。其目的在于推动来访者重新审视其生活中的困难与挫折,克服其认知方式中的某些片面性与主观性,以进一步认识自我,开发自我。

在实践中,心理咨询师常通过提问、反问与深入的讨论来质问来访者思维方法中那些自我偏向、自我夸张与自我挫败的倾向。由此,质问的意义不在于否定对方、贬低对方,而在于开启对方、激励对方。在这当中,人们应该注意到:质问要以尊重为前提,以同感为基础,它力图给人以态度诚恳、言之由衷的感觉,而不是态度生硬、强词夺理的感觉。所以,质问的艺术在于使来访者超越心理咨询师的提问,自发地认识到其认知与思维方法中的偏差,产生恍然大悟的感觉。

质问是心理咨询的重要手段,它旨在推动来访者重新认识自我、发展自我,并要力戒主观武断、强加于人的倾向。

7. 共情　共情是指体验别人内心世界的能力,它是咨访关系建立的重要因素。咨询过程中,心理咨询师深入来访者的内心去体验对方的思想和情感,当深刻理解问题的实质后,运用咨询技术,将自己的感情传达给来访者,影响对方并取得反馈。

共情的表达方式很多,主要是言语表达,其次是非言语表达,如面部表情、眼神、声音表情、身体表情、动作姿势等。

共情的表达要考虑文化特点和风俗习惯。中国的文化背景与西方国家不同,一般不会采用拥抱、接吻等方式表达共情。而具有共同特殊意义的是共情时的角色把握,心理咨询师既要设身处地体验来访者的内心,又不能受来访者情绪的影响,而忘记了自己是心理咨询师的角色。咨询过程中,心理咨询师要保持客观公正的立场,以清醒的头脑参与观察,其情绪不能被来访者的情绪变化所左右。

8. 自我暴露　自我暴露是指心理咨询人员把自己和来访者相似的思想、情感、经验告诉来访者。自我暴露可以更容易和来访者建立一种开放的人际关系,体现了自由平等的咨询氛围,有利于咨询关系的巩固。使用这种方法应该注意如下几点:①自我暴露的目的是为了帮助来访者,而不能凭自己的兴趣盲目随意暴露;②自我暴露的次数不宜过多,涉及的深度要适度,不能将咨询过程变成自我宣泄。

总之,上述八个技巧是心理咨询师与来访者沟通并帮助其自我成长的常用手段。它们是心理咨询区别于一般社交谈话与生活咨询的指标,使心理咨询师得以成为可亲、可近、可信、可敬的化身。最后应当指出,由于心理咨询领域内流派很多,且争议纷纭,所以上述八个技巧并不代表心理咨询中的所有技巧,它们只是一般心理咨询中所常用的技巧。

知识链接

人们对心理咨询的误解

误解一:心理问题就是精神病

精神病与一般的心理问题及轻度心理障碍有很大区别,正如身体生了病同极度疲劳或轻微不适之间的差别一样。每个人在成长的不同阶段及生活工作的不同方面,都有可能会遇到一些问题,导致消极情绪的产生。对这些问题若能采取适当的方法予以解决,个体就能顺利健康地发展;若不能及时加以正确处理,则会产生持续的不良影响,甚至导致心理障碍。因此,就心理问题求助于心理咨询人员并不意味着有什么不正常或有见不得人的隐私,而绝大部分精神病患者对自己的疾病没有自知力,更不会主动求医。

误解二：心理咨询应该立竿见影

不敢去接受心理咨询是一种错误的想法，而将一切心理问题都付诸心理咨询并期望"手到病除"、"豁然开朗"，则是另一种误解。实际上，心理咨询是一个连续的、艰难的改变过程。心理问题常与来访者的个性及生活经历有关，没有强烈的求助、改变的动机，没有恒久的决心与之抗衡，是难以冰消雪融的，所以来访者需有打"持久战"的心理准备。

误解三：心理咨询师就是算命先生

还有一种错误理解是发生在心理咨询的过程中。来访者往往对心理咨询师期望过高，以为通过三言两语就可以让心理咨询师洞悉一切，妙手回春。实际上，心理咨询是心理咨询师应用心理学的理论和方法，对来访者提供的信息进行讨论和分析，并进行咨询与治疗。它要求来访者详尽地提供有关情况，才能帮助双方共同找到问题的症结所在，以利于心理咨询师做出正确的诊断并进行恰当的治疗。因此，不要将心理咨询师当做算命先生看待，以为心理咨询师不能一眼猜中自己的心事就是水平不高。

小 结

本章通过对心理咨询的基本概念、心理咨询的模式、心理咨询的分类、心理咨询的技巧的介绍，让学生能对心理咨询的基本知识有初步地了解，能够领会心理咨询在临床工作中的重要作用，从而有利于理解心身统一的观点，更加激发学生学习的兴趣。

能力检测

一、单选题

1. 为保证材料真实，也为了维护心理咨询治疗本身的声誉及权威性，因此心理咨询要坚持（　　）。

A. 真诚原则　　　　　B. 耐心原则　　　　　C. 保密原则
D. 中立原则　　　　　E. 回避原则

2. 心理咨询的对象大部分是（　　）。

A. 勉强求助的人　　　B. 心身很健康的人　　C. 有幻觉的人
D. 正常的人　　　　　E. 思想觉悟不高的人

3. 良好的咨询关系是（　　）。

A. 来访者对心理咨询师绝对信任
B. 来访者和心理咨询师之间没有情感的卷入
C. 能顺利进行咨询工作，而又不让来访者形成对心理咨询师的依赖
D. 师生般的咨询关系
E. 朋友般的咨询关系

4. 心理咨询的先决条件是（　　）。

A. 倾听　　　　B. 理解　　　　C. 尊重　　　　D. 共情　　　　E. 积极关注

二、简答题

1. 心理咨询的含义是什么？

2. 进行心理咨询的意义是什么？

3. 在心理咨询的过程中应该遵守什么样的准则？

4. 简述心理咨询的分类。

5. 心理咨询的对象包括哪些？

6. 怎样理解心理咨询中的"保密原则"？

7. 怎样理解心理咨询中的"理解原则"？

8. 怎样理解心理咨询中的"来者不拒、去者不追的原则"？

9. 怎样理解心理咨询中的"客观中立和无条件积极关注原则"？

10. 心理咨询的"问题探索阶段"应该注意哪些问题？

11. 心理咨询的"巩固结束阶段"包括哪两个方面？

12. 什么是发展性心理咨询？

13. 什么是适应性心理咨询？

14. 什么是障碍性心理咨询？

15. 在会谈技术中心理咨询师应该把握哪些方面？

16. 在心理咨询中"沉默"具有什么功能？

17. 怎样理解心理咨询中的共情技术？

18. 怎样理解心理咨询中的质问技术？

19. 怎样理解心理咨询中的自我暴露技术？

20. 怎样理解心理咨询中的积极关注技术？

能力检测参考答案

一、单选题

1. D　2. B　3. C　4. A

（乔　瑜　唐新媛）

第八章
心 理 治 疗

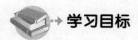 学习目标

心理治疗的概念及与心理咨询的相同和不同处。

心理治疗的目的、基本过程和技巧。

精神分析疗法、行为疗法、认知疗法和支持性心理治疗的理论基础、基本技术。

案例引导

　　某女,24岁,自幼懂事听话,言行规矩。6岁时曾被邻居一个老翁抚弄过阴部,因年幼无知,不知是猥亵行为,故未觉受辱。后随家迁走,1979年重返故地,高考前夕,患者在回家的途中,遇见一老头极像(或是)当年那个邻居。幼年时的情境突然再现,患者顿感紧张、心慌、无地自容。此后两次高考成绩都不尽如人意,参加工作后话少,害羞,见了老同学或熟人,就绕道而行。不敢参加集体活动,觉得大家总是在注视她,若不及时离开,便担心自己会脸红、口吃、发呆。1985年与一名军人在外地结婚,婚礼中十分紧张、窘迫、恐慌,整个婚礼过程中都不敢抬头,自认为扫了大家的兴,但一抬头便觉得心跳加快,面部发热。入洞房后不敢正视和面对丈夫,心中经常自我鼓励:"我没做什么见不得人的事,我是个清白人。"但仍无勇气与人交际,终日不安。婚假结束后回到单位,羞于见人,对前来看望的同事也想回避。上班时办公室的人较多,更是恐惧害怕,焦虑不安,度日如年,只有与其母亲在一起或独处时才感到全身轻松,因而常托辞病休在家。

　　诊断:社交恐怖症。

　　冲击疗法治疗:首先向患者解释社交恐怖症的原因及冲击疗法的治疗原理,并告诉患者在实施治疗的过程中必须付出痛苦的代价,患者同意接受治疗,做好了充分的思想准备,称"长痛不如短痛"。由其母亲督促其上班。患者被迫与同事相处,精神十分紧张、汗流浃背、四肢发抖,因而差错频繁。单位领导指出差错并询问原因时,患者

更觉得大家都在盯着自己，自己的脸色一定狼狈极了。几次想临阵退却，均被强行劝阻。第三天趁小便之机，不愿再返回工作，言称"实在受不了，脑袋快要炸了，人快要发疯了"。给予安定10 mg，普萘洛尔30 mg后，强行令其返回工作。持续数天，患者称"很累，很疲倦"。但恐惧、紧张渐轻，与同事交往渐多，工作差错逐渐减少。2周后自行上班，能与同事进行公事往来。一年后复查，工作、生活及社交活动基本正常。

第一节　心理治疗概述

一、心理治疗的概念与发展简史

（一）心理治疗的概念

心理治疗（psychotherapy）或称精神治疗，指应用心理学的理论和方法，以良好医患关系为桥梁，通过治疗者的语言、表情、姿势、态度和行为，影响或改善患者的认知、情感和行为，消除或缓解患者心理的问题，促进其人格向着健康、协调的方向发展的一种治疗方法。

从广义上讲，心理治疗是指医院及医务人员通过院风、院容、言谈、举止等而改善患者心理状态、提高治疗效果的方法。从狭义上讲，心理治疗是指治疗者运用心理学的理论与技术治疗心理和躯体疾病的方法。

（二）心理治疗的发展简史

自古以来，人们就在不自觉地运用心理治疗。两千多年前我国的《黄帝内经》就记载了一些宝贵的心理治疗新思想和方法。《圣经》上也记载了许多患者在暗示或自我暗示的作用下得到了治疗的效果。各种宗教、气功治病的记载中，也很多通过"心诚则灵"的信仰而达到康复的案例。早期心理治疗的学说和方法源于欧美宗教巫术及希波克拉底的自然主义观点，宗教巫术认为精神病是鬼神附体，可采用宗教仪式使其解脱。而最先揭示了心理治疗原则的是古希腊的希波克拉底。他认为：治病先治人；知道患者是什么样的人，比知道患者患什么病更为重要；心理疾病和躯体疾病一样可以用科学的方法予以研究和治疗；提倡对待患者应和蔼、体贴、亲切，帮助患者恢复理智和健康。这在当时具有重要的现实意义。

心理治疗作为一种专门的治疗手段源于18世纪末奥地利麦斯麦（Mesmer）采用的"动物磁性"方法，该方法以"戏剧性表演"方式，使患者进入昏睡状态，可使许多心理疾病患者的临床症状消失，这为心理治疗的进一步发展奠定了一定的基础。19世纪弗洛伊德的精神分析疗法及催眠术用于精神疾病的治疗，使心理治疗作为一种真正的治疗手段应用于临床，从而成为心理学治疗发展史上第一个里程碑，并成为20世纪上半叶占主导地位的心理治疗方法。到了20世纪中叶，随着许多专业或学科向心理治疗领域的渗透，人们对心理治疗逐渐有了新的认识，从事心理治疗的队伍不断扩大，不仅仅是精神科医生，还有临床心理学家、社会工作者、精神科护理人员、预防保健人员、教师及其他医学学科的医务人员。

20 世纪 50 年代由沃尔普（Wolpe）和艾森克（Eysenck）等人创立的行为疗法则为心理治疗发展史上第二个里程碑。20 世纪 60 年代由罗杰斯创立的人本主义心理治疗又成为了心理治疗发展史上第三个里程碑。20 世纪末叶，行为治疗的理论和技术兴起，心理治疗的应用范围越来越广泛，不仅适用于来医院就诊的各类患者，而且适用于院外有心理问题的各种群体。现代心理治疗的理论、学派、治疗方式多种多样，发展迅猛，从支持疗法、精神分析疗法，到家庭疗法及各种行为疗法等。治疗者据各学派的理论和技术，将心理治疗看成是心理社会治疗，或看成是教育治疗，或看成是生活技能训练，也有学者将其看成是人格和自我发展的手段。

心理治疗发展至今，各心理流派众多且日益完善，自成体系。据 1980 年美国出版的《心理学治疗手册》介绍，当时在使用的各种心理治疗方法共计 250 种。随着心理治疗科学向纵深方向的发展，多数心理治疗家已经开始采用折中主义的心理疗法，而不再固守某一流派，反映了心理治疗各流派之间的整合趋势日益明显。

我国的心理治疗开始于 20 世纪前半叶，当时主要沿用弗洛伊德的心理分析理论和方法，效果不理想。20 世纪 50 年代，李心天等对神经衰弱提出的"悟践心理疗法"，而后，陆续提出的"认知领悟疗法"（钟友彬）、"道家心理治疗"（张亚林）、"漂浮治疗"（胡佩诚），均取得了良好的疗效，在国内外产生了一定的影响。

二、心理治疗的分类

心理治疗的技术种类繁多，相对科学的分类如下。

（一）按治疗对象分类

（1）个别心理治疗：采取治疗者和求助者"一对一"形式进行的治疗。

（2）夫妻治疗或婚姻治疗：以配偶双方为对象进行的治疗。

（3）家庭治疗：以核心家庭为单位进行的治疗。

（4）集体治疗：以多名有类似心理问题的求助者群体为治疗对象，在同一时间、地点，由 1～2 名心理治疗者对其所进行的治疗。

（二）按心理学派分类

（1）分析性心理治疗或精神分析治疗：以精神分析的理论为基础的治疗方法。

（2）行为治疗：以行为主义的学习理论为基础的治疗方法。

（3）认知治疗：以心理学的认知理论为基础的治疗方法。

（4）人本主义心理治疗或求助者中心疗法：以人本主义心理学理论为基础的治疗方法。

（5）系统治疗：在系统论和控制论基础上，融入社会心理学的人际理论而形成的心理疗法的统称。

（6）折中心理治疗：主张根据患者的实际情况从各流派中灵活地选择、综合应用对患者最有效的心理治疗理论和技术。折中心理治疗没有自己独特的理论、原理和方法学体系，暂时还不是一个独立的心理治疗派别或体系，但却是国际上心理治疗发展的一种趋势。

（三）按治疗的形式分类

（1）言语心理治疗：通过言语沟通和交流，改善患者的心理症状，达到治疗疾病的目的的治疗方法。如精神分析疗法、咨客中心疗法、森田疗法、认知领悟疗法。

(2)非言语心理治疗:通过非言语信息的中介作用,逐渐影响患者的认知活动,达到改变患者病态情绪及行为的目的的治疗方法。如音乐疗法、绘画疗法、书法疗法、雕塑疗法等。

(3)行为治疗:通过改变患者的动作和行为而引起其心理状态的变化,以矫正病态心理和行为的治疗方法。如放松疗法、强化疗法、系统脱敏疗法及生物反馈疗法等。

三、心理咨询与心理治疗的异同

心理咨询与心理治疗的相同之处如下。

(1)两者的心理学理论基础与技术方法基本一致。

(2)两者的工作对象常常一致。

(3)两者的工作目标相似,都是在寻求求助者心理上的积极改变和进步。

(4)两者依据的人际关系的性质是一致的,都是强调通过治疗者和求助者之间良好的人际关系,以实现自己的工作目标。

心理咨询与心理治疗的不同之处如下(见表8-1)。

(1)工作的侧重点有所不同,心理咨询侧重于对正常人在生活中遇到日常的心理问题进行辅导帮助,如人际关系问题、择业问题、恋爱婚姻家庭问题、子女的教育问题及个人的发展问题等,因此,其求助者称为来访者。心理治疗主要对有心理障碍的患者进行治疗,如神经症、人格障碍、性行为异常、心身疾病及康复精神病,因此,其求助者称为患者。

(2)心理咨询往往历时较短,通常为一次或几次;心理治疗则常常要历时几次或几十次,甚至要数月或数年。

(3)心理咨询是在意识层面,通过解释、教育、指导等途径,帮助求助者解决"此时此刻"的问题,谋求其成长发展,因此,其工作目标是具体的;心理治疗则常常在无意识层面展开,着眼点为"过去",通过对潜意识层面心理活动的挖掘分析,谋求人格的重建,因此,其工作目标往往是比较模糊的。

表 8-1　心理治疗与心理咨询的区别

	心 理 治 疗	心 理 咨 询
工作对象	可称患者	可称来访者
	主要为精神病、神经症、心身疾病、心理障碍等患者	主要为在适应和发展方面发生困难的正常人
工作者	精神病医生、医学心理学家、临床心理学家	咨询师
工作方式	强调人格的改造和行为的矫正,费时较长,数周至数年	强调教育与发展,费时较少,一次至数次

四、心理治疗的主要目的和作用

心理治疗的主要目的和作用是通过获得患者的充分信任与合作,解决心理患者所面临的心理困难,启发患者认识疾病的性质和规律,减少焦虑、抑郁、恐慌等心理症状,改善患者的非适应行为(包括对人对事的看法)和人际关系,促进其人格成熟,并能以有效且适当的方式来处理心理问题和适应生活。

五、心理治疗的基本过程和技巧

（一）心理治疗的基本过程

关于心理治疗的过程与阶段的划分，不同的心理治疗流派有着不同的见解和看法，很难有一种能适用于所有心理治疗的过程描述。但一般情况下，可将心理治疗的基本过程分为以下三个阶段。

1. 心理诊断阶段

该阶段的主要任务是收集求治者的基本资料，认清存在的主要心理问题，建立起良好的医患关系，制订治疗目标，有针对性地开展各种形式的心理治疗。具体步骤如下。

（1）建立良好的医患关系。

（2）收集必要的资料信息：收集必要的信息越多，对分清主要问题和次要问题及获得正确的心理诊断越有利。

（3）综合信息资料作出初步诊断：通过对获得的信息资料进行分析、比较、综合，确定存在的主要问题，确定初步的临床诊断。

（4）确定治疗的目标和计划：与求治者一起共同制订治疗目标和计划，确定应采取的心理治疗方法，明确能解决的问题、何时能达到怎样的治疗效果。

2. 解决心理问题阶段

根据选择的心理治疗方法实施心理治疗工作的各项步骤，治疗中为了达到良好的临床治疗效果，治疗者可根据实际情况，灵活掌握时机，不拘形式和过程，采取不同类型的治疗方法，综合进行治疗。

3. 心理治疗结束阶段

心理问题解决之后，心理治疗就进入了尾声。结束阶段往往在预定面谈次数的最后两次开始。

总之，心理治疗是由不同的治疗阶段和步骤组成，各阶段之间互相关联和重叠，不宜截然分开。

（二）心理治疗的技巧

（1）明确治疗者的职责：需帮助患者着力挖掘其问题的根源，充分发挥患者的潜能，引导患者自己解决其心理问题。

（2）关注主要问题：指关注患者最关心、最困扰、最痛苦和最需要改善的问题，有时需要经过多次面谈，进行深入探讨，方能真正了解患者的症结所在。

（3）促使患者领悟：帮助求治者进行内心探索，为患者改变其心理行为问题提供理论和实践依据，促使患者产生强大的治疗动机，最终达到改变认知，减轻或缓解临床症状的目的。

（4）重视支持的作用：通过真诚地对患者行为表示表扬、鼓励、肯定和支持，减轻患者的负性情绪，促进积极行为的形成和固定。

（5）反塑造作用：治疗者不关注患者对治疗者本身所施加的影响，只专注于治疗目标的实现。

（6）移情的产生：患者将其以往生活里与他人关系中产生过的情结、挫折、态度等主观体验移植到治疗者身上，从而使患者产生相应的情感体验。患者对治疗者的移情既可能是积极的，也可能是消极的，既可能是直接的，也可能是间接的。

（7）反移情：治疗者以不适当的情绪和行为来对待患者在治疗中的某些反应。

（8）对峙的发生：治疗者的要求与患者的思想、感情、态度和行为之间发生矛盾，从而使治疗气氛紧张。

（9）解释：心理治疗过程中最常用的方式之一。治疗者向患者提供关于现实社会或心理现象的另一种观点和看法，不同的心理治疗方法和技术有不同的解释内容。只有采取适宜的解释，才能取得较好的临床疗效。

（10）结束时的注意事项：应与患者作一次全面性的回顾和总结，作出结论性的解释，使患者牢记在心，从而对自己有更清晰的认识。帮助患者学习应用治疗获得的经验，促进其社会适应能力的提高，让患者自己扮演独立、自主的角色，使其能逐渐学会处理自己心理行为问题的能力；同时，为防止患者对治疗者产生的依赖心理，治疗者应渐渐退出治疗时的角色，以自信和鼓励的态度对待患者，使其坚强地面对现实生活，并相信他一定能克服困难，走向成功的彼岸，自信、自强而独立地生活。

知识链接

神奇的一针

青年女工小李和同厂一位男青年相爱，3个月前两人拟结婚遭到父母反对，生气后顿觉咽喉部有异物感，像大葱皮黏附在上面，咳之不出，咽之不下，吭咳作声，情绪不好时或吃饭时加重，而在心情舒畅时则减轻，曾多处就医，诊断为"咽喉炎"、"神经衰弱"等，吃药、针灸均无效。患者感到焦虑、极度失望，感到已经无可救药，不如一死了之，但又下不了这个决心。后听说某医院可以治疗这种疾病，于是，便抱着试试看的态度来到医院就诊。先在耳鼻喉科检查，咽喉部未见异常，于是又被转到心理科诊治。心理科医生详细查体并结合病史，诊断其为癔症，医生先向患者进行了解释性的心理治疗，建立患者与医生的充分信任关系，然后医生开始药物暗示治疗：告诉患者将用特效药物为其治疗，当药物发生作用时，她的咽喉部会感到发热，这就意味着药物已经把黏在咽喉部的异物冲开，这时就要马上把异物吞到肚里去，然后，医生用10%的葡萄糖酸钙静脉注射（本身可有发热的作用），结果患者经此治疗后，一针见效，病即痊愈。

第二节　常用的心理治疗方法

一、精神分析疗法(psychoanalytic psychotherapy)

精神分析疗法由弗洛伊德于19世纪末创立，该学说强调无意识的幼年时期的心理冲突在一定条件下(如精神刺激、环境变化等)可转化为各种神经症的症状及心身症状(如癔症、焦虑症、心身疾病等)。因此,该疗法通过"自由联想"等内省方法,帮助患者将压抑在潜意识中的各种心理冲突,主要是幼年时期的精神创伤和焦虑情绪体验挖掘出来,使其进入到意识中,从而使患者重新认识自己,发展出更具建设性的适应方式,并改变原有的行为模式,达到治疗的目的。

（一）基本理论

1. 精神层次学说 弗洛伊德认为,人的心理活动分为意识、潜意识和前意识 3 个层次。

(1)意识:当前能够注意到的感知外界刺激的一些心理活动,如感觉、知觉、情绪、意志和思维等,遵循"现实原则"行事。

(2)前意识:当前未曾注意到,但一经提醒或集中注意、努力回忆即可进入意识的心理活动,介于意识和潜意识之间,是意识和潜意识之间的缓冲。

(3)潜意识:又称为无意识,是不能被人意识到的心理活动,包括人的原始的盲目冲动、各种本能活动和被压抑的愿望,是人类心理的原动力,遵循"享乐原则"。

2. 精神结构学说 弗洛伊德认为,人格是由本我、自我、超我 3 个部分组成的。

(1)本我(id):又称原我,存在于潜意识深处,是人格中最原始的部分,代表人们生物性本能冲动,主要是性本能和破坏欲。遵循快乐-痛苦原则,追求个体的舒适、逃避痛苦并维持生存及繁殖,不能以善恶的观点评价。本我从个体出生就存在,并随个体的生理发展而增加其功能。

(2)自我(ego):大部分存在于意识中,小部分是潜意识的。自我是自己可意识到的执行思考、感觉、判断或记忆的部分。遵循"现实原则",对内满足"本我"的需要与要求;对外应付外界现实,同时对上接受"超我"的批判与监督。自我是本我的执行者,同时在超我的要求下,要顺应外在的现实环境,采取社会所允许的方式指导行为,保护个体的安全。自我一般 6～8 个月开始分化,2～3 岁固定地确立。

(3)超我(superego):类似于良心、良知、理性等含义,大部分属于意识的。超我是长期社会生活过程中,社会规范、道德观念等内化而成。超我是道德的维护者,主要是监督、批判和管制自己的行为。遵循"至善原则",能辨明是非,分清善恶,因而能对个人的动机、行为进行监督管理,使人格达到完善的程度。超我一般于 5～6 岁才开始出现,10～11 岁固定地确立。

弗洛伊德认为人格是由上述 3 个部分交互作用而构成,人格的形成是企图满足潜意识的本能欲望和努力争取符合社会道德标准两者间长期冲突的结果。

3. 性心理发展阶段学说 弗洛伊德认为个体性心理发展需要经历以下几个阶段。

(1)口欲期:1 岁以内,形成安全感,如咬拇指、恐惧、自卑、自恋等。

(2)肛欲期:1～3 岁,形成自主控制,如强迫、清洁等。

(3)俄狄浦斯期:又称男性生殖器崇拜期,指 3～5 岁的孩子希望得到父母爱的同时,男孩子因为自己有阴茎而感到骄傲,向父亲认同,与父亲竞争母亲,同时担心会受到父亲的阉割(阉割焦虑)。女孩发现自己没有阴茎,认为是母亲的责任,形成对母亲的怨恨、排斥,会羡慕、嫉妒男人的阴茎(阴茎嫉妒),最后向母亲认同,与母亲竞争父亲。此期如果出问题,男孩可能会怀疑自己的男子气概,并出现同性恋、易性癖、露阴癖等性心理障碍,女孩会出现对男性的虐待,与男人乱交。

(4)潜伏期:6~12 岁。此期通过儿童的游戏和学习,将培养孩子的各种能力,形成自信、自强的个性品质。此期如果出问题,可能会出现孤僻内向、自卑的个性弱点。

(5)生殖期:12 岁以后,进入青春期和生育阶段,形成以生殖器为主要来源的性快感区,是完成成人社会化的过程。

(二)基本方法

1. 自由联想(free association) 自由联想是精神分析的基本手段,是将患者带入潜意识的路径之一,几乎贯穿于整个精神分析疗法的过程。治疗者要求患者毫无保留地诉说他想要的一切,包括近况、家庭、工作、童年记忆、随想、对事物的态度、个人成就、困扰、思想和情感等等,甚至是自以为是的一些荒谬或奇怪的不好意思说出来的一些想法。

2. 阻抗(resistance) 阻抗是自由联想时,在谈到某些关键问题时所表现出来的自由联想困难。阻抗的根源是潜意识中本能地阻止被压抑的心理冲突重新进入意识的倾向。当自由联想交谈接近这种潜意识的心理症结时,来自潜意识的阻抗就自然产生作用。精神分析疗法耗时较长,其原因就是这种潜意识的阻抗作用。

3. 移情(transference) 患者可能将治疗者看成是过去与其心理冲突有关的某一人物,将自己对某人的体验、态度、幻想等有关的情感不自觉地转移到治疗者身上,从而有机会重新经历往日的情感,这就是移情。移情可以是正移情,也可以是负移情。

4. 疏泄(abreaction) 疏泄是让患者自由地表达被压抑的情绪,特别是过去强烈的情感体验。

5. 释梦(dream interpretation) 精神分析理论认为梦的内容与被压抑在潜意识中的内容存在某种联系,梦是深入患者无意识的有用途径。该理论将患者有关梦的报告作为自由联想的补充和扩展,并认为有关梦境的分析结果更接近于患者的真正动机和欲求。但是梦境仅是无意识心理冲突与自我监察力量对抗的一种妥协,并不直接反映现实情况。

6. 解释(interpretation) 解释是心理分析师对患者的一些心理实质问题,顺其所说的潜意识含义进行解释或引导,用患者能够理解的言语让其认识到心理症结的所在,帮助其将潜意识冲突的内容放入意识层面加以理解;帮助患者逐步重新认识自己,认识自己与其他人的关系,使被压抑在潜意识中的内容不断通过自由联想和梦的分析暴露出来,从而达到治疗疾病的目的。

7. 精神分析中的非特异性治疗技术 同其他心理治疗一样,精神分析强调良好的治疗性关系、倾听的技术、良好而适当的共情技术、反应技术、提问及引导技术,这些非特异性治疗技术与精神分析技术的良好结合才能达到较好的治疗效果。

(三)进展与临床应用

精神分析疗法在临床上主要用于治疗各种神经症患者、某些人格障碍者、心境障碍者以及具有心身疾病的某些症状的患者,有一定的疗效。但不适合于重性心理障碍者,如精神分裂症者、重性抑郁者、双相情感障碍者、癔症发作期间伴有自我意识障碍者的治疗。该疗法因疗程长、费用高,且理论无法证实、缺乏评判标准、结果难以重复等,已受到不少批评。经典的分析操作方法现在也较少使用。但某些经过修正的新精神分析疗法在时间上已有所缩短,且增加了对社会文化因素与疾病和症状关系的分析,主要用于解决当前迫切需要解决的问题。

二、行为疗法(behaviour therapy)

行为治疗又称行为矫正,是运用有关"学习"原则,按具体的治疗步骤,以改善非功能性或非适应性的心理和行为。

(一)基本理论

1. 经典条件反射 经典条件反射又称应答性条件反射,是20世纪20年代苏联生理学家巴甫洛夫所创立,是行为疗法的一条重要理论基石。他发现,条件反射是在后天生活中形成的。条件反射的建立和保持,必须需要无关刺激与非条件刺激在时间上反复强化。该理论为某些行为疗法(如系统脱敏疗法、厌恶疗法、阳性强化法、消退法等)提供了理论依据。

2. 操作性条件反射 操作性条件反射是指个体随意行为的建立。Thorne认为只要实验者对所期望的行为进行奖励,被试者的这种行为就会增加。若给予惩罚,则被试者的这种行为就会减少,然后逐渐消退。

3. 学习理论 学习理论认为,任何行为都基于学习的缘故,通过学习,各种行为既可以习得,也可以消退。其中Watson认为不论是简单的行为,还是复杂的行为都是学习的结果,并得出了行为形成所遵循的近因律和频因律两条学习规律。而Bandura则认为个体的行为都是通过对榜样的学习而获得的。

(二)基本方法

1. 系统脱敏(systematic desensitization) 系统脱敏疗法为临床上常用的行为治疗技术,是按一定的治疗程序诱导患者缓慢地暴露出导致焦虑、害怕及其他强烈情绪反应的情境,并通过心理放松来对抗这种情绪状态,从而达到逐渐消除不良情绪的目的。

案例引导

系统脱敏疗法

患者,女性,23岁,平素性格内向敏感,勤学好胜。3年前开始患有社交恐怖症,与同事、同学、领导、男友及其父母相处时心慌气促、面红耳赤、全身出汗、焦虑不安,甚至头晕目眩、呼吸急促、全身发抖、大汗淋漓、语无伦次,故羞于见一切人。治疗者先对其进行2周的肌肉松弛训练,然后与患者面谈,按恐怖处境的严重程度进行系统脱敏治疗。恐怖程度的次序依次如下:①母亲;②父亲;③同学、同事;④领导;⑤男朋友;⑥男友的父母。1周后安排一级脱敏,疗程为10周。治疗结束后,患者已能到男友家去,自述"去时还是有些提心吊胆,但真到了那里,也就那么回事"。1年后复诊,已能和人自然交往,不久后愉快地结婚。

2. 满灌疗法(flooding) 又称为冲击疗法、暴露疗法和快速脱敏疗法,是指让患者直接接触引起恐怖或焦虑的情境,坚持到恐怖或焦虑症状消失的一种快速行为治疗方法。整个治疗一般约5次,每次1~2h。其疗法取决于每次练习时患者必须能坚持到心情平静和感到能自制时为止。

满灌疗法

某女,24岁,自幼懂事听话,循规蹈矩,患社交恐怖症9年。治疗前首先向患者解释社交恐怖症的原因及冲击疗法的治疗原理,并告诉患者在实施治疗的过程中必须付出痛苦的代价,患者愿意接受治疗,做好了充分的思想准备,称"长痛不如短痛"。由其母亲督促其上班。患者被迫与同事们相处,精神十分紧张、四肢发抖,因而差错频繁。单位领导指出差错并询问原因时,患者更觉得大家都在盯着自己,自己的脸色一定狼狈极了。几次想临阵退却,均被强行劝阻。第三天趁小便之机,不愿再返回工作,自称"实在受不了,脑袋快要炸了,人快要发疯了"。给予安定10 mg,普萘洛尔30 mg后,强行其返回工作,持续数天,患者称"很累,很疲倦",但恐惧、紧张渐轻,与同事交往渐多,工作差错逐渐减少。2周后,自行上班,能与同事进行公事往来。一年后复查,工作、生活及社交活动基本正常。

3. 厌恶疗法(aversion therapy) 厌恶疗法是运用惩罚性的刺激,通过直接或间接想象,以达到使不良行为减少或消除的目的。其要点是厌恶刺激在不良行为发生时始终存在;刺激要达到足够的痛苦水平(尤其是心理上的痛苦);治疗必须持续到不良行为彻底消除为止;要随时进行鼓励强化,并以患者自我控制为主。

4. 行为辅助工具(behavioral prostheses) 行为治疗辅助工具是借助一些仪器和电子设备,使患者在自然环境下学习新的适应性行为。例如,用节拍器治疗严重口吃障碍,用电子信号系统来矫正家庭中错误的沟通方式及对某些强迫障碍采用小量电刺激治疗等。

5. 正强化和消退法(positive reinforcement and extinction) 根据操作条件反射理论,如果在行为之后得到奖励,这种行为在同样的环境条件下就会持续和反复出现即正强化。其中代币法是通过给患者一定数量的代币筹码来奖赏其适应性行为,一旦患者出现这些适当的社交行为时就可以获得筹码,并用这些筹码来换取自己需要的东西或者得到一些享受。如果患者出现不良行为如吵架、毁物等,将加倍罚扣其筹码。

6. 强化疗法(reinforcement therapy) 强化疗法又称操作性行为疗法,是指应用各种强化手段以增加某些适应性行为。减弱或消除某些不良行为的心理治疗方法。如一个小孩因不良行为而受到严厉的惩罚,以后这种不良行为就会逐渐减弱或消失。

（三）进展与临床应用

行为疗法在临床上被广泛应用于各种存在行为异常的个体,但对于边缘人格、人格障碍或抑郁症的患者治疗效果有限。行为疗法在临床上用于神经症(恐怖症、强迫症及焦虑症)、性功能和性心理障碍、冲动控制障碍、儿童行为障碍、进食障碍、成瘾行为及部分心身疾病的治疗,效果良好。

三、认知疗法(cognitive therapy)

认知疗法是根据个体的认知过程影响其情绪和行为的理论假设,通过一定的技术和手段来改变患者的不良认知,以达到消除其不良情绪和行为的目的。该疗法强调认知过程是心理行为的决定因素,并认为情绪和行为的产生依赖于个体对环境情况所做的评价,而这种评价又受个人信念、假设观念等认知因素的影响;治疗的目标不只是针对情绪、行为的外在表现,还应分析患者现实的思维活动,找出其错误的认知和评价,并以正确的认知予以替代,逐渐消除患者适应不良的情绪和行为。

（一）基本理论

1. 合理-情绪疗法（rational-emotive therapy,RET） Ellis 认为个体对不同应激事件的态度和情绪反应,是因个体对事件的不同解释和评价所致。不合理信念会引起负性情绪反应及各种适应不良的行为,通过与不合理信念进行辩论,使患者在治疗中学习到的合理的思维方式并得到强化,最终达到改变负性情绪和不良行为,以合理信念面对现实生活的目的。

2. Beck 认知治疗 Beck 认为个体的行为决定于他/她对自己及周围人的人际关系的看法。他认为现实社会的每个人都生活在各自的现象区域之中,即依靠个体的感知和认识,去建立自己主观的世界现象。就是同样的客观对象,因人们的知觉和看法不同,就会出现不同的主观性认知范围。

（二）基本方法

1. 合理-情绪疗法的基本治疗技术 由 Ellis 在 20 世纪 50 年代提出,基本观点是一切错误的思考方式或不合理信念是心理障碍、情绪和行为问题的症结。对此他将治疗中有关因素归纳为 A-B-C-D-E,即诱发事件→信念→后果→诘难→效应。其基本治疗技术如下。

（1）不合理信念辩论技术:治疗者运用科学的方法,向患者所持的有关对自己、他人及周围环境的不合理信念进行挑战和质疑,以改善或动摇这些不合理信念。

（2）合理情绪想象技术:由治疗者指导和协助患者进行想象,克服不合理信念,逐渐建立合理信念的过程。

（3）认知家庭作业:由于信念及认知模式的改变是循序渐进的过程,需要患者本人的配合和努力,这种努力不仅需要在面谈中进行,而且应持续到面谈以外的其他时间。为此,需布置认知家庭作业,使患者更好地掌握商谈的内容,并逐渐学会与自己的不合理信念进行辩论,最后以合理信念逐渐代替不合理信念。认知家庭作业的主要内容是完成已列出的十几种常见不合理信念自助量表,要求按 A-B-C-D-E 的不同程序进行与这些不合理信念进行辩论。

2. Beck 认知治疗的基本技术

（1）识别自动性想法（identifying automatic thoughts）:治疗者采用提问、指导患者想象或角色扮演的方法来发掘和识别患者的自动性想法。

（2）识别认知性错误（identifying cognitive errors）:引导患者认识其认知上的概念性错误,常见的认知错误包括任意推断、选择性概括、过度引申、夸大或缩小、全或无思维等。

（3）真实性检验（reality testing）:鼓励患者将其自动性想法作假设看待,并设计一种方法调查、检验这种假设,结果他/她可能发现,在 95% 以上的调查时间里他/她的这些消极的认知和信念是不符合实际的。

（4）去注意（decentering）:要求患者衣着随意地去沿街散步、跑步,然后记录其当时的真实情况,结果他/她自己发现几乎很少有人注意其言行。

(5)监察苦闷或者焦虑水平(monitoring distress or anxiety level):鼓励患者对自己的焦虑水平进行自我检测,促使患者认识焦虑波动的特点,增强抵抗焦虑的信心。

3.临床心理治疗中认知疗法常用的治疗技术

(1)改变患者的现实评价:治疗者协助患者认识到自己认知的局限性,并解释歪曲的认知与心理行为症状的关系,使患者认识到以下两点。①个体对自身或现实的感知,由于感觉器官功能的局限性,不可能完全反映现实,最多只能接近现实,而在病态情况下尤其如此;②个体对感知的解释和评价依赖于认知过程,而且对个体认知过程影响较多的因素包括生活经历、个性特征、生理问题及心理因素等。

(2)改变患者的价值观念:如果价值观念太绝对化或使用不当,就会产生适应不良,最后可能导致心理病理症状。常见的价值观念有如下几种。

危险安全原则——人们常常以自己的价值观念来估计环境的危险性及自己应付危险环境的能力,两者之比称为"危险度"。

快乐痛苦原则——该原则是引起适应不良及心理行为障碍的主要原因,即个体将快乐与痛苦绝对化,非此即彼,达到目标就快乐,达不到目标就痛苦。因此必须事事成功,才能有快乐和幸福;不取得第一,就是痛苦;不被他人认可,就是不幸;如果我失败了,就意味着我不行;如果不同意我的意见,就是不欣赏我;如果不把握好时机,就后悔不已。

应该-不应该原则——自己应该是什么样,不应该是什么样;我应该待人和气,不能伤害别人的感情;我应该把每一件事情都做好;我应该自信,并能解决每一个问题;我应该不知疲倦,保持旺盛的精力;我应该情绪平稳,永远控制好自己的情绪;我应该能预测发生在自己周围的任何事情;我应该沉着应付任何挑战;我应该理解和体谅别人。

(三)进展与临床应用

一般认为,认知疗法在临床上的应用较为广泛,临床上凡是与不良认知有关的心理行为障碍、某些精神疾病的急性期和恢复期、心身疾病、药物依赖等,均可用认知疗法进行治疗,具体表现为以下几个方面:①各种类型的神经症,如抑郁症、焦虑症、强迫症、疑病症及恐怖症等;②应激性精神障碍;③行为障碍,如冲动控制障碍、各种药物滥用等;④心身疾病;⑤人格障碍;⑥性心理障碍;⑦各类重性精神障碍的恢复期等。

目前,认知理论及认知治疗技术正逐步被广大临床心理学工作者及精神科医生所接受。许多临床对照研究已经证实它具有减轻情绪症状、改善认知方式和行为表现,以及有长期维持和预防复发的作用,尤其是对抑郁患者的治疗,与三环类或四环类抗抑郁药一样有效。

四、支持疗法(supportive psychotherapy)

支持疗法又称一般性心理治疗、支持性心理疗法或非分析性治疗,是一种以支持为主的特殊性心理治疗方法。该疗法主要是支持、帮助患者去适应目前所面对的现实,加强患者对精神应激的防御能力,帮助患者控制混乱的思想和感情,重建心理平衡。它主要运用心理治疗的基本原则来操作,支持患者应付情感上的困难或心理上的问题,是最广泛最常用的心理治疗方法。它既与各特殊的心理治疗理论和方法相区别,又是各种专门的心理治疗理论与方法的基础。

（一）基本理论

1. 内环境稳定学说 Cannon(1932)提出的内环境稳定学说,认为个体处于危险紧张状态时,自主神经调节作出适当的反应,个体据自身的处境,作出搏斗或逃跑的反应,交感神经兴奋,出现一系列交感神经占优势的生理现象,使其适应应激环境,保持机体平衡。

2. 应激-适应学说 Selye(1946)提出了应激-适应学说,他认为适应机制失效,可使机体由功能变化逐渐发展到病理变化,最终引起疾病。支持性心理治疗就是采用不同的治疗技术和手段,给个体以不同形式的支持,使其顺利渡过难关,维持心理平衡,避免发生各类疾病。

（二）基本方法

1. 支持、鼓励与保证 支持是让患者感受到来自治疗者、家人和社会的关心,有人在帮助他/她共同应付困境。鼓励是治疗者对患者的发现、赏识、是揭示他/她自己不自觉的优点、长处和优势,使患者充分发挥其主观能动性及治愈疾病的潜在能力,增强其克服困难及治疗疾病的信心。鼓励是在与患者建立起充分信任关系的基础上,通过治疗者权威性的解释和评价来实现。鼓励也可以非语言的形式表现出来,如不同的手势、热情的语言及乐观的态度等,且每当患者有所进步时,应及时给予语音强化,以增强患者战胜疾病的信心和勇气。

2. 倾听 治疗者不但要听对方的讲话,更要听懂对方所讲的事实、所持的观念、所体验的情感等,使患者感到治疗者在关注着他们的痛苦,感觉到自己并不是孤立的,自己能顺利度过困境,妥善地处理问题。同时,倾诉也可发挥疏泄郁闷情绪的作用。

3. 投情 投情是指具有同情心、同理心的治疗者真诚地关心和愿意帮助患者,用心去体会感会、感受患者的内心世界,进入患者的内心世界。治疗者与患者能够在投情的水平上进行交流沟通,心理治疗就成功了一半。

4. 说明、指导与建议 说明是治疗者对患者的相关问题进行解释;指导是治疗者对患者提出建议,采取适当的方法解决问题。指导就是直接的劝导,而建议则是患者在决定是否合作时选择的余地更大。

5. 控制与训练 控制与训练是一种强制力的约束,主要是针对有明显行为的问题的患者,如到封闭性的治疗场所接受专门的治疗,同时避免与外界的接触。

6. 改善处事态度 改善处事态度是指引导患者认识到哪些人生观念和态度有益或不利于心理和身体健康。

7. 改善外在环境 改善外在环境是指引导患者及时调整人际环境善于利用各种资源,最大限度地运用了这些资源,来应付面临的困难和挫折,避免心理痛苦的产生。

（三）进展与临床应用

支持性心理治疗是临床上最基本的心理治疗模式,在临床各科应用日益广泛,目前主要用于其他各种心理治疗实施之前,遭遇突发性严重应激事件患者的心理危机干预,环境适应能力较差、个性脆弱或心理发育未成熟、处于各种严重心理障碍恢复期需给予长期的心理支持的患者。

五、其他心理治疗方法

1. 患者中心疗法(patient-centered therapy) 患者中心疗法是由美国罗杰斯(Rogers)于 19 世纪 40 年代创立的。该法强调调动患者的主观能动性,发掘其潜能,不主张给予疾病诊断,治疗则更多是采取倾听、接纳与理解,即以患者为中心或围绕患者的心理治疗。1974 年,罗杰斯又提出将此疗法进一步延伸,称为人本疗法。更强调以患者为中心,创造一个帮助来访者了解其自身的良好治疗氛围,激发个体中蕴藏着的实现的倾向的强大的推动力,促使人们积极成长,引导、调整、控制自己。

患者中心疗法在国内主要适用于针对正常人群的普通心理咨询(如大学生、中学生心理咨询),即咨询对象为无心理障碍者。

2. 森田疗法(Morita therapy) 森田疗法是日本的森田正马教授创立的一种治疗神经症的方法。这种方法的中心理论是精神交互作用理论,即对某种感觉如注意力集中则感觉就会敏锐,感觉敏锐又将注意更加固化在那里,这种感觉和注意的结合,产生交互作用,就会越来越增强其感觉的精神过程,疑病倾向和疑病素质是构成神经症的基础。

森田疗法的治疗分为门诊治疗和住院治疗两种方式。一般患者可以采取门诊治疗或通信治疗,重症患者则应住院治疗,住院治疗被认为是治疗神经症的最佳方式,住院治疗的过程分为绝对卧床、工作治疗、生活训练三个阶段,住院期通常为 60～120 天,也可短至45 天。

森田疗法的适应证包括强迫思维、疑病症、焦虑神经症和自主神经功能紊乱。癔症则不适合。抑郁神经质可合用药物治疗。此外,其对强迫行为、心理问题的躯体化也有效。目前在日本也用于治疗某些心身疾病,效果比较满意。

3. 暗示和催眠疗法

(1) 暗示治疗(suggestive therapy):治疗者通过一定的手段,使患者受到积极的暗示,利用暗示对人的心理、行为及生理的影响,达到治疗的目的的一种心理疗法。治疗者利用言语、动作或其他方式,使患者在不知不觉中受到积极暗示的影响,从而不加主观意志地接受治疗者的某种观点、信念、态度或指令,以解除其心理上的压力和负担,实现消除疾病症状或加强某种治疗方法效果的目的。暗示治疗的具体方法很多,临床常用的有言语暗示、药物暗示、手术暗示、情境暗示等。此外,治疗者对患者的鼓励、安慰、解释、保证等也都有暗示的成分。

暗示治疗对于癔病及其他神经症;疼痛,瘙痒、哮喘、心动过速、过度换气综合征等心身障碍;阳痿、遗尿、口吃、厌食等性和行为习惯问题均有不同程度的疗效。

(2) 催眠疗法(hypnotic therapy):通过言语暗示或催眠术使患者处于类似睡眠的状态(催眠状态),使其意识范围变得极度狭窄,并借助暗示性语言进行暗示或精神分析来消除病理心理和躯体障碍的一种心理治疗方法。患者所具有的可暗示性,以及患者的合作态度和接受治疗的积极性是催眠治疗成功的必要条件。

催眠疗法临床上主要用于神经症、心身疾病、性功能障碍、儿童行为障碍及酒瘾、烟瘾、疼痛等治疗。

4. 松弛疗法(relaxation therapy) 松弛疗法是通过一定程式的训练学会精神上及躯

体上特别是骨骼肌放松的一种治疗方法。

根据放松方法的不同,松弛疗法可以分为对照法(也称为渐进性松弛训练)、直接法(也称为自生训练)和传统法(也称为静默法)。在传统中又可以分为东方静默法、松弛反应和超觉静坐法等。

松弛疗法的适应氛围广泛、简便易行,因此,该方法被广泛地应用临床和健康教育。但由于其需要长期的坚持,故有些患者难以持之以恒。临床上主要用于治疗如下疾病:神经症,尤其适用于恐怖症、强迫症和焦虑症;心身疾病(高血压、支气管哮喘、失眠、性功能障碍等);心理社会适应不良引致的综合征(考试综合征、学校适应不良综合征和恐学症等);睡眠障碍。此外,该法还被广泛用于各个行业的心理训练。

5. 生物反馈疗法(biofeed back) 生物反馈是借助于现代电子仪器将人们体内各器官、各系统心理生理活动过程中许多不能被察觉的信息如皮肤温度、血管容积、心率、血压、胃肠 pH 值和脑电波等加以记录、放大并转换成人们能够理解的信息,用听觉或视觉的信号在仪表盘上不断地显示出来(即信息反馈),训练人们认识和体验这些信号活动的变化,并有意识地控制自身的心理生理活动,以达到调整机体功能和防病治病的目的。常用于生物反馈治疗的仪器设备有肌电反馈仪、皮肤反馈仪、皮肤温度反馈仪、脑电波反馈仪和血压脉搏反馈仪等。

生物反馈疗法被广泛应用于临床各科,疗效较为突出的有:与自主神经系统功能障碍有关的心身疾病,包括紧张性头痛、血管性偏头痛、闭塞性脉管炎、原发性高血压、雷诺病、心律不齐、消化性溃疡、支气管哮喘、阳痿、早泄等;功能性或器质性肌肉痉挛和不全麻痹,如面肌抽动及瘫痪、嚼肌痉挛、痉挛性斜颈、卒中后遗症等;神经症性障碍如焦虑症、恐怖症等;失眠、缓解紧张焦虑等情绪障碍;慢性精神分裂症患者社会功能的恢复。此外,还可用于歌唱家、运动员、飞行学员、学生的技能训练等。

6. 集体心理疗法(group psychotherapy) 集体心理疗法又称团体心理治疗,是由 1~2 位经过训练的治疗者利用心理治疗的理论和技术,通过集体成员之间及与治疗者之间的相互作用,使一组经过选择的心理障碍患者缓解不良情绪、改善不良行为、促进人格改变成长的一种心理治疗方法。集体心理治疗是相对个别心理治疗而提出的,具有省时省力的特点,且集体中成员间相互影响,可起到积极治疗的作用,这一点是其他疗法无法比拟的。每组患者一般为 8 人左右。

临床上用于具有共同心理障碍的住院和门诊患者的治疗如支气管哮喘、溃疡病、糖尿病、心血管病等患者及其家属存在的许多共同心理行为问题。儿童及其家长、青年人、老年人、烟瘾和酒瘾者等特殊人群均可接受不同种类的集体治疗。

知识链接

心理治疗专业人员的基本要求

一、知识技能

应具有基本的心理学知识,如普通心理学、变态心理学、人格心理学、发展心理学及不同的心理学理论派别的相关知识;了解个体的心理构造、自我意识的发展、人格的形成、挫折与适应的机制,人生各阶段的心理卫生,有关婚姻与家庭的心理、社会、文化因素,并具有临床精神医学知识等;掌握面谈及解决问题的基本技巧和方法,能运用基本的心理测验工具;领会心理治疗的各种方法,至少掌握一种心理治疗技术,并能用于实践之中。

二、工作职责

(1) 对患者负责,决不能轻易表态,代替患者作出重大决定。

(2) 治疗和帮助的根本目标,是促进患者健康发展,帮助其树立自信、自强、自尊、自立的信念,使之能够正确面对和处理个人生活中的各种问题。

(3) 治疗者应有高尚的职业道德,尊重和保守患者的个人隐私,不在治疗室之外随便谈论患者的事情。在进行科研、教学的写作时,以不暴露患者的姓名、工作单位及其他个人材料为前提。

三、必备条件

(1) 具有高尚的医德,任何时候都要善于把握好自己,不与患者发生医疗以外的任何事情。

(2) 知识面宽广、扎实,除具备临床心理学知识、精神医学知识及各科医学学科的基本知识以外,还应对社会学知识、法律知识、文化艺术方面的知识有一定的了解。

(3) 除具备健康的心理素质外,还应提高对自己专业知识、优缺点、能力界限的认识,以便给患者提供更为高效的帮助,尽量避免因治疗者的个人因素而引起治疗阻力的产生。

小 结

(1) 心理治疗是指应用心理学的理论和方法,以良好医患关系为桥梁,通过治疗者的语言、表情、姿势、态度和行为,影响或改善患者的认知、情感和行为,消除或缓解患者心理的问题,促进其人格向着健康、协调的方向发展的一种治疗方法。心理治疗有广义和狭义之分。其分类繁多,相对科学的分类是按治疗对象、心理学派和治疗形式的分类。

(2) 心理咨询与心理治疗的相同之处:心理学理论基础与技术方法、工作对象、工作目标、依据的人际关系的性质基本一致。心理咨询与心理治疗的不同之处:工作的侧重点、治疗时间、工作层面和目标有所不同。

(3) 心理治疗的主要目的和作用是通过获得患者的充分信任与合作,解决心理患者所面临的心理困难,启发患者认识疾病的性质和规律,减少焦虑、抑郁、恐慌等心理症状,改善患者的非适应行为(包括对人对事的看法)和人际关系,促进其的人格成熟,并能以有效且适当的方式来处理心理问题和适应生活。

(4) 心理治疗的基本过程分为心理诊断、解决心理问题、心理治疗结束三个阶段。

(5) 心理治疗的技巧:明确治疗者的职责、关注主要问题、促使患者领悟、重视支持的作用、反塑造作用、移情的产生、反移情、对峙的发生、解释、结束时的注意事项。

（6）常用的心理治疗方法：精神分析疗法、行为疗法、认知疗法、支持疗法及其他心理治疗方法（患者中心疗法、森田疗法、暗示和催眠疗法、松弛疗法、生物反馈疗法和集体心理疗法）。

（7）精神分析疗法的基本理论是精神层次学说、精神结构学说、性心理发展阶段学说；基本方法是自由联想、阻抗、移情、疏泄、释梦、解释和非特异性治疗技术。

（8）行为治疗的基本理论是经典条件反射、操作性条件反射、学习理论；基本方法有系统脱敏、满灌疗法、厌恶疗法、行为辅助工具、正强化和消退法、强化疗法。

（9）认知疗法的基本理论是合理-情绪疗法、Beck 认知治疗。基本方法有不合理信念辩论技术、合理情绪想象技术、认知家庭作业、识别自动性想法、识别认知性错误、真实性检验、去注意、监察苦闷或者焦虑水平。

（10）支持疗法的基本理论是内环境稳定学说、应激-适应学说；基本方法有支持、鼓励与保证，倾听，投情，说明、指导与建议，控制与训练，改善处事态度，改善外在环境。

能力检测

一、单选题

1. 下列哪项有关心理治疗概念的描述是不正确的？（   ）
A. 以良好医患关系为桥梁
B. 消除或缓解患者心理的问题
C. 需要心理学理论和技术
D. 周围人的安慰、劝告、建议也可看成是心理治疗
E. 促进其人格向着健康、协调的方向发展

2. （   ）不是心理治疗的目的。
A. 帮助患者减轻情绪障碍
B. 帮助患者解决实际的困难
C. 改变适应不良的行为方式
D. 促进人格成长
E. 帮助患者更加有效地应对和处理生活中的问题

3. 一般来说（   ）是现代心理治疗的开始。
A. 卡尔罗杰斯的来访者中心疗法　　　　　B. 贝克的认知治疗
C. 艾里斯的理性情绪疗法　　　　　　　　D. 弗洛伊德的精神分析
E. 普拉特的集体心理治疗

4. 支持性心理治疗的目的是（   ）。
A. 改善人际关系　　　　　B. 重建心理平衡　　　　　C. 矫正错误认知
D. 重塑人格　　　　　　　E. 解决潜意识心理冲突

5. 以下不属于支持性心理治疗基本技术的是（   ）。
A. 建议　　B. 鼓励　　C. 强化　　D. 认知矫正　　E. 移情

6. 精神分析治疗的目的是（   ）。

A. 重塑人格　　　　　　B. 矫正认知　　　　　　C. 减轻逆遇

D. 改善情绪　　　　　　E. 改善人际关系

7. 精神分析理论认为心理障碍的原因在于(　　)。

A. 潜意识心理冲突　　　　　　B. 意识矛盾冲突

C. 性压抑　　　　　　D. 人际冲突

E. 家庭冲突

8. 属于精神分析治疗技术的有(　　)。

A. 移情　　　　　　B. 自由联想　　　　　　C. 释梦

D. 心理防御的解释　　　　　　E. 以上都是

9. 以下适合用精神分析治疗的患者类型为(　　)。

A. 精神分裂症　　　　　　B. 偏执性人格障碍

C. 严重的抑郁症　　　　　　D. 躁狂症

E. 癔症

10. 下列不属于行为治疗技术的是(　　)。

A. 放松　　　　　　B. 系统脱敏　　　　　　C. 暴露治疗

D. 厌恶疗法　　　　　　E. 自由联想

11. 以下不适于应用认知治疗的是(　　)。

A. 抑郁障碍　　　　　　B. 人格障碍　　　　　　C. 分裂症急性期

D. 惊恐障碍　　　　　　E. 神经性厌食

12. 以下采用认知治疗疗效最好的是(　　)。

A. 抑郁障碍　　　　　　B. 分裂症急性期　　　　　　C. 人格障碍

D. 癔症　　　　　　E. 躯体化障碍

13. 以下不属于认知治疗的方法的是(　　)。

A. 控制与训练　　　　　　B. 识别认知性错误

C. 合理情绪想象技术　　　　　　D. 不合理信念辩论技术

E. 认知家庭作业

14. 下列不适合行为治疗的是(　　)。

A. 心肌炎　　　　　　B. 哮喘　　　　　　C. 头痛

D. 失眠　　　　　　E. 广场恐惧症

15. 下列属于生物反馈治疗的适应证是(　　)。

A. 分裂症急性期　　　　　　B. 上呼吸道感染　　　　　　C. 心力衰竭

D. 消化性溃疡　　　　　　E. 肝性脑病

16. 治疗一位社交恐惧症患者,不恰当的做法是(　　)。

A. 支持、解释　　　　　　B. 认知治疗　　　　　　C. 放松训练

D. 抗焦虑药物治疗　　　　　　E. 抗精神病药物治疗

17. 以下人格结构的哪个部分是遵循"现实原则"的(　　)。

A. 本我　　B. 自我　　C. 原我　　D. 超我　　E. 他我

18. 弗洛伊德认为0~1岁个体处于性心理发展阶段的(　　)。

A. 口欲期　　　B. 肛欲期　　　C. 生殖器期　　D. 潜伏期　　　E. 俄狄浦斯期

二、名词解释

1. 心理治疗

2. 认知治疗

3. 行为治疗

4. 移情

5. 暗示治疗

三、填空题

1. 心理治疗的基本过程分为心理诊断、_____、心理治疗结束三个阶段。

2. 精神分析疗法的基本理论是精神层次学说、_____、性心理发展阶段学说。

3. 心理治疗的技巧有：明确治疗者的职责、关注主要问题、_____、重视支持的作用、反塑造作用、移情的产生、反移情、对峙的发生、_____、结束时的注意事项。

四、简答题

1. 简述支持性心理治疗的基本方法。

2. 简述认知治疗的基本技术。

3. 简述常用的行为治疗技术。

4. 简述心理治疗与心理咨询的异同点。

能力检测参考答案

一、单选题

1. D　2. B　3. D　4. B　5. D　6. D　7. A　8. E　9. E　10. E　11. C　12. A
13. A　14. A　15. D　16. E　17. B　18. A

（肖曙辉）

附："心理治疗"临床实验教学课程——放松疗法的实施程序

实验教学目的

（1）掌握放松疗法的实施基本程序，在生活和今后工作中能够合理应用。

（2）熟悉放松疗法的具体操作方法，能够患者进行放松治疗。

（3）了解放松疗法的机理，加深对心理治疗的理解。

实验教学课时：1学时。

实验教学方法

一、教学准备

1. 基本准备

① 教室一间，应安静、整洁、光线柔和、环境适宜。

② 教师的指示语言应低沉、轻柔和愉快。

③ 让全班学生坐在椅子,尽量使自己感到舒适愉快,并轻轻地闭上眼睛。

2. 治疗指示语

对学生说"我现在来教你们怎样使自己放松,为了做到这一点,我将让你们先紧张,然后放松全身的肌肉。紧张及放松的意义在于使你们体验到放松的感觉,从而学会如何保持松弛的感觉。好,我先让你们体验一下肌肉紧张的感觉"。

教师用手握着一名学生的手腕,并告知该学生和其他学生。

"请用力弯曲你们的前臂,与我的拉力形成对抗,体验肌肉紧张的感觉"(持续 10 s)。

"好,请放松,尽量放松,体验感受上的差异"(停 5 s)。

"这就是感觉与放松的基本体验,下面我将使你们全身的肌肉逐渐紧张和放松,从手部开始,依次是上肢、肩部、头部、颈部、胸部、腹部、臀部、下肢,直至双脚,顺次对各组肌群进行先紧张后放松的练习,最后达到全身放松的目的"。

二、实验教学内容

让全体学生进入放松程序训练。

第一步:

"深吸进一口气,保持一会儿"(停 10 s)。

"好,请慢慢把气呼出来,慢慢把气呼出来"(停 5 s)。

"现在我们再做一次,请你们深深吸进一口气,保持一会儿,保持一会儿"(停 10 s)。

"好,请慢慢把气呼出来,慢慢把气呼出来"。

第二步:

"现在,请伸出你的前臂,握紧拳头,用力握紧,体验你们手上紧张的感觉"(停 10 s)。

"好,请放松,尽力放松双手,体验放松后的感觉。你们可能感到沉重、轻松、温暖,这些都是放松的感觉,请你们体验这种感觉"(停 5 s)。

"我们现在再做一次"(同上)。

第三步:

"现在,弯曲你们的双臂,用力绷紧双臂的肌肉,保持一会,体验双臂肌肉的紧张"(停 10 s)。

"好,现在放松,彻底放松你们的双臂,体验放松后的感觉"(停 5 s)。

"我们现在再做一次"(同上)。

第四步:

"现在,开始练习如何放松双脚"(停 5 s)。

"好,紧张你的双脚,脚趾用力绷紧,用力绷紧,保持一会儿"(停 10 s)。

"好,放松,彻底放松你们的双脚"(停 5 s)。

"我们现在再做一次"(同上)。

第五步:

"现在,开始放松小腿部的肌肉"(停 5 s)。

"请将脚尖用劲向上翘,脚跟向下向后紧压,绷紧小腿部的肌肉,保持一会儿,保持一会儿"(停 10 s)。

"好,放,彻底放松"(停 5 s)。

"我们现在再做一次"(同上)。

第六步：

"现在,开始放松大腿部的肌肉"(停5 s)。

"请用脚跟向前向下紧压,绷紧大腿肌肉,保持一会儿,保持一会儿"(停10 s)。

"好,放松,彻底放松"(停5 s)。

"我们现在再做一次"(同上)。

第七步：

"现在,我们开始注意头部肌肉"(停5 s)。

"请皱紧额部的肌肉,皱紧,皱紧,保持一会儿,保持一会儿"(停10 s)。

"好,放松,彻底放松"(停5 s)。

"现在,请紧闭双眼,用力紧闭。保持一会儿,保持一会儿"(停10 s)。

"好,放松,彻底放松"(停5 s)。

"现在,转动你们的眼球,从上,到左,到下,到右,加快速度;好,现在从相反方向转动你们的眼球,加快速度,好,停下来。放松,彻底放松"(停10 s)。

"现在,咬紧你们的牙齿,用力咬紧,保持一会儿,保持一会儿"(停10 s)。

"好,放松,彻底放松"(停5 s)。

"现在,用舌头用劲顶住上腭,保持一会儿,保持一会儿"(停10 s)。

"好,放松,彻底放松"(停5 s)。

"现在,请用力将头向后压,用力。保持一会儿,保持一会儿"(停10 s)。

"好,放松,彻底放松"(停5 s)。

"现在,收紧你们的下巴,用颈向内收紧,保持一会儿,保持一会儿"(停10 s)。

"好,放松,彻底放松"(停5 s)。

"我们再做一次"(同上)。

第八步：

"现在,请注意躯干部的肌群"(停5 s)。

"好,请往后扩展你们的双肩,用力往后扩展,保恃一会儿,保持一会儿"(停10 s)。

"好,放松,彻底放松"(停5 s)。

"我们再做一次"(同上)。

第九步：

"现在,上提你们的双肩,尽可能使双肩接近你的耳垂,用力上提,保持一会儿,保持一会儿"(停10 s)。

"好,放松,彻底放松"(停5 s)。

"我们再做一次"(同上)。

第十步：

"现在,向内收紧你们的双肩,用力内收,保持一会儿,保持一会儿"(停10 s)。

"好,放松,彻底放松"(停5 s)。

"我们再做一次"(同上)。

第十一步：

"现在,请向上抬起你们的双腿,用力上抬,弯曲你的腰,用力弯曲,保持一会儿,保持一会儿"(停 10 s)。

"好,放松,彻底放松"(停 5 s)。

"我们再做一次"(同上)。

第十二步:

"现在,请紧张臀部肌肉,会阴部用力上提,用力,保持一会儿,保持一会儿"(停 10 s)。

"好,放松,彻底放松"(停 5 s)。

"我们再做一次"(同上)。

以上放松训练,休息 2 min 后,再从头做一遍。

结束语及结束过程:

"这就是整个放松过程。现在,请感受你们身上的肌群,从下向上,全身每一组肌肉都处于放松状态,包括你们的脚趾、脚部、小腿、大腿、臀部、腰部、胸部、双手、双臂、肩部、颈部、下颌、眼睛和额部"(停 10 s)。

"请进一步注意放松后的感觉,此时你们有一种温暖、愉快、舒适的感觉,并将这种感觉尽量保持 1~2 min。然后我从一数到五,当我数到五时,你们除开双眼,会有一种平静、安详、舒适、愉快、精神焕发(停 1 min)。

"好,我开始计数,一,感到平静,二,感到非常安详平静,三,感到舒适愉快,四,感到精神焕发,五,请睁开双眼。"

上面是放松训练的整个治疗程序,在掌握放松训练的程序之后,可给患者提供书面指示语或录音磁带,要求患者回家或在病室里自行练习,每日进行 1~2 次,每次 15 min,并要求患者持之以恒,循序渐进,坚持训练,最终会取得较好的疗效。

三、注意事项

(1) 环境一定要安静,特别是所有的手机一定要关机。

(2) 教师一定要控制节奏,内容要熟悉,不能出错。

(3) 学生绝对不能发笑和做与训练无关事情。

实验教学评价:略。

教师自评:略。

学生评价:略。

第九章
患 者 心 理

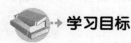 **学习目标**

患者的一般心理需要与心理特点;急危重症、手术和癌症患者心理特点;
失眠、疼痛和成瘾行为概念;疼痛的常见心理社会因素;睡眠障碍的常见原因;
临床特殊患者和疼痛、成瘾行为、残疾人的心理干预措施。

案例引导

患者,男性,35 岁,肥胖,确诊糖尿病 2 年。自述从知道自己患上糖尿病后,情绪
极不稳定,抑郁、焦虑、易怒易激惹。其情绪在血糖波动时和升高后变化更明显。近
期,因工作压力大加上不规范用药,患者的空腹血糖一直波动在 13.5～15.5 mmol/L
左右,面对工作和升高的血糖,他很绝望、很抑郁,认为自己这么年轻就患上糖尿病没
什么前途可言,因此常有自杀的念头。他说:"我不知道,血糖控制不好是否和我抑郁
绝望的心理有关,反正自从知道自己血糖高后,就感觉血糖就像洪水猛兽一样穷追不
舍,我越紧张恐惧,它越肆无忌惮。生活中自己所看到听到的有关糖尿病消息都是负
面的,这也更加重了心理负担。尽管医生告知长期的抑郁焦虑会影响血糖的控制,但
自从患上糖尿病后抑郁和焦虑就与我如影随形,想摆脱却又摆脱不了,如此造成恶性
循环,我该怎么办?"

第一节　患者的心理需要与心理变化

一、患者

患病的个体即为患者。患者一词,不同的时期有不同的理解。传统的观点把在患病状
态的同时有求医的要求和有求医行为的人称为患者。一般而言,患病通常去寻求医疗帮

助,但是并非所有患病者都有求医行为,同时也并非所有有求医行为的人一定是患者。现实生活中,有些人患有某些躯体疾病,如龋齿、皮肤病等,他们可能不认为自己患病,而同健康人一样照常工作,担负相应的社会责任。相反,有些人由于某种原因而诈病,为了其不良目的(如取得假条、伤残证明或赔偿)而前往医院就诊,临床上也常将此类人误认为患者。

心理障碍患者在生物医学模式下,大多被认为是没有病的,但随着社会的发展,健康观发生转变,社会已逐渐认可心理障碍是不健康的。在我国,由于种种原因,患有各种心理障碍的人还较少向心理医生求诊,可是他们确实是患者。

二、患者的心理需要

人类在健康时往往是自己去满足各种需要。当健康发生问题时,患者无法按照通常方式满足一般人所共有的多种心理需要,作为一个受疾病困扰的特殊群体,还会产生在疾病状态下的特殊心理需要。

(一)身心康复的需要

患病后的痛苦和求医过程的痛苦促使患者迫切地希望恢复正常的心身功能、摆脱疾病的不利局面。因此,解脱身心痛苦,尽快恢复健康就成为患者的第一需要。患者迫切希望自己能够遇到最好的医务人员和最合适的诊疗手段,在最短的时间恢复健康。如果他们不能获得疾病相关信息或得到负面信息,就会感到紧张、焦虑,甚至恐惧,这将给疾病的治疗、恢复带来不良的影响。

(二)安全需要

安全需要对患者来说是最基本的需要。患者的不安全感一方面来自患者的自身感受,另一方面来自医疗机构和医生。疾病本身就是对安全需要的威胁。同时疾病的检查和治疗总是带有一定的探索性,有时甚至可能会有危害性或危险性。因此,患者容易产生不安全感。

(三)刺激需要

患病时,由于疾病限制,患者寻求新鲜感、对未知的探索和动手操作等需要无法得到满足,这可能导致患者厌烦和抑郁。如果患者长期卧床、活动减少,影响将会更大。

(四)爱与归属的需要

爱与归属的需要,不仅是指男女之爱,而且包含了情感、关怀、仁慈、亲密及理解,缺少了则会造成不愉快的情绪。患者患病时这类需要更为强化,尤其是安全需求得到保证时,这种情感需要油然而生。患病住院后进入陌生环境,归属的需要就尤为迫切。

(五)尊重的需要

自尊需要的满足会令人自信,感觉有存在价值。患者往往因丧失部分能力,处于被动地位,更增加了其对自尊的需要和被人尊敬的渴望。患者希望通过与医务人员亲切的交流而使自己受到重视,那些不善交往者,也希望得到一视同仁的关照。有一定地位的患者更可能会有意无意地透露或表现自己的社会身份。如果患者感到自己在医务人员心目中没有地位,无足轻重,往往会感到伤感,甚至失去自尊心。医务人员的重视、赞扬和尊敬,可提高患者对医务人员的信任和战胜病魔的勇气。

（六）自我成就的需要

在患病时，最难以满足的就是自我成就的需要。这主要表现在表达个人的个性和发展个人的能力方面感到力不从心，成就感下降，特别是有些意外事故致残者，其自我成就的需要受挫更严重。因此，鼓励患者战胜病痛，对生活充满信心就显得尤为重要。

三、患者常见的心理变化

与健康人将心理活动指向社会生活不同，患者的心理活动更多地指向自身与疾病。不同年龄、性别及不同疾病种类的患者都有不同的心理变化特点。但患者在患病期间的心理变化普遍具有以下特征。

（一）患者的认知活动变化

1. 感知觉异常 患病后由于受到疾病的威胁和痛苦的折磨，患者的注意力就会过多地集中在躯体和患病部位。因此首先表现的是主观感受性增强或降低。①躯体感受性提高：对周围环境中正常的刺激（如声、光、温度、时间、别人和医务人员的态度等）极为敏感，并伴有烦躁不安、激动等情绪反应。有的患者甚至可以感觉到自己的心跳和胃肠蠕动，或者出现一些奇特的不适感觉。②躯体感受性降低：有的患者由于长期卧床，感受性降低而产生压疮，有的患者对饮食的香味感觉迟钝，吃饭犹同嚼蜡，对食物过分挑剔。③时空知觉异常：有的患者出现时间感知错乱，分不清昼夜或上下午；有的患者有度日如年感；有的患者在感知空间方位上出现错乱，甚至感觉天旋地转。④幻觉：在某些疾病的病理过程中也会出现，如截肢以后的患者可能出现幻肢痛，或感到久已不复存在的肢体有蚁行感等。

2. 记忆和思维异常 患者可能出现不同程度的记忆力减退。不但近期的记忆出现障碍，而且原有的知识经验也容易忘记。有的患者对刚刚做过的事情不能准确回忆，有的则不能准确回忆病史或记住医嘱。同时思维判断力下降，遇事瞻前顾后，犹豫不决，有的患者干脆不愿思考，依赖性提高，往往请医生或家属替自己做决定。有的患者甚至出现思维紊乱和幻觉等。

（二）患者的情绪情感变化

情绪变化是患者在疾病状态下最常见的变化。不同个性特征的患者在疾病的不同时期所表现出的情绪情感是不同的。患者在疾病的早期容易出现恐惧、焦虑、愤怒和情绪不稳定。而在疾病的中期或晚期，容易出现抑郁、沮丧和绝望等情绪。此时患者也可能会出现情感的平淡，对自己的病情发展及变化漠不关心，对于治疗措施没有积极的反应，并且不能够主动地加以配合，也有患者出现"我行我素"表现，不理会医务人员的告诫，不遵医嘱，严重者将出现自杀观念或自杀行为。

（三）患者的意志活动和行为变化

部分患者可能出现意志活动的减退，表现为主动性降低，配合治疗的愿望减退，特别是对于需要其自身承受一定痛苦的积极求治行为减退；意志坚韧性降低、自我控制能力降低、依赖性增强、行为退化，出现幼稚行为；严重者可出现对未来没有任何打算，对当前的生活没有任何愿望和积极主动的态度等表现。患者接受了自己患病的事实后，常对生活的信心不足，被动依赖，情感脆弱，即使是独立性很强的人和一向自负好胜的人，有时也可能会变得没有主见或畏缩不前。

（四）患者人格的变化

患者对疾病不适当的反应可能造成其人格的变化。一般情况下，发病后的人格变化是轻微的和暂时的，随着疾病的治愈而恢复，但有些患者表现出较明显的、持久的人格偏差。临床上常见以下类型。

1. 虚弱抑郁型　患者表现为情绪低落、灰心丧气、愁眉不展，受到轻微的刺激就会烦躁不安。

2. 精神衰弱型　患者意志减弱，敏感多疑，对疾病充满恐惧，坚信自己的处境很坏，并等待着一切严重的后果。

3. 疑病型　患者常读医学图书，自认为是"半个大夫"，将医学图书中叙述的疾病状况想象成是自己的症状，同时又到处求医，不相信检查结果和治疗建议，不放弃患者角色。

4. 癔症型　患者往往极度夸大自己的病情，认为自己的痛苦是任何人都没遇到过的。

5. 漠不关心型　患者通常否认自己有病，态度漠然，总是用合理化方式加以解释，以表明自己不会得重病，甚至拒绝体检和医疗介入。

（五）患者常用的心理防御机制

同一般人遭受挫折一样，患者也使用心理防卫机制，常用的如下。

1. 投射　患者往往埋怨甚至怨恨医方或者自己的亲属，而不责备自己或检讨自己的过失。

2. 退行　部分患者依赖性增强，非常"娇气"，常无意识地采取一些儿童行为。

3. 否认　患者在发现自己患有某种严重疾病后，出现不承认或不接受自己患病的状况，感到自己没有什么主观上的不适；拒绝检查，对检查结果持怀疑态度；不积极配合治疗，照样从事自己原来的工作；拒绝改变某些对疾病以及个人的健康都非常不利的生活方式。

4. 替代　部分患者出现对医院的种种不满，与医务人员发生矛盾，甚至引发严重的医疗纠纷。

5. 升华　患者不顾自己的病痛而乐于助人，或对医院的管理制度不断地提出意见，或过分地关心其他患者病情等。

四、患者常见的心理问题

1. 焦虑　焦虑是人们面对即将发生的重要事件或危险时出现的紧张不安的情绪状态。处于焦虑状态的患者，有危险即将来临而自己却孤立无援之感，在疾病面前一筹莫展，对未来没有信心。患者往往产生紧张、担心、害怕等焦虑情绪，出现烦躁不安、心悸、出汗、呼吸困难、厌食、恶心、腹部不适、面色苍白、皮肤湿冷、血压升高等躯体症状，部分患者会失眠、头痛、注意力难以集中，甚至出现攻击行为。医务人员要注意区分患者焦虑的躯体反应和相应的躯体病变。

患者的焦虑一般可分为期待性焦虑、分离性焦虑和阉割性焦虑。期待性焦虑常见于尚未明确诊断或初次住院的患者、不了解自己疾病性质和预后的患者。分离性焦虑是患者住院后与自己所熟悉的环境和亲人分离而产生的分离感所伴随的情绪反应。依赖性较强的老年人和儿童尤为明显。阉割性焦虑常见于面临自我完整性遭到破坏或威胁的患者。

2. 抑郁　抑郁是一种现实生活中较为常见的，以情绪低落为特点的情绪状态，是由现实丧失或预期丧失而引起的消极情绪。患病时因器官组织或社会功能的损害，健康受到影响，使抑郁情绪油然而生。老年患者更加明显。

3. 孤独感　医院的陌生环境中接触陌生的人，这本身就使患者容易产生孤独感。住院后，各种信息减少，各种需要不能满足，每天与他人接触交谈的时间不多，到夜深人静之时，孤独寂寞感会更加突出。依赖心理较强的儿童和老年人表现更为明显。长期住院患者孤独感更为严重。

4. 被动依赖心理　依赖是患者进入患者角色后产生的一种退化或称幼稚化的心理和行为模式。患者总担心别人会远离自己，怕受冷落、受鄙视，希望亲人陪伴。患病后变得幼稚、顺从、被动依赖，能胜任的事情也不愿去做，要求别人更多的关心和呵护。患者也可由于自我暗示变得生活自理能力丧失或降低，故意呻吟不止，以得到亲人和同事的照顾，成为人们关怀帮助的中心。如果要求不能满足，还会产生被遗弃的焦虑或成为家庭、社会累赘的自卑感，感到生活无聊乏味，严重影响治疗效果。

5. 愤怒　患者往往认为患病对自己是不公平的，因而感到愤怒，容易发火，产生攻击行为。攻击的对象可以是医务人员、医疗设施等，也可以是患者自己，表现为自我惩罚。

6. 过分猜疑　患者的猜疑可以泛化到医疗的整个过程。患者往往变得特别小气，如怀疑家人和医务人员是否对自己尽心，对别人的建议，往往将信将疑，甚至会曲解别人的意思，整天胡思乱想，惶惶不安。有的患者可能产生偏执观念或一过性的妄想。

7. 脆弱、易受激惹　疾病和诊断治疗中引起的不适与毒副作用，带给患者的痛苦和心理压力，都要求患者用意志努力去接纳和忍受。加之有些患者进入患者角色以后，表现软弱、情感易冲动，不能忍受委屈和挫折，遇事容易气馁、妥协。

第二节　特殊患者的心理反应与干预

一、危重病患者

危重病患者心理问题研究，已经成为现代医学研究中关注的新课题。近30年发展起来的"重症监护病房（ICU）"和"临终关怀"，是用来抢救危重病患者和服务临终患者的。监护病房的创立不仅有利于抢救患者，还有利于更多地了解危重病患者的心理问题。

（一）重症监护病房（ICU）患者心理问题与干预

重症监护病房（ICU）是一个实施特别监护治疗的封闭环境，患者因为病情危重，所以出现心理问题的比例高（50%～60%），其中外科手术后监护患者的心理障碍发生率往往高于一般患者。其常见的心理变化如下。

1. 初期的恐惧　对于无意识障碍或意识障碍较轻的患者而言，死亡恐惧是初入监护病房第1至2天患者最突出的表现，主要与患者对疾病严重程度的自我暗示和重症监护的环境相关，如昼夜不分地受监护、电视录像的强光照明、身体的各种导管和换能装置造成了压迫感、活动受限制而被迫长期处于一定体位、同室患者的抢救或死亡、医务人员的工作气氛、与外界隔离等。一般入住第一天会出现恐惧、痛苦、忧郁、悲伤等心理反应，主要是对死亡的恐惧，这是合理的心理反应，是原始的心理防御机制。少数患者表现程度较重，伴之以失眠、不安、出汗等，可给予适当的药物治疗，多数患者在 3～4 天之后逐渐减轻。

2. 心理否认 进入监护病房第 2 天就出现否认心理。第 3 至 4 天达到高峰。大约 50％的患者发生心理否认。由于病情得到控制，患者在心理上否认自己有病。或者，虽然有病，也不一定要住监护病房。这是一种常见的心理防御机制，具有保护作用。因为心理否认可以一定程度减轻患者对疾病的恐惧。一般情况下，心理否认反应持续 2～3 天，也可能出现 1～2 次反复。

3. 中期的忧郁 忧郁症状一般在第 5 天后出现，可见于 30％的患者。这是心理损失感的反应。患者深知疾病的严重性以及因病带来的经济社会问题，由此感到担忧而出现抑郁情绪，表现为闷闷不乐、少言寡语，对生活无望，对治疗失去信心。

4. 撤离时的焦虑 许多患者在撤离监护病房时由于缺乏足够的心理准备或已对监护病房产生心理依赖，出现不安全感等焦虑反应。

因此，必须重视重症监护患者心理问题的观察和处理。重症监护病房的医务人员应该进行必要的心理培训，掌握一定的医学心理学知识和技术，善于通过语言和非语言交流。患者进来后，要建立规范的心理症状观察记录，全程掌控患者的心理动态，及时给予患者支持治疗，帮助患者认识目前的状态，促进其治疗的合作性。对出现明显的恐惧、焦虑、抑郁、睡眠障碍等心理症状的患者应给予相应的药物治疗。

（二）心跳骤停患者的心理

现代医学的发展已经救治了不少心跳骤停患者的生命，并使他们保持着良好的适应，继续存活在社会中。这些人在抢救前后，心理变化不大，但在停搏期的心理体验却尤为重要。

（1）心脏停搏期的心理体验。有的患者回忆心脏停搏期有灵魂出窍感，遨游太空感，与祖先或亡灵有神交感，对过去所作事情的忏悔感，这些心理大多与复苏后的心理状态有关。也有的患者回忆，在心脏停搏期好像听到有人在他的病床旁边宣告，他已经死亡，还听到一些异乎寻常的柔和风声或口哨声，看到远方有一支非常明亮的灯，或者感到自己在黑暗的隧道中行走，当走到篱笆、河岸、山谷的边沿上，无法前进，这时，感到需要回头。患者感到这种灵魂出窍的感受是一种愉快的感受，有了这种感受，以后的情绪适应也是良好的。也有的濒死者有一种罪恶感，或者产生一种恐怖体验。有了这种感受，以后的情绪状态多数不佳，甚至产生了忧郁或消极的情绪。

（2）心脏复苏后，短期内的心理问题。患者主诉记忆力差，噩梦多，一般在一个月内自行消失。害怕没有他人在场再次停搏，一人独处时，显得忧虑。因此，患者刚出院时，家属尽量多与患者在一起，同时，与医院多保持接触，告诉患者复发的可能性很小，增加患者的安全感。

（三）临终患者心理反应及干预

危重病患者因治疗无效而进入临终状态。临终患者心理状态极其复杂，库布勒·罗斯（Kubler Ross）将多数临终患者的心理反应分为五个阶段，即否认期、愤怒期、协议期、忧郁期和接受期。

1. 否认期 当患者知道自己的疾病已进入晚期,最初的反应是震惊、恐惧,并伴有强烈的求生欲。当疾病继续发展,死亡成为不可避免的事情时,大多数患者不得不面对现实。

2. 愤怒期 求生的欲望无法达到,自然产生了焦躁、烦恼,表现为易采取攻击态度,甚至将怒气转移到医务人员和亲友身上,拒绝配合治疗。

3. 协议期 患者试图用合作的态度和良好的表现来换取延续生命或其他愿望的实现。此时患者积极配合治疗护理。

4. 抑郁期 一想到在不久的将来就要离开人世,患者有时会痛哭流涕,有时却沉默不语,要求最后会见亲人或自己思念的人以表达对世间的留恋。

5. 接受期 当感到一切办法都不能改变生命即将终结这一事实时,于是把要办的事均办妥,然后静静地等待死亡的到来。

临终患者在肉体上的要求主要是克服疾病所造成的如疼痛、憋闷等身体不适。绝大多数疾病都会导致患者身体上这样那样的不适感,有的是剧烈的疼痛,有的是患者生活不能自理所带来的不便。这些剧烈的肉体痛苦本身就足以使患者产生悲观厌世的心理,所谓生不如死的感觉经常使一些患者采取极端的自戕行动。临终患者在心理上的要求,主要是对安全感的需求。他们所有的心理不适都可以归因于预感到自己的生命即将终结。在生存与安全得不到保证的情况下才会产生孤独、恐惧、压抑、无所适从等不良心理反应,这些反应常常占据他们所有的思想而无法排遣。因此,针对临终患者而实施的医疗救护——临终关怀,强调患者、亲友和社会的整体作用,给予临终患者最大心理生理的满足和关怀。减轻患者的痛苦,提高生存质量,安抚患者的愤怒、绝望心理、解除其后顾之忧及尊重患者人格是临终关怀的根本宗旨。使患者情绪得到调控,保持最佳的心态,含笑走完人生之路是临终关怀的最终目的。

二、癌症患者的心理反应与干预

癌症的发病率和病死率逐年上升,已成为目前最主要的死因之一。癌症的病因和发病机制复杂。有关研究提示,心理社会因素与癌症的发生发展有密切的关系,而癌症患者不恰当的心理反应和应对方式亦对病情的发展和生存期有显著的影响。

(一)癌症患者的心理反应

多数癌症因转移和复发而难以治愈,使得人们往往谈癌色变。所以,当患者得知癌症的诊断消息后,通常会出现显著的心理变化。该心理反应大致被分为如下四期。不过,由于个体差异的存在,有些患者的心理反应分期并没有那么的明显,许多的表现相互交织在一起,甚至出现跳跃。

1. 休克-恐惧期 患者初次得知自己身患癌症的消息时,往往反应剧烈,表现为震惊和恐惧,同时会有一些躯体症状,如心慌、眩晕及晕厥,甚至木僵状态。

2. 否认-怀疑期 患者从剧烈的情绪震荡中平静后,借助否认机制应对癌症诊断带来的紧张和痛苦。患者表现为开始怀疑诊断是否正确,到处求医,希望能找到一位能否定诊断的医生,希望有奇迹发生。

3. 愤怒-沮丧期 当努力不能改变癌症的诊断时,患者的情绪变得激惹、愤怒,甚至出现攻击性行为;同时,悲哀和沮丧的情绪油然而生,患者常常感到绝望,有的甚至产生轻生的念头。

4. 接受-适应期 患病的事实无法改变,患者最终会接受这个事实,但许多患者很难恢复到患病前的心境,常进入慢性的抑郁和痛苦中。

另外,癌症治疗过程中所伴随的副反应常会对患者构成暂时或持久的心理冲击,如化疗和放疗所致的恶心、呕吐、脱发等。恶心、呕吐容易使患者感到焦虑和恐惧,脱发容易影响患者的自信和自尊心,导致社会退缩。另外,因手术切除导致的患者体像改变,如颜面部外观改变、截肢、内脏造瘘、乳房切除等都可能构成心理创伤,使患者产生自卑、悲观和抑郁等情绪。

（二）癌症患者的心理干预

（1）尊重患者的知情权,告诉癌症患者真实信息。

据统计,约80%癌症患者愿意知道自己的病情,约半数患者知道自己患有癌症后能冷静接受;只有4%患者出现焦虑、抑郁反应;9%患者完全被吓倒。此时如果出于好意给患者一个假诊断,一旦患者知道后,顿时会受到突如其来的精神打击,并对医生和家属产生不信任感,加重病情,对治疗不利。

一般而言,对有治疗价值、发现较早、健康情况尚好、生活稳定、人际关系良好,特别是心理素质好和文化程度高的患者,可以尽早告诉患者真实情况,以争取患者在治疗措施中的充分合作,但告知到何种程度、如何措辞、选择什么时机和场合,则需要谨慎对待。

（2）及时处理癌症患者的情绪反应,改善对癌症的认知。

对于出现不良情绪的癌症患者,应给予及时和积极的治疗干预。抗焦虑和抗抑郁药的使用可以缓解其不良情绪,改善其疼痛症状,提高其生存质量。心理治疗也将发挥重要作用。对患者要表示关心和理解,形成良好的医患关系,促使所有的治疗能顺利进行,要加强患者的社会支持系统功能,不断地提供治疗成功的范例,如国外报道的心理冥想抗癌,引导患者必须为自己的疾病负责任,必须为战胜癌症作出自己应有的努力;对情感压抑的患者还应对其进行有关情感表达或宣泄的心理指导。

（3）积极预防癌症治疗引起的心理反应。

无论是化疗、放疗或手术切除,对癌症患者来说都要在相当长时间内忍受较大的精神和躯体的痛苦,构成暂时或持久的心理冲击。患者的反应程度取决于治疗的躯体应激及对自尊心冲击之间复杂的相互作用。因此,在实施治疗前应该有分寸地告知患者治疗的意义、会产生什么反应、需要忍受多大痛苦、会出现什么样的并发症,患者就会相对容易接受和配合治疗,且治疗后的心理反应将大为减轻。

（4）争取患者亲友和相关部门领导、同事的心理支持,建立强有力的社会支持系统。

患者的家属是社会支持系统的中心人物,应着重做好患者家属的心理指导工作,指导他们如何与患者交谈,以便得到家属的理解、配合,避免他们的不良心态影响患者的治疗和情绪。

三、手术患者的心理反应与干预

（一）手术患者的心理反应

手术对于患者是一个严重的应激事件,会对其正常的身心活动产生影响,这将影响到手术的顺利进行和康复的进程。医务人员应了解手术患者的心理特点，采取相应的措施，减轻患者的消极心理反应，以取得最佳康复效果。

1. 手术前焦虑（preoperative anxiety） 手术前焦虑简称术前焦虑，是手术前患者最常见的心理反应，主要表现为对手术的担心和恐惧，以及心悸、胸闷、尿频、腹痛、腹泻及睡眠障碍等自主神经功能失调的症状。术前焦虑的原因很多，如：患者对手术的安全性缺乏了解，特别是对麻醉不了解，顾虑重重，产生焦虑和恐惧；心理准备不足，不能对手术作出客观的分析和评价，担心手术效果；对医务人员不信任；对手术疼痛的恐惧；过去负性经验的影响等。

患者在手术前出现轻度的焦虑是可以理解的，但严重的焦虑往往会干扰治疗和康复的顺利进行。临床发现许多术前焦虑的患者在手术过程中全身肌肉紧张，麻醉效果不佳，手术疼痛剧烈。这是由于术前焦虑降低了患者的痛阈和对疼痛的耐受性，还有的患者尽管手术很成功，但其术后自我感觉欠佳，主要原因是术前焦虑持续到术后。有研究发现，术前焦虑程度和术后效果存在着倒"U"字形的函数关系，即术前焦虑水平很高或者很低者，术后心身反应严重而且恢复缓慢；术前焦虑水平适中者，术后恢复效果最好。还有研究认为，术前焦虑与术后焦虑、疼痛程度及恢复存在线性关系，也就是术前焦虑水平高的患者，其术后疼痛程度高，机体康复的速度也慢。

2. 手术后的患者心理反应 术后患者可因多种因素导致多样的心理反应。生物学因素可诱发短暂（1～3天）的意识障碍。术前焦虑水平高者常在术后维持较高水平的身心反应。术后生理功能丧失和体像改变常导致抑郁、焦虑及人际关系障碍等。反复手术而久治不愈者术后心理反应强烈，可能是因为术后生活不能自理、长期卧床及术后不能继续工作等原因导致严重的心理障碍。不合理的期望与动机、对手术恢复过程缺乏理解、与医务人员之间缺乏有效的沟通、缺乏社会支持、焦虑和抑郁易感性人格等心理社会因素将对患者的手术预后产生影响。

（二）手术患者的心理干预

（1）重视术前和术后教育并举，调整患者心理状态。

术前和术后教育是通过解释、指导、保证等支持性方法减轻患者的心理问题，可促进患者术前和术后之间的良性影响。良好的术前教育是术后教育的基础，单纯的术后教育效果往往有限。

（2）及时告诉患者手术效果，努力缓解其疼痛。

当患者完成手术回到病房或从麻醉中刚刚清醒时，医务人员应立即以亲切、和蔼与肯定的语言告之其手术的真实情况、术后的恢复情况以及并发症的可能情况等信息，给予客观的支持、安慰和鼓励。同时针对患者的具体情况，给予暗示和止痛药物，努力缓解患者的疼痛。

（3）及时处理患者的心理症状，促进其术后康复。

面对手术患者的情绪症状，应及时给予关心、支持和鼓励，使用情绪调解方法缓解患者的不良情绪，对出现非理性观念的患者须进行认知治疗，有明显焦虑表现的患者应尽快使用抗焦虑剂，发现严重的抑郁表现，应给予抗抑郁剂，必要时转精神病医院治疗。对术后效果不佳或预后不好的患者，原则上不宜告诉其实情。对造成器官、肢体和外观缺失或损伤而产生心理缺陷的患者，应给予同情、支持、鼓励和帮助。

第三节 临床其他心理问题及干预

一、睡眠心理和睡眠障碍

（一）正常睡眠心理

睡眠是一个可以逆转的知觉与外界环境分离和无反应的行为状态。睡眠是一种生理现象。根据人类在睡眠中的脑电图、肌电图和眼动电图的变化特征，可将正常的睡眠节律分为慢波睡眠与快波睡眠两个时相。慢波睡眠又称为浅睡眠，快波睡眠又称为深睡眠。每个人都会做梦，大多数的梦发生于快波睡眠。每个人需要的睡眠时间取决于年龄、习惯和功能状态等因素，具有较大的个体差异。一般而言，婴儿需要的睡眠时间为 12~22 h，儿童为 10 h 左右，青年人为 6~8 h，中老年人低于青年人。若持续不眠 72 h 以上将会出现错觉、幻觉、言语中断、妄想等心理症状。

（二）睡眠障碍

睡眠障碍是指各种心理社会因素等引起的睡眠与觉醒障碍，包括睡眠的发动和维持困难、白天嗜睡、睡眠-觉醒周期紊乱和某些发作性睡眠异常情况。出现睡眠障碍的患者无法自主控制自己的睡眠：想睡时偏偏无法入睡，不想睡时却又无法维持清醒。睡眠障碍可出现于正常人，但往往是各种疾病的伴随症，故在临床上较常见，发病率很高。据报道，15%~30%的成年人和 10%~23%的青年人有不同程度的睡眠障碍。

临床上常见的睡眠障碍如下。

1. 失眠症 失眠症是临床上最常见的睡眠障碍，通常指患者睡眠的时间和（或）质量不满足，并影响白天社会功能的一种主观体验。其主要表现为入睡困难、睡眠不深、易醒、多梦、早醒、醒后不易再睡、醒后不适、疲乏、白天困倦等。失眠可引起患者产生焦虑、抑郁或恐惧心理，并导致心理活动效率下降，妨碍社会功能。失眠的焦虑和恐惧心理可形成恶性循环，从而使症状持续存在。

（1）失眠症的常见原因如下。

① 生物因素：频繁或慢性咳嗽、疼痛、瘙痒、呼吸困难、夜尿、呕吐、腹泻等躯体不适，服用中枢兴奋剂或睡前饮用咖啡、浓茶等。

② 心理社会因素：各种因素所致的紧张、焦虑、恐惧、抑郁、社会适应能力差、人际关系紧张、个人工作或生活方面的挫折和失败等。

③ 环境因素：睡眠环境不良（噪声污染、光线刺激）、生活习惯改变、更换住所等。

④ 其他因素：不良的睡眠习惯及遗传因素等。

（2）失眠症在临床上的常见类型有入睡困难型、保持睡眠困难型（睡眠表浅、易醒、多梦）和早醒型三种。预后一般较好，治疗的关键在于调整对睡眠的过高期待及消除对失眠的病态恐惧。

2. 嗜睡症 嗜睡症是指白天或夜间过度的睡眠，它并非是由于睡眠不足或存在发作性睡病等其他神经精神疾病所致,而是由心理因素所致。

3. 睡眠-觉醒节律障碍 睡眠-觉醒节律障碍是指睡眠-觉醒节律与要求的不符,导致对睡眠质量的持续不满状态,患者对此有忧虑和恐惧心理,并引起精神活动效率下降,影响社会功能。

4. 睡行症 睡行症又称梦游症,指一种在睡眠过程中尚未清醒而起床在室内或户外行走,或有一些简单活动的睡眠和清醒的混合状态。

5. 夜惊 夜惊是一种常见于幼儿的睡眠障碍,主要表现为睡眠中突然惊叫、哭喊,伴有惊恐表情和动作,以及心率加快、呼吸急促、出汗、瞳孔扩大等自主神经兴奋症状。

6. 梦魇 梦魇又称梦境焦虑发作,表现为在睡眠中被噩梦突然惊醒,梦境中的恐怖内容能清晰回忆,心有余悸。

案例引导

王某,女,30岁,公司职员。怀孕后不久就开始失眠。因为丈夫是公司老板,怀孕期间老是担心丈夫出事情,从此出现入睡困难,常常需要2 h左右才能恍惚睡着。有时彻夜难眠,就算迷迷糊糊睡着了,也睡得很浅。最近老是感觉精神状况不好,经常头痛、头晕,身体乏力,而且因为长期睡眠不佳,脸上气色很差,逐渐变成了一个"黄脸婆"。同时身体抵抗力也差了,大病没有,小病不断,生活各方面都受到影响。

二、疼痛

疼痛是由实际的或潜在的伤害所引起的一种不愉快的感觉和情绪方面的体验,或者从伤害的角度进行描述的一种症状。疼痛不仅包含感觉和情绪情感成分,还伴有自主神经活动改变和运动反应,如个体在感受疼痛的同时常伴有紧张、焦虑、抑郁甚至恐惧等情绪,以及血压、心率、呼吸、汗腺等自主神经功能改变,并可出现畏缩、逃避等运动反应。因此,疼痛不是简单的感觉,而是属于知觉的范畴。

疼痛是临床上最常见的症状之一,对患者的诊治和康复有重要影响。因此,医务人员应该理解疼痛的意义,并熟知影响疼痛的心理社会因素,以利于疼痛的干预。

1. 疼痛的意义

(1)生物学意义:如同发热一样,疼痛是机体组织受到伤害的一种信号,提醒人们采取保护措施,因而对个体生存有重要意义。

(2)心理学意义:日常生活中,疼痛促使人们寻找医生帮助或取得别人的同情和理解,所以疼痛被看做是一种求助的信号。理解这一点,有助于理解心理社会因素对疼痛的影响。

2. 影响疼痛的心理社会因素

(1)早期经验:以往经受过的疼痛体验,特别是幼年时期的经验,对疼痛可产生明显影响,例如,"一朝被蛇咬,十年怕井绳",如果儿童从小受到的疼痛警告过多,成年后即容易产生焦虑,并对疼痛过度敏感。

(2)对情境的认知评价:同等程度的疼痛,对其意义的认识不同,主观感受的疼痛会不同。研究发现,相对于在和平环境中受伤的市民,战场上的士兵对疼痛有更大的耐受力,因为对一个受伤的士兵来说,从战场上死里逃生已经很庆幸了;而对一个和平环境的市民来说,受伤或接受手术则是一场灾难。

（3）注意力:如果将注意力集中在自身的痛觉上,疼痛就会更加剧烈,而被加强了的疼痛又会使人进一步把注意力集中于疼痛上,由此形成恶性循环;如果把注意力转向疼痛以外的事情,疼痛会减轻,甚至意识不到。例如护士打针时与患者聊天,趁其不注意完成了操作,患者也不觉得疼痛。

（4）暗示:通过语言或安慰剂的作用影响个体心理状态的过程。暗示既可提高也可降低个体对疼痛的耐受性。应用安慰剂止痛便是通过暗示提高疼痛耐受性的最好例证。研究发现,外科手术后的疼痛,30％可被安慰剂缓解,而大剂量的吗啡也只能使 70％的患者减轻疼痛。相反,负性暗示作用也可以引发或加重疼痛。如由于医务人员无意中的一句话,患者怀疑自己得了某种疾病,从此出现经久不愈的医源性疼痛。

（5）情绪状态:一般情况下,积极的情绪如愉快、兴奋或幸福时,痛阈提高。在极度欢快兴奋的状态下,疼痛可被抑制。相反,消极情绪如恐惧、焦虑、悲伤、抑郁等则使痛阈降低。对疼痛的焦虑和恐惧,会导致比实际更严重的疼痛,越是恐惧,疼痛越明显。研究发现,仅仅是对痛的期待就能提高焦虑的程度,即提高痛觉的程度,而消除焦虑则能缓和疼痛。

（6）人格:疼痛的敏感性和对疼痛的表达方式与人格类型有很大关系。暗示性强者痛阈和耐痛阈变化较大,自尊心强的人常表现出较高的疼痛耐受性。一般来说,性格刚毅、勇敢者对疼痛的忍耐力较强,反应也较平淡,而性格脆弱、敏感者对疼痛的忍受力较差,反应也比较强烈。

3. 疼痛的干预

（1）准确把握患者疼痛的真实情况:例如,应该了解患者疼痛的次数、性质、程度、部位及对疼痛的反应,善于从患者的外部反应来判断其疼痛的程度,表情痛苦、紧皱眉头、咬紧牙关、握紧拳头及深沉的呻吟往往表示疼痛较为剧烈。

（2）使用多种心理方法缓解疼痛,常见的心理方法如下。

① 支持疗法:应加强疼痛的心理教育,详细地解释疼痛的机制,进行疼痛的合理解释,并及时给予安慰、关心、支持和鼓励。

② 情绪调解方法:转移注意力、想象和发泄治疗等。

③ 认知治疗:对于因为非理性观念导致疼痛的患者,必须从早期经历中找出引起疼痛的心理原因,并让患者对此加以领悟,通过患者疼痛观念的改变而消除或减轻疼痛。

④ 暗示和催眠疗法:选择适宜的患者进行言语和药物暗示及催眠治疗,经常可产生神奇的作用。

⑤ 社会支持:家属亲友的配合,对疼痛的缓解有较为特别的作用。

（3）及时使用药物治疗缓解疼痛及伴随症状:对疼痛明显的患者应及时应用止痛药物,对于出现明显焦虑、抑郁症状的患者则应迅速使用足量的抗焦虑剂或抗抑郁剂。

三、成瘾行为

（一）成瘾行为的概念与危害

1. 概念　成瘾行为又称物质依赖、药瘾、药物滥用,是指个体出现强烈的、被迫的、连续或周期性地要求使用某种有害物质的行为。其行为目的是取得或维持某种特殊的心理快感或避免停用时的痛苦,因而用量有逐渐增加的趋势。成瘾物质又称为精神活性物质,常分为三类:一是被禁止使用的非法物质,如海洛因、可卡因等;二是某些可致成瘾的医疗用药,如巴比妥类、苯二氮类等;三是为社会"认可"的物质,如烟、酒等。

2. 共同特征

(1)表现出一种强烈地追求成瘾物质以满足其愉悦体验的愿望。

(2)过度地使用成瘾物质。

(3)需要不断增加成瘾物质的使用,以达到相应的生理和心理效应。

(4)停止使用成瘾物质将会出现相应的生理心理反应。

(5)个体可以对多种成瘾物质成瘾,也可以在不同的时期对不同的成瘾物质成瘾。

(6)以压倒其他一切需要的行为追求成瘾物质的满足。

(7)以成瘾行为逃避生活中的难题、排遣情绪中的烦恼。

(8)出现精神活性物质所致的精神障碍或其他精神障碍。

3. 危害 成瘾物质的危害是众所周知的,主要是产生药物依赖性,损害躯体健康和社会功能,并危害社会;长期使用可造成营养不良、代谢障碍、慢性中毒、机体免疫功能下降;同时可造成心理活动的病理性改变,如精神病性症状、情感障碍、人格改变,甚至反社会行为等。

(二)成瘾的原因

1. 与成瘾物质的性质有关 成瘾物质能作用于中枢神经系统,使用药者自身知觉和对周围世界的感受发生改变,或产生某些新奇的体验,如疲劳消除,甚至销魂状态。

2. 与个体生物学因素有关 有研究发现有家族史的人较无家族史的人更易成瘾;药物躯体依赖的产生也与机体某些生理特征的改变有关;男性较女性多见;有多动症、品行障碍者比正常青少年多见。

3. 与个体人格特征及社会环境有关 社会环境因素对成瘾行为将发挥决定性的作用。处于成瘾家庭、有成瘾行为的同伴或同事等环境,易于形成且难于戒除成瘾行为。有焦虑、紧张、欲望不满足、情感易冲动、自制能力差等人格缺陷者易于成瘾。

(三)成瘾行为的心理干预措施

1. 社会控制 强制性的法律和行政手段,对成瘾行为的控制具有良好的效果。其最根本的预防措施是禁止制毒和贩毒,并做到"禁种、禁销、禁贩、禁吸"。同时,要在医务人员和群众中大力宣传麻醉剂的合理应用,防止医源性药物依赖发生。

2. 对成瘾者进行系统的药物戒断治疗 例如,在专业机构进行足够疗程的逐步减量法(美沙酮)、拮抗剂替代(丁丙诺非)治疗。

3. 重视心理治疗的作用 社会支持和心理治疗对于维持长久的疗效将产生极为重要的作用。临床上常用的方法有认知治疗、行为矫正、厌恶疗法、系统脱敏、生物反馈及气功疗法等。

4. 预防复吸 虽然成瘾行为的治疗手段相当多,但效果都不够理想,且复发率相当高。减少复吸率必须做到三个减少,即减少供应、减少需求和减少伤害。

案例引导

    章某,男性,35 岁,商人。因做生意欠下了大量债务,之后感觉压力很大,不肯出门,开始抽雪茄,并大量喝啤酒,进入一种自我沉醉、忘记烦恼、万事皆休的境界。这样的生活加上经常不睡觉、不吃饭,结果,章某身体日益憔悴消瘦,体重急剧减轻,精神状态非常差。

四、残疾人心理

残疾人是指生理、心理或人体结构上有明显缺陷的人,即在躯体上或精神上遭受过有害的物理、化学、生物及心理因素的伤害,导致躯体器官的缺损或功能障碍以及心理上的不可逆转的损伤,从而部分地或全部地失去了活动能力,并在生活方面不同程度地需要他人帮助的人。躯体残疾包括器官残疾(如盲、聋、哑等)、肢体残疾,心理残疾包括智力、行为、人格残疾或精神障碍。残疾可能导致本人的家庭地位、社会地位、社会角色、社交能力等发生改变,对任何人都可以视为重大挫折,可出现心理症状如自责、自卑、无价值感、抑郁、沮丧、意志活动减退、对未来没有打算,以及个性方面的某些变化等。

(一)残疾人的心理特点

1. 缺乏自信,严重自卑　活动范围的限制或局限、交往空间的狭窄、生活经验的缺乏、心理上的孤独、家庭和社会的歧视、心理上的巨大阴影,往往导致残疾人承受着常人想象不到的心理压力,其自尊与自信都受到极大的伤害,造成了挥之不去的严重自卑心理。

2. 焦虑与不安全感　由于过多依赖他人长期的帮助,造成了经济上和精神上的严重负担,使他/她们无法摆脱这种依赖关系,因此容易产生被抛弃的焦虑感和不安全感,对他人稍微的冷淡态度都极为敏感,并迅速产生焦虑。

3. 退缩与逆反　过多的挫折与失败使残疾人变得心灰意冷,极力避免与人交往,孤僻独处,表现出明显的冷淡、退缩;部分残疾人面对困难和歧视时怨天尤人、性情暴躁,易发生冲突,甚至通过暴力发泄愤恨,危害他人和社会。

4. 自我表现与失落感　为了摆脱困境,残疾人开始会奋发努力,表现自我,克服歧视,但由于常达不到预期目标而责怪自己无能,出现严重的失落感而导致情绪低落。

(二)残疾人的心理干预措施

对残疾人的心理干预,目的在于纠正其心理活动的偏差,重新树立自我概念,培养和恢复自信,改善生存环境与条件,支持和鼓励追求自我实现,恢复正常的生活,为社会创造相应的价值,具体措施如下。

(1)摆脱患者角色,重新建立正常人的角色。在躯体的残缺或功能障碍在被妥善处理后,残疾人的患者角色应该随之而消失。应该使他/她们逐步适应正常的社会生活和家庭生活,恢复正常的家庭和社会功能,重新享受在家庭和社会的权利,恢复在社会和家庭中担当相应的角色。

(2)正确面对自己的状况。应该让残疾人认识到自己现在和过去所存在的差别,正确地重新评价自己,确立自己新的生活目标,重新确立自己的需要。

（3）加强社会支持，努力消除环境障碍，建立必要的生活保障；了解其特殊困难，提供辅助设备，适时提供必要帮助。

（4）丰富业余活动，培养自己的各种新兴趣和爱好，努力实现自我，将对其心理健康和社交产生积极的影响。

（5）开展心理辅导，使其坦然面对人生。最主要的是应该强调对伤残者心理上的尊重。对伤残者尊重的关键就是在心理上给他/她们以平等的对待。既要承认他/她们伤残的事实，并继续给予他/她们必要的照顾，同时又应该注意到他/她们还存在的生理、心理和社会功能，并在日常生活中让其充分发挥这些功能，而不应该仅仅将其视为需要被照顾的弱者。

小 结

患者的一般心理需要中安全需要是最基本和最重要的需要。疾病状态下，患者的认知、情绪情感、意志行为和人格特征可能会发生变化。焦虑、抑郁、孤独感等是患者常见的心理问题。癌症患者心理反应可概括为四期：休克-恐惧期、否认-怀疑期、愤怒-沮丧期和接受-适应期。术前焦虑是术前患者最常见的心理反应，并将对患者的治疗和康复产生影响。重症监护患者出现心理问题的比例较高，并可能经历恐惧-否认-忧郁-焦虑等心理。医务人员应认识临床各种患者的特点，并适时给予相应的心理干预。

失眠症是临床上最常见的睡眠障碍，可由多种因素导致。疼痛是临床上最常见的症状之一，可受早期经验、对情境的认知评价、注意力、暗示、情绪状态和人格等心理社会因素影响。成瘾行为的目的是取得或维持某种特殊的心理快感或避免停用时的痛苦。社会环境对成瘾行为起决定性作用。残疾对个体是重大的挫折，可导致自卑、焦虑、不安全感、退缩与逆反等心理问题。

能力检测

一、单选题

1. 有关术前焦虑的程度与手术效果的关系，正确的说法是（ ）。

A. 无焦虑者手术效果最好

B. 轻度焦虑者手术效果较好

C. 严重焦虑者手术效果最差

D. 过度焦虑者不用服药，避免影响手术效果

E. 对手术满不在乎的患者，有助于手术的顺利进行

2. 对患者来说，最重要的、最优先的需要常常是（ ）。

A. 生理的需要 　　　　　　　　B. 爱和归属的需要

C. 安全的需要 　　　　　　　　D. 尊重的需要

E. 自我实现的需要

3. 当一个人真的意识到病情严重，初次感到死亡的威胁时，典型的反应是（ ）。

A. 感到抑郁 　　　　　　　　　B. 感到异常愤怒

C. 感到震惊,并否认疾病　　　　D. 接受事实,并寻找可能的补救办法

E. 以上都不是

4. 患者最常见、最重要的心理变化是(　　)。

A. 人格变化　　　　B. 意志变化　　　　C. 情绪变化

D. 认知功能变化　　E. 以上都不是

5. 患者最常见的情绪反应是(　　)。

A. 抑郁　　　　B. 愤怒　　　　C. 焦虑和恐惧

D. 敌意　　　　E. 自怜

6. 患者常见认知功能的变化主要有(　　)。

A. 迟钝或过于敏感　　B. 记忆力减退　　C. 分析判断力下降

D. 定向障碍　　　　E. 以上均正确

7. 重症监护患者在发病初期的焦虑原因主要是(　　)。

A. 同室患者的抢救死亡　　　　B. 被迫长期处于一定的体位

C. 连接身体的各种导管造成的压迫感　　D. 监护用电视录像的连续强光照明

E. 以上均正确

8. 患病后患者对刺激特别敏感,主诉周身不适,主要原因是(　　)。

A. 主观异常感增加　　B. 自尊心理　　C. 依赖性心理

D. 焦虑心理　　　　E. 疑病心理

9. 一位曾停止呼吸的患者,经抢救已恢复自主呼吸,虽经医务人员告知疾病已显著好转,可以出院,在门诊随访,但是患者害怕再次发作而不敢出院。后来勉强同意出院,但是出院当晚就到急诊就诊,称"透不过气",经医生检查无异常。这表明患者生病时有何种需要?(　　)

A. 生存需要　　　　B. 刺激需要　　　　C. 安全需要

D. 爱的需要　　　　E. 自尊的需要

10. 导致患者术前焦虑的因素为(　　)。

A. 疾病的严重程度　　　　B. 手术疗效表示怀疑

C. 对手术的不确定或未知感　　D. 对医生的选择没有把握

E. 以上均正确

二、简答题

1. 简述患者常见的心理问题。

2. 简述疼痛的心理学干预措施。

能力检测参考答案

一、单选题

1. B　2. C　3. C　4. C　5. C　6. E　7. E　8. A　9. C　10. C

（孙　萍　陈　杰）

第十章
医患关系与医患沟通技巧

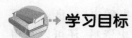

学习目标

医患关系的概念、特征，医患关系模式三种类型的主要特点及其适用范围；

医患交往的基本原则；

患者角色的概念、主要特征及角色适应问题的主要类型；

医患沟通的概念、主要方式及与各种不同状况的患者进行沟通的技巧。

案例引导

护士小王和家人吵架后，到医院还未完全消气。遇到一位肝炎患者病情好转准备出院，家属为其买了很多保肝药来，患者则认为自己的病已经好了，不需要用这些药，便来问护士小王要不要用这些保肝药。小王说："你用不用关我什么事。"患者说："你说话怎么这么难听啊！"小王也气呼呼地说："什么话好听？唱歌好听，唱给你听？"患者当时气得脸色发白，回到病房便躺在床上，后来病情急剧恶化，终因治疗无效而死亡。

上述案例护士小王恶劣的言语，严重影响了患者的健康，导致了患者的死亡，这种做法肯定是不对的。护士应理解、尊重患者，帮助患者减轻病痛，解决各种健康问题。那么护士应如何与患者进行有效沟通，如何与患者建立良好的护患关系呢？这些正是我们本章要讨论的内容。

第一节　医患关系

医患关系是患者与医疗系统发生关联的最直接形式，此关系的和谐程度将直接影响到医疗目标的实现水平。自 20 世纪 50 年代，"以患者为中心"的人本主义模式逐渐成为现代医患关系的主流。然而，自 20 世纪 90 年代以来，我国的医患关系日趋紧张，医患矛盾有激化的趋势。因此，医务人员在工作中应将构建和谐的医患关系当作一个重要的任务来完成。

一、医患关系对医疗的影响

传统的医疗活动忽视医患关系,造成了患者与医务人员的关系紧张,由此导致一些不必要的医疗纠纷及不遵医行为,影响了患者健康的恢复,在一定程度上也影响到医疗质量。医学模式的转变,使医务人员认识到构建和谐医患关系的重要性和必要性,同时也更加重视医患关系在临床工作中的建立。良好的医患关系的作用和意义主要体现在以下几个方面。

1. 良好的医患关系是医学模式转变的要求 顺应生理-心理-社会医学模式的要求,医护活动也必须从生理、心理、社会三个方面考虑健康和疾病的问题,良好的医患关系可促进患者心理健康和社会适应。

2. 良好的医患关系是医护活动顺利开展的前提 医务人员在采集病史时,良好的医患关系能增强患者对医务人员的信任感,帮助医务人员更好地采集病史资料,还可以获得患者的感受、思考、担心等主观体验。同样在实施治疗和健康教育时,良好的医患关系对提高患者的依从性也有重要作用。有研究表明,对医患交往满意的患者中有55%完全配合治疗,对交往不满意的患者仅有16%配合治疗。由此可见,只有在医患关系和谐的情况下,医务人员得到患者的信任,在其心中有一定的威信,医务人员的要求、解释才更容易被患者接受,才能确保各种诊治措施的顺利进行。

3. 良好的医患关系可以调节患者的心理状态,有利于其恢复健康 患者除了有身体上的不适,还会产生一些不良的情绪反应。若医患关系融洽,医务人员与患者就可以通过有效的沟通交流想法、意见和情感,给患者更多的支持与帮助,消除患者因疾病产生的不良心理反应,调节情绪状态,并通过心理生理反应提高抗病能力,促进疾病痊愈。

二、医患关系的概念与特点

(一) 医患关系的概念

从广义看,人际关系是指人与人之间的关系,包括社会中所有人与人之间的关系及其一切方面。从狭义看,人际关系是指人与人之间通过交往与相互作用而形成的直接的心理关系。它反映了个人或群体满足其社会需要的心理状态,人际关系的发展变化取决于双方社会需要满足的程度。人际关系的外延很广,包括同伴关系、同事关系、师生关系、朋友关系、夫妻关系、亲子关系等。而医患关系也是人际关系的外延之一。医患关系是医务人员与患者之间在医疗护理过程中相互联系、相互影响而形成的一种特殊的人际关系。

(二) 医患关系的特征

1. 医患关系是一种职业关系 患者就医,医务人员为其提供医疗护理服务,很显然他/她们之间建立的关系是一种职业关系。建立良好的医患关系也是医务人员的职业要求之一。而职业关系的特征之一就是强制性,不管医务人员是否愿意,或患者的职业、年龄、身份、素质、社会地位如何,医务人员都应努力与患者建立良好的关系。

2. 医患关系是一种信任关系 良好的医患关系需要医患之间相互尊重、彼此信赖。患者信任医务人员才会准确、及时地表达自己的病史、病情变化、情感体验等,同时也能更好地配合医务人员的工作;医务人员信任患者,能够促进医务人员在制定治疗护理措施时更好地发挥患者的主观能动性。由此可见,信任在医患交往中是非常重要的。但是,医患关系中的信任与友谊、爱情中的有所不同,友谊和爱情是以情感卷入的深度作为关系发展的标准,而在医患关系中,医患之间应避免情感的过度卷入。主要原因如下。①医患之间过多的情感卷入,会影响医务人员对病情的判断。患者与医务人员一旦情感上高度卷入,患者的病情变化会引起医务人员出现情绪变化,会影响医务人员的判断力,干扰其正常工作。②医患之间过度的情感卷入,必然导致其他关系的出现,如友情、爱情、功利性关系等,而这是医疗工作中应避免的。③要达到较深的情感卷入,需要医务人员花费相当多的时间和精力,也可能涉及患者健康需要以外的其他需要的满足。这与医务人员工作繁重的现实是相冲突的,同时也影响医疗工作的效益。

3. 医患关系是群群关系 群群关系是指群体与群体之间的关系。衡量医患关系的好坏,要看医务人员及其群体与所负责的患者及其群体之间的关系如何。医务人员群体主要包括医生、护士及其管理者等,患者群体包括患者及其家属。在临床工作中,医务人员群体中每一个人对患者群体的态度、责任心等,都会影响患者对医护质量的整体感受和评价。因此,良好的医患关系,还要求医务人员对所有患者和家属一视同仁,设身处地为其着想,并真诚地给予帮助。

4. 医患关系是一种治疗关系 研究表明,良好的医患关系能有效地减轻或消除患者来自环境、诊疗过程及疾病本身的压力,有助于患者配合医务人员的各种诊疗护理措施,促进疾病早日康复。反之,紧张的医患关系会加重患者的心理负担,甚至可能导致患者情绪恶化,影响治疗效果。因此,护理人员必须明白医患关系的治疗性关系的重要性,并随时把这种特点体现在自己的工作中。

三、三种医患关系模式

医患关系模式是指在医学实践活动中医患双方相互间的行为方式。1956 年美国学者萨斯(Szasz)和荷伦德(Hollender)发表了题为《医患关系的基本模型》的文章,文中提出医生与患者的关系有三种不同的模型,根据医患互动、医生与患者的地位、主动性大小的不同,将医患关系分为以下三种基本模式。

1. 主动-被动型 在这种医患关系模式中,医务人员处于主导地位,而患者处于被动接受的从属地位。其特征是医务人员"为患者做什么"。只要医务人员认为有必要,不需患者同意,可以完全自主地为患者选择、提供治疗护理措施,患者则只能被动地接受,不具备发挥自身主观能动性的能力。这种模式是单向作用的,虽然医务人员也在为患者竭尽全力,但此时患者是消极被动的,处于被支配的地位,不利于发挥患者的主观能动作用,尤其在生理-心理-社会医学模式下,这种医患关系模式为患者提供的服务是很难满足患者多方面需要的。

这种模式适用于危重、休克、严重创伤、昏迷、全身麻醉、意识障碍等的患者及婴幼儿。此时患者尚未形成或因故失去了正常的思维或确切的表述能力,应用这种模式最恰当。但是在医护活动中,医务人员应是有良好的职业道德感、责任心和同情心,能主动为患者提供最好的治疗护理措施。

2. 指导-合作型 在这种医患关系模式中,医务人员处于指导地位,患者处于配合地位,是一种有限的合作模式。其特征是医务人员"教会患者做什么"。医务人员以权威者的姿态指导患者,并要求其尊重、听从,患者则根据自己对医务人员的信任、理解程度有选择地接受其指导,依据自身主观能动性的高低,给予不同程度的合作。这种模式,医务人员和患者都具有不同程度的主动性,在医护实践活动中,医务人员的主动性作用占优势,同时又有限度地调动患者的主动性。也就是说,在这个模式中,护士和患者的地位和作用仍然不是平等的,仅仅是主角和配角的关系。

这种模式适用于急危重症患者、重病初愈恢复期的患者、手术及创伤恢复过程的患者等。此类患者虽然神志清楚,但病情重、病程短,疾病相关知识了解少,需要医务人员给予更多地指导。

3. 共同参与型 在这种医患关系模式中,医务人员与患者处于平等地位。其特征是医务人员"帮助患者自我康复"。医务人员为患者提供合理的建议和方案,引导其积极参与对自己治疗护理措施的决策与实施。这种模式下,医务人员与患者在建立平等关系的基础上,共同发挥着各自的主动性,彼此相互依存,作为伙伴在一起工作,积极参与患者恢复健康的过程。

这种模式适用于各类慢性躯体疾病患者、心身疾病患者和受过良好教育的神志清醒的患者。此类患者神志清醒,对疾病的治疗及护理比较了解,对自己的疾病过程有较强的参与意识和行动。这种模式下,患者一般都会主动寻求与医务人员的沟通,并随时采纳他/她们给予的各种合理化建议等。护士的主体作用是"让患者选择做些什么",所以要求医务人员有丰富的知识结构,能为患者设计多层面的,较合理的治疗护理计划和方案。

这三种医患关系模式在临床实际医疗护理活动过程中没有好坏之分,只有对特定患者来说是否适合之说,医务人员与患者建立什么样的医患关系,主要取决于患者所患疾病的性质以及患者自主意识的强弱。从现代医疗护理服务理念来看,医务人员应充分调动患者的主动性,让患者尽可能多地参与到其疾病恢复的工作中来,这就要求医务人员在与患者建立医患关系时,要根据患者疾病的性质和自主意识,选择合适的医患关系模式。而且在实际的医疗活动中,医务人员同特定的患者之间的医患关系模式不是固定不变的。随着患者病情的变化,可以由一种模式转向另一种模式。

四、医患关系模式的转变

一个因昏迷而入院治疗的患者,当处于昏迷期时,应采用主动-被动型的医患关系模式;随着他/她病情的好转和意识的恢复,就可逐渐转入指导-合作型模式;最后,患者康复,适宜的模式就变成了共同参与型了。医患关系的三种模式之间的比较见表10-1。

表 10-1 医患关系的三种模式之间的比较

比 较 项 目	主动-被动型	指导-合作型	共同参与型
特征	为患者做什么	教会患者做什么	帮助患者自我康复
医务人员的地位	主导	指导	合作关系的参加者
患者的地位	从属	配合	合作关系的参加者

续表

比 较 项 目	主动-被动型	指导-合作型	共同参与型
适用范围	危重、休克、严重创伤、昏迷、全身麻醉、意识障碍等患者及婴幼儿	急危重症、重病初愈恢复期、手术及创伤恢复过程的患者	各类慢性躯体疾病、心身疾病和受过良好教育的神志清醒的患者

从表 10-1 可看出,从主动-被动型到共同参与型医患关系模式,医务人员对患者的主导作用逐渐减弱,而患者自己在疾病诊治中的作用逐渐增强,患者的主动性逐渐得到提高,这也更有利于提高患者的遵医行为。然而应当注意的是,此时医务人员的作用和责任并没有减少,恰恰相反,为了调动患者的积极性,医务人员不仅要充分发挥其技术特长,更要引导患者配合或共同参与这一活动,以促使其早日康复。由此可见,医务人员的工作并没有减少或轻松了,而是增添了新的内容和任务。

五、医患交往的基本原则

医患关系是一种工作关系,在交往中应注意以下基本原则。

1. 以患者为中心 顺应当前生理-心理-社会医学模式的要求,医务人员不仅要为患者提供优秀的医疗技术服务,还需要从心理上关心、尊重患者,尽可能使患者满意。医患沟通最根本的指导思想是坚持一切从人出发,尽可能满足对方的需求,给对方更多的人文关怀,最终达到患者至上、以患者为中心的沟通目的。

2. 平等、尊重原则 医患双方是平等的。传统的医患关系是以医生为主导,医务人员总是有一种凌驾于患者之上的优越感,这影响到医患关系的和谐。平等是医患双方沟通的前提。首先,作为医患关系的双方,不管是医务人员还是患者,都是平等的社会人,两者只不过是所担任的社会角色不同而已,所以,新型的医患关系必须以平等为前提。其次,患者不是机器,而是有思想、有头脑的社会人。尊重患者对诊治的要求和意见,不仅能使医患关系比较融洽,而且有利于调动患者的积极性,使其能更好地配合医务人员的诊疗护理工作,有利于提高诊疗效果。因此,融洽的医患合作关系也是圆满完成诊治过程的需要。

3. 诚信原则 信任是建立良好人际关系的基础,也是医患沟通的基础和根本。要建立良好的医患关系,必须讲诚信。首先要相互信任。医务人员要利用自己的专业特长赢得患者的信任,因为信任在治疗中发挥着重要作用,它决定着患者能否与医务人员很好地配合;同时患者也应该信任医务人员有能力对其疾病作出最恰当的处置,并且给予积极配合,这也是确保治疗效果的需要。其次要相互负责。医生对患者要有高度的责任心,尽全力医治患者的疾病;同样患者也要对自己的疾病负责,不能认为治病是医生的事,与己无关。医生与患者应共同承担起治病的责任,这样,才更有利于疾病的康复。另外,在诊疗护理过程中,医务人员常会涉及一些患者的隐私,对于这些隐私的内容,医务人员有义务替患者保密。

4. 共同参与原则 诊疗护理工作需要医患双方的全程参与和良好沟通。保持畅通的信息沟通渠道,是有效沟通的前提。医务人员要及时向患者说明疾病的诊断、治疗、预后等情况。同时还要耐心倾听患者的意见,让患者参与决策。此外,与患者的家属保持良好的沟通,了解患者的家庭、生活、经济状况。最后,综合患者的各方面情况,制订出适合患者的诊疗护理方案。

5. 有利健康原则　医护活动是以帮助患者恢复健康为目的的,医患交往应服从这一目的。医务人员与患者的沟通,应服务于医务人员对患者进行诊疗护理工作的需要,应有利于患者生理、心理、社会全方位的康复。

第二节　患者角色与行为

一、患者角色的概念与特点

(一) 患者角色的概念

角色(role)是借用舞台上的用语,本意指在戏剧表演中,演员在舞台上的言谈举止要符合所扮演者的身份和社会地位。角色一词比较形象地反映了行动中人和人的关系,是社会行为和社会规范的具体体现。

患者角色(patient role)又称患者身份,是指被医务人员和社会所认同的患病者应具有的心理状态和行为模式。当一个人患病后,便会受到不同的对待,人们期待他/她有与患者身份相应的心理和行为,即担负起患者角色。

(二) 患者角色的特点

千差万别的个体承担着千差万别的社会角色,个体一旦生病进入患者角色,此时的表现也是千差万别的,但基于特定的心理状态和行为模式,患者角色仍具有共同规律,其基本特征如下。

1. 社会角色退化　患者生病后其原本所担任的社会角色就会部分或全部被患者角色所代替,也就是说对原有社会角色所承担的社会或家庭的责任和义务将被减少或免除。根据疾病的性质和严重程度,可获得病假休息、住院治疗等权利,此时患者角色在个体的全部社会角色中占了主导优势,甚至取代了其他一切社会角色。

2. 求助意愿增强　处于疾病状态的患者,为了减少痛苦、根除病患,都希望得到并主动寻求他人的帮助。即使那些患者得病前非常独立,不愿接受他人帮助,这时也主动寻医或请人帮助就医。

3. 心理能力下降　一个人患病后往往会被其他人当做弱者给予同情,加以保护,而且患者自己此时此刻也希望得到更多的关注,同时还会出现认知改变、情绪失衡、意志减弱,判断力、自我调节能力、适应能力、控制能力等也不同程度降低。

4. 康复愿望强烈　虽然患者角色可以帮助患者免除部分或全部社会责任,但大多数人都有着对健康本能的渴望。每一个患者都依照自己对疾病的认识,选择最佳的方式,积极接受各种治疗护理措施,争取早日康复。

5. 合作意识增强　患者为了能早日康复,不仅积极、主动地与医务人员沟通、密切合作,同时还会加强和其他患者的沟通合作,对有利于疾病康复的建议,均会给予积极关注。但有时这种关注会造成患者获得的信息不准确,不利于疾病的治疗,因此医务人员应给予合理的引导。

二、患者角色的适应问题

患者要进入患者角色,要摆脱很多社会角色和责任,这有时也并不容易。如果患者能适应患者角色,表现出患者角色应有的心理状态和行为模式,则称为角色适应。此时患者能冷静、客观地面对现实,关注自身的疾病,遵守医嘱,配合诊治,主动采取必要的措施减轻病痛。患者角色的适应有利于疾病的康复,但常会有一些患者出现角色适应不良的现象,主要有以下几种情况。

1. 角色行为缺失 角色行为缺失是指患者意识不到自己生病或对自身疾病过于忽视。虽然医生诊断为有病,但患者本人否认或不愿承认自己患病,不积极地配合治疗。另外,角色行为缺失还表现为:有些患者虽然承认自己有病,但没有意识到病情的严重性,治疗与护理措施执行不够,容易出现一些不利于疾病康复的行为,如因勉强从事不能胜任的工作而使病情加重。造成这种情况的原因比较复杂。例如,在中国传统观念中,"带病坚持工作或学习"都会得到表扬,原因不言而喻,但这样的"坚持"会使疾病迁延不愈或加重,对患者的身体健康百害而无一利。但是,当今社会竞争激烈,一旦患病就有可能使他们丧失一些很好的机会,如就业、入学、升迁等,有可能会影响到整个人生的发展轨迹。当患者出现这种情况时,医务人员一方面要给予充分理解,另一方面更要向患者说明不积极配合治疗会影响身体健康,延缓疾病痊愈,让患者尽快实现角色适应。

2. 角色冲突 角色冲突是指患者角色与个体所承担的其他社会角色相互转换时,患者一时难以实现角色适应。角色行为冲突主要表现为心理上的冲突,患者焦虑不安以至痛苦,从而使病情加重。

角色冲突主要有两方面的含义:一是指患者患病后需要从他/她所承担的其他众多社会角色中解脱出来进入患者角色时,所出现的心理冲突;二是指在患者已经进入患者角色后由于出现其他问题,需要患者从患者角色中解脱出来,进入其他某种社会角色,此时患者所表现出来的心理冲突。角色冲突使角色扮演者感到力不从心,左右为难。美国社会心理学家古德称为角色紧张,角色紧张对个体的身心健康有害无益,因此一旦产生了角色紧张,就要设法消除。古德认为,个体首先应该从众多角色中挣脱出来,把时间和精力用到那些对其更有价值的角色上。

3. 角色行为减退 角色行为减退是指由于病情缓解或出现角色冲突,使已进入角色的患者表现出对患者角色的否定或不重视。这种情况主要由如下两种原因造成:①患者的疾病经过一段时间的治疗出现好转的征象,患者容易出现乐观情绪,不再重视自己的疾病,或转而从事其他工作,不利于疾病的进一步治疗和康复;②已进入角色的患者,由于强烈的感情需要(如工作、家庭等原因),出现角色冲突,从患者角色挣脱,进入其他社会角色。出现角色冲突的患者有很多随之会出现角色行为减退。

4. 角色行为强化 角色行为强化是指患者生病后依赖性加强、自信心减弱,不能承担自己本应能承担的社会角色和工作。患者对自己的能力表示怀疑,对一些自己能完成的工作没有信心,依赖别人的照顾和帮助,安心于自己已适应的患者角色。或者自觉病情严重程度超过实际情况,小病大养。这是病后体力和能力下降,原有条件比医院差或原社会角色任务重等因素在起作用,也有可能是由于期望继续得到患者角色所获得的利益以及与家庭不和、人际关系紧张等社会因素所致。患者坚持不放弃患者角色,患者家人的态度起很大作用。患者出现角色行为强化,会延长患者再社会化的进程,影响其正常生活。医务人员应及时告知患者的病情进展情况,详细介绍其能从事的工作类型,减轻其心理负担,同时也要让其家属不要给予患者过度的关注,以便能让患者尽早恢复正常生活。

案例引导

患者角色冲突

一位母亲生病住院,但在她还没有痊愈出院时,她的儿子也生病了,这时这位母亲不顾自己的病情,坚持要去照顾她的孩子。对上面的事例进行分析,我们可以看出,在她儿子还没有生病时,这位母亲是患者角色适应的,但她儿子生病后,她就出现了角色冲突(表现为心理上的左右为难),但最终母亲的角色战胜了患者角色,出现了放弃了患者角色的行为,则可认为此时她的患者角色行为减退了。

5. 角色行为异常　角色行为异常是指患者受病痛折磨及悲观、失望等不良情绪的影响而出现的行为异常,如对医务人员的攻击性言行、病态固执、抑郁、厌世,甚至自杀等。

第三节　医患沟通技巧及临床实践

沟通也称交流,是用各种不同方法传递和交流信息的过程和结果。人际沟通是个体与个体之间的信息交流以及情感、需要、态度等心理因素的传递与交流,是一种面对面的直接沟通形式。

医患沟通是指医务人员与患者及其家属之间的沟通。通过医患沟通,可以使医务人员了解患者的心身状况,向患者提供信息和帮助,减轻其心身痛苦,提高治疗和护理效果,有效地减少医患纠纷。

一、医患沟通的方式

根据沟通过程中所运用的符号系统的不同,沟通方式可分为语言沟通和非语言沟通两大类。

(一)语言沟通

医学之父希波克拉底曾说过:医生有"三大法宝"——语言、药物和手术刀。由此可见语言被放在了最主要的位置。

语言沟通是指沟通者以语言或文字的形式将信息传送给接受者的沟通行为。人与人之间的沟通,约35%属于语言沟通。语言沟通分为口语沟通和书面沟通。

1. 口语沟通　口语沟通是借助于发音器官实现的信息交流,如交谈、讨论、开会、讲课等都属于口头沟通。口头沟通是保持整体信息交流的最好沟通方式。在沟通过程中,除了语言之外,其他许多非语言性的信息,如表情、动作、姿势、辅助语言等,都会对沟通的效果起到积极的作用。口语沟通时,可以及时得到反馈,并据此对沟通过程进行调节。口语沟通是医患之间最主要的沟通方式,医务人员询问病情、了解病史、进行治疗及健康指导一般都是通过口语沟通来完成的。

2. 书面沟通　书面沟通是借助于书面文字材料实现的信息交流,如通知、广告、文件、报刊、书籍、杂志等,都属于书面沟通形式。书面沟通可以传递复杂完整的信息,不受时间和空间的限制,准确性和持久性也较高。临床上,一些患者因疾病或诊疗的原因不能说话时,书面沟通可以帮助我们实现有效的医患沟通。例如使用呼吸机的患者和聋哑患者,医务人员可通过书面沟通的方式,了解患者的感受和需要。

(二)非语言沟通

非语言沟通是借助于非语言符号,如姿势、表情、目光、动作、空间距离等进行的沟通,约占沟通形式的 65%。非言语沟通可分为分为无声的动姿、无声的静姿和副语言。

1. 无声的动姿　这种沟通方式主要是通过动态无声性的目光、表情、手势语言、身体运动、触摸等实现沟通的。

(1)目光:眼睛是心灵的窗口,眼睛能最有效地显露个体的内心世界,人的情绪、态度和情感变化都可以从眼睛中显示出来,人很难随意控制自己的目光。观察敏锐的人,能从目光中看出他人真实的心态。人体的情绪变化,首先反应在瞳孔的变化上。如人的情绪由中性向愉悦改变时,瞳孔会变大;情绪状态由"晴"转"阴"时,瞳孔会明显缩小;遇到厌恶的刺激时,瞳孔也会缩小。临床上,医务人员与患者交谈,双方往往通过目光接触判断对方的心理状态和信息接受的程度。

(2)面部表情:这是另一种可完成精细信息沟通的体语形式。人的面部有数十块肌肉,可产生极其丰富的表情,准确传达出各种不同的心态和情感,且容易为人们觉察和理解。面部表情的变化是医生观察患者获得患者变化的一个重要信息来源,同时也是患者了解医生心灵的窗口。医生既要有善于表达情感的面部表情,也要细心体察患者的面部表情。不同表情肌的舒缩及其强弱表达着人们内心的意志与情感,而且这种表达往往是自然流露的,如:喜笑颜开、笑容满面——心情愉快、春风得意;满脸堆笑——阿谀奉承、讨好巴结、有求于人;铁板着脸——生气、愤怒;咬牙切齿——仇恨、忍耐;眨眼——惊奇、好奇。

(3)身体运动:个体最易发现的一种非语言沟通的形式。其中手势语占有重要位置。聋哑人借助手语,实现与他人沟通;正常情况下,个体用手语表达心态的机会也较多。此外,耸肩、点头等方式都表达一定的意思。如沉痛时肃立低头,惧怕时手足无措。临床活动中,医生诚恳而友善地点头,会增加患者的温暖和安全感。常见的身体运动及其所表示的意义如表 10-2。

表 10-2　常见的身体运动及其所表示的意义

身 体 运 动	意 　 义
摆手	制止或否定
双手外推	拒绝
双手外摊	无可奈何
双臂外展	阻拦
搔头或搔颈	困惑

续表

身 体 运 动	意 义
搓手、拽衣领	紧张
拍手	自责
耸肩	不以为然或无可奈何

(4)触摸：人际沟通的有力方式，人在触摸和身体接触时情感体验最为深刻。日常中身体接触是表达某些强烈情感的方式。每一个个体都有被触摸的需要，尤其是婴儿，他/她们接触温暖、松软物体时会感到愉快，喜欢拥抱、抚摸，同时也会对触摸对象产生情感依恋。临床工作中，医务人员在适当的时机或范围内对患者的触摸行为，能使患者感受到一种支持、鼓励和关注。

2. 无声的静姿 这种沟通方式主要是通过静态无声性的身体姿势、空间距离及衣着打扮等实现沟通的。

(1)**身体姿势**：个体通过运用身体或肢体动作表达某种情感及态度的非语言沟通形式。这也是常见的沟通方式。在人际交往中，双方的站姿、坐姿，常常体现了双方的关系，也体现了个人的情感状态。例如，与上级谈话，下级的坐姿显得拘谨，腰板挺直，身体稍稍前倾。一位美国社会心理学家曾观察不同职业的人员在会议上的姿态，发现职业地位较高的人往往采取舒适而随便的坐姿，而职业地位较低的人的坐态却要规矩得多。这种差别反映了职业地位高的人流露出来的优越感。医务人员在与患者及家属沟通时，应避免这种优越感的流露，同时也要通过观察患者及家属的体姿，以判断他/她们的情绪状态。

(2)**人际距离**：指个体与他人进行沟通时双方的空间距离。人际距离的远近取决于人际关系的远近。美国学者霍尔根据对美国白人中产阶级的研究，提出四种人际距离：公众距离(3.6～7.5 m)，是在正式场合进行演讲或其他公共事物中的人际距离；社交距离(1.2～3.6 m)，是彼此认识的人们之间交往的距离；个人距离(0.45～1.2 m)，是朋友之间交往的距离；亲密距离(0～46 cm)，是亲人、夫妻之间的距离。在医患沟通中，医务人员应根据对象不同，选择适当的距离，避免不恰当的距离给患者带来心理压力。对孤独自怜的患者、儿童和老年患者，可以适当地缩短人际距离，促进情感沟通。

(3)**衣着打扮**：医务人员应着装整齐，医师服、护士服、口罩、帽子、工作鞋应按照规范穿戴整齐。这会给患者以举止端庄的感觉，增加患者对医务人员的信任感。

3. 副语言 非语言的声音信号又被心理学家称为副语言(paralanguage)，主要是指重音、声调的变化，以及哭、笑、停顿等。最新的心理学研究成果揭示，副语言在沟通过程中起着十分重要的作用。一句话的含义常常不是取决于其字面的意义，而是取决于它的弦外之音。语言表达方式的变化，尤其是语调的变化，可以使字面相同的一句话具有完全不同的含义。此外，还应注意类语言。类语言是指那些有声而无固定意义的声音，如呻吟、叹息、叫喊等。医务人员在与患者进行沟通时应注意副语言对沟通效果的影响及患者的副语言、类语言信息。

二、与特殊患者的沟通技巧

（一）与儿科患者的沟通

1. 根据患儿的特点，采取合适的方式进行沟通 与患儿进行语言沟通时，最好使孩子的视线与医务人员平齐。医务人员要使用温和的语言，增加语言的亲和力，体现沟通平等，如称呼孩子的乳名等，尽量少使用医学专业术语。与患儿进行沟通时，还应注意要面带微笑，注意满足孩子"皮肤饥饿"的需要，如搂抱婴幼儿，抚摸患儿的头部，轻拍他/她们的上肢和背部，使之获得亲切、友好的满足，增强患儿的信任感和安全感。

2. 解读婴幼儿及儿童患者的肢体语言 婴幼儿患病不能准确描述自己的感受，医务人员在接诊时，要以看和听的方式为主，解读患儿的身体语言。婴儿虽然不会用语言来交流，但会用哭、笑等本能行为表现身心的变化和需求。啼哭是新生儿表达自己需要的重要手段，不同的哭声表示不同的内容：需要爱抚的哭是清脆、响亮、圆润的；饥饿、排尿引起的不适哭声很大，除非满足需求、解除不适，哭才会停止；当婴幼儿感到身体不适时，会用长时间的啼哭来寻求帮助；婴幼儿在疾病严重时哭声是不成调的尖叫或哭声低弱，采取一般措施不能使哭声停止。幼儿及儿童患病后，在语言上往往不能准确自我表达。儿童患病后，大都会由活泼好动转变为无精打采，并且会特别留意医务人员的非语言性行为。医务人员应从患儿的面部表情、动作、态度中进行细致的临床观察，及时发现病情变化，发现病症所在。

3. 克服患儿的恐惧心理 疾病疼痛及各种治疗（如打针、吃药、插胃管等）会给患儿带来疼痛刺激，留下不愉快的记忆，产生对疾病的恐惧感。医务人员在为患儿检查治疗前，应向其详细讲解要做些什么检查治疗，为什么要做，可能会有哪些不舒服和疼痛，有针对性地消除他/她们的疑虑和恐惧，使患儿积极配合诊疗工作。对住院的幼儿及儿童患者应主动接近他/她们，多加爱抚交谈，讲清生病住院的道理，帮助熟悉环境，安排合理的生活作息制度，并为他/她们介绍小伙伴，鼓励他/她们积极参加集体活动，消除紧张恐惧心理，主动配合治疗。

4. 与患儿家长有效沟通 尽管孩子是患者，但家长在医患关系中起着举足轻重的作用。医务人员要体谅患儿父母及亲属的心情，与之进行有效的沟通。医务人员应及时将自己对疾病的判断、将要采取的治疗措施等信息向患儿家长作通俗易懂的解释和说明。本着以疾病为基础，实事求是的原则，真实、准确地进行表述。若患儿病情严重，如白血病、恶性淋巴瘤等，医生必须如实交代病情，讲清疾病的严重性，取得家长的配合，对患儿进行积极的治疗。对患儿存在的和可能产生的心理问题，应及时与家长沟通，在家长的配合下，对患儿给予耐心解释、启发、诱导、鼓励。

5. 医疗环境与医患沟通 医疗环境也会影响医患沟通的效果，就医环境对患儿及家长的心理能产生积极或消极的影响。所以门诊诊察室与病房应保持安静、清洁、整齐、空气流通，温度、湿度和光线适宜，选择白色、浅绿色、粉红色或浅蓝色等较柔和的色调布置病房和装饰墙壁；病房可设游艺室，备有必要的玩具和文娱用品，作为恢复期患儿的娱乐场所。

（二）与老年患者的沟通

老年人社会化程度高、阅历深、经验多，可以从一个动作，一个眼神判断出他人的想法，所以在同老年患者进行沟通时,更应该注意沟通技巧。

1. 根据老年患者的特点,采取合适的沟通方式　老年人常会出现各种生理老化现象,如眼花、耳聋等,所以医务人员在与老年患者沟通时要根据其特点,采取合适的沟通方式,如交谈时,距离要近,声音要大,语句简明扼要。在给其提供需要阅读的材料时,应尽可能由医务人员念给老人听。也可以采取触摸的方式安慰老人,但禁忌摸老人的头部,因为多数老人认为这种动作是不尊重他们的表现。

2. 尊重　与老年患者进行沟通时,应尊重他/她们。对她/他们提出的各种要求和建议,要耐心倾听认真对待,尽可能满足他/她们生理和心理上的需要,对不能满足的,也要耐心诚恳地解释清楚,使老年患者产生安全感、舒适感和信任感。另外,在称呼老年患者时,不能直呼其名,更不能简单的叫床号,应用敬语,如"王老"、"您好"等。

3. 耐心交谈,仔细观察　在与老年患者进行沟通时,尤其是病史采集时,老年人的回答往往会偏离医务人员的问题,以至于用了很长时间也没有收集到完整的病例资料。遇到这种情况,医务人员除了要运用沟通技巧掌握谈话的方式外,更需要注意在谈话中,不要流露出不耐烦、着急的情绪,要举止稳重,态度诚恳。同时很多老年病具有不典型性、复杂性和多因素性等特点,容易造成误诊、漏诊,同时给也治疗带来一定困难,因此,在与老年人的沟通、交流中,要仔细观察其非语言信息表情、动作等,做到明察秋毫,审慎对待。

(三) 与急诊患者的沟通

急诊科是医院医疗服务窗口,人流量大,每日面对的大多数是危重患者,此类患者的特点是发病急、病情重、变化快、心理压力大、对医务人员期望值高,而且患者及其家属来自社会的各个阶层,因此,急诊科的医务人员应运用语言技巧与各种患者及其家属进行沟通,使其在短时间内配合医疗护理工作,使工作顺利展开。现将急诊科患者与医务人员语言交流的主要环节介绍如下。

1. 灵活掌握沟通时机　急诊工作的突出特点就是"抢救",但抢救有轻、重、缓、急之分,往往不能满足一些轻型患者立刻得到诊治的要求。在与患者沟通过程中,应根据患者的病情和情绪状态,选择不同的时机进行沟通。对于急、危、重症患者,以挽救生命在先,沟通交流在医疗护理活动中见缝插针地进行,医务人员结合病情和急需解决的问题进行解释和指导,让患者及其家属配合抢救工作。对病情不会危及生命的患者应及时沟通,耐心倾听患者的倾诉,并主动作出反应,及时回馈信息,用恰当的语言实事求是地向患者及家属进行解释并给予安慰,给患者以希望和支持。

2. 恰当的语言沟通　多用文明用语,运用适当的称谓,如老大爷、老大娘、先生、女士等。同时要注意语言艺术,如语气、语调等,避免刺激患者及家属的情绪。根据患者的文化程度和年龄不同采用恰当的语言。如对文化程度较低的患者,语言要通俗易懂,尽量避免使用医学术语;而对于文化程度较高的患者,可以适当运用医学术语进行讲解,加深患者对疾病的理解和认识。

3. 多样的沟通方式　可采取预防性沟通、书面沟通、实物对照沟通及变换沟通者等多种沟通方式进行有效沟通。当责任护士与患者或家属沟通有困难或有障碍时,应另换其他医务人员或上级医生、科主任、护士长与患者沟通。同时应注意应用非语言沟通方式,如在接诊时热情、主动,以微笑平静的目光注视患者,倾听患者叙说,并表示同情、关心,使患者感到温暖、安全、亲切,并能平静地接受治疗。

4. 与患者家属进行有效沟通 由于家属不配合或不能接受而引起医疗纠纷是很普遍的现象,所以患者家属的理解与配合非常重要。急诊患者的家属大都焦虑不安、易激动、不冷静,医务人员应理解他/她们的心情,尽可能向其介绍病情情况,使之配合医务人员的工作,保持抢救室良好的工作环境,使抢救工作顺利进行。另外,患者在生病过程中对家人更依赖,这时积极与患者家属进行有效沟通可以避免其焦虑情绪影响到患者。

5. 针对不同情绪状态的患者及家属的沟通方式 在急诊科的医务人员会遇到各种不同情绪状态的患者及家属,与他/她们进行有效沟通是建立和谐医患关系的重要组成部分。

(1)发怒的患者及家属:患者及家属常会因为害怕、焦虑、无助而发怒,与这样的患者沟通时,护士即使事先知道患者或家属发怒的原因,也要询问,让他/她把令其生气的事重复一遍,这样可以使其愤怒情绪得到适当地发泄,等他/她说完再表示接受和理解,同时尽可能地帮助患者解决问题。切忌让患者的情绪感染自己,以怒制怒是最错误的做法。

(2)慌乱、手足无措的患者及家属:这种情况多见于第一次就诊或病情突然变化、危重患者及其家属。此时,医务人员应充当指挥者,语调自信,语言简单明确,急而不失礼。在最短的时间内为患者及家属提供到位的诊治工作和服务。

(3)哭泣的患者:患者悲伤时,可能会哭泣,遇到这样的患者医务人员不应制止,因为哭泣也是一种宣泄不良情绪的途径,有利于患者的身心健康。医务人员可以陪伴、安慰、关心患者,聆听患者的倾诉。

(4)危重的患者:医务人员与危重患者沟通时,应以不加重患者的负担为前提。交谈时间要短,提问以闭合式问题为好,即只需回答"是"或"否",并随时观察患者的病情变化。尽量应用非语言沟通方式。

(5)酗酒及寻衅的患者:酗酒及寻衅也是在急诊科常遇到的情况。酗酒者多为年轻人,自制力差,失去理智,或同伴相互殴打致伤或借酒耍疯,毁物伤人。少数寻衅者,由于人生目标受挫、生活压力无处宣泄或人格异常,不遵医嘱,有抗拒心理,易寻衅滋事。对此类患者,医务人员应及时识别,避免反移情行为的发生,加强自身安全防护,不单独与其接触,寻求医院保安力量的帮助,既保证治疗护理的及时实施,又避免正面冲突的发生。

(四)与慢性病患者的沟通

1. 有效倾听 慢性病患者多为中老年患者,病史冗长,且往往同时患多种疾病,症状多样。有些患者由于文化程度所限,不能准确地叙述疾病感受。而医生常对慢性病的症状司空见惯,尤其有多名患者等候时,就会觉得患者说的太多,没有耐心倾听,会经常打断患者的叙述,这就容易招致患者的不满,不利于建立和谐的医患关系。

事实上,只有耐心地倾听患者的叙述,才能获取完整的病史,充分地了解疾病的特征和患者的诊治需求,制订出准确的治疗计划。另外,不能在倾听患者叙述时仍埋首于手头工作,应思想专注,精力集中。同时用关切的目光注视患者,鼓励患者叙说。

2. 及时答疑 医务人员在倾听时,对患者的疑问应有针对性地及时回应,语言通俗易懂,用提问的方式确保患者理解。这样才能赢得患者的信任,实现有效的沟通。

3. 多样化的沟通方式 充分利用医院的各种沟通平台和便民措施,如健康教育课堂、电话宣教、导医平台等,让患者了解慢性病防治知识、熟悉就诊流程,增强患者对医生和医院的信任感。

（五）与恶性肿瘤患者的沟通

1. 营造合适的沟通氛围　营造轻松、祥和、温暖、宽容的沟通气氛,让患者了解到他/她的情绪反应是正常的,是能被他人理解的。患者如果有需要,可以为其提供有助于引导患者宣泄情绪的场所。

2. 正确告知　患者如果是刚确诊,那么告知患者病情也是医务人员必须要做的一项工作。那么如何告知呢,这也需要一些技巧。①告知的时机,应选择在患者情绪较稳定的状态下进行;②告知者可以是医务人员,也可以是患者家属及其他患者信任依赖的人,这样可以有效地应对患者可能会出现的各种情绪反应;③告知的方式应委婉;④告知可以循序渐进地进行,不一定一次把所有的情况都告知患者,可以根据患者的接受情况,分多次逐步告知;⑤告知场所的选择应考虑到保护患者的隐私、谈话过程不被他人干扰。

3. 倾听　以移情的方式倾听患者的叙述,适时地给予情感反应,表达对患者的理解、关心。

4. 正确对待患者的情绪　对患者的感受和想法不作随便的评论或建议,应更多地给予理解和鼓励。若患者以愤怒的态度对待医务人员,医务人员此时也要不作辩解,对其情绪给予理解,帮助其尽快摆脱消极情绪,积极配合治疗。

（六）与手术患者的沟通

1. 术前沟通　术前沟通的主要内容应如下:①术前准备是降低手术风险的必要环节,不能马虎,希望他/她们理解;②告知患者及家属可供选择的手术方案,以及各种方案的优越性和可能的结果和费用,并协助他/她们作出决定;③手术可能发生的近期及远期并发症。

2. 术中沟通　手术过程中如果出现特殊情况需要改变手术方案,应立即下台告诉家属或者患者委托人,根据手术中发现的情况提供可选择的方案,征得同意并签字后方可继续。医务人员不可擅自作出决定,引起纠纷。

3. 术后沟通　手术之后应详细告知患者及家属手术过程是否顺利,是否出现特殊情况及处理措施,术后应注意的问题及可能发生的情况。

（七）与 ICU 患者的沟通

1. 入室宣教和解释　初入 ICU 的患者,面对复杂的仪器、各种仪器的报警声和其他危重患者,会产生紧张情绪。医务人员应尽早向患者解释,以消除患者的不适。与患者沟通时应面带微笑、语气和蔼、身体前倾,不要让患者感到距离,语速不宜过快。另外还要向患者及家属介绍 ICU 的探视制度并解释其重要性。

2. 语言沟通　ICU 的患者多为危重患者,在进行语言沟通时要多采用安慰性、鼓励性和暗示性的语言,往往能带来优于药物作用的效果。沟通可以边操作边进行,交谈的内容应和患者的病情密切相关,如正在进行的医疗护理工作或有关疾病的健康宣教。

3. 非语言沟通　ICU 的医务人员接触患者的机会较其他科室更多,这时非语言沟通显得尤为重要。微笑的表情、关注的目光、必要的触摸(对儿童)都有助于提高医患沟通的效果。即使一些简单的生活护理,例如,为患者洗脸、洗手、梳头、变换体位、轻轻拍背、按摩受压部位这些有益的接触,都能使医务人员与患者之间达到心理上更深一层沟通。

4. 观察 ICU 的患者往往会因为病情或治疗措施的影响而不能自由地表达自己的感受和需要。作为一名 ICU 的医务人员,要具备敏锐的观察力。要能通过患者的表情、动作、神态、手势等,分析了解患者的意图,判断患者的想法,并及时满足其需要,尤其对于气管切开、气管插管等不能用语言表达的患者,我们更应该给予更多的关注,以便能为患者提供满意的服务。

5. 转运过程的沟通 当护士得知患者转病房的确切消息和时间时,应及时通知家属,让家属做好准备。帮助患者收拾用物,并和所转至的科室取得联系,以便对方及时做好准备。提前通知电梯,缩短转运时间。转到其他科室后,要向这个科室的医务人员交代患者的病情及相关的注意事项,协助他/她们做好患者的安置工作,使自己的工作有始有终。

6. 与患者家属的沟通 ICU 病房不同于普通病房,不允许患者家属陪护,这就更要求我们必须做好与家属的沟通工作。有家属在场时,也可以给患者进行诊治工作,此时家属看到医务人员为患者所提供的服务,使他/她们能安心地把患者交给我们。医务人员应及时告知患者家属 ICU 的探视制度并向其说明原因,以获得更好的配合。留存家属的联系地址和电话号码,向家属承诺及时、准确地传达患者的病情变化及治疗情况。

小 结

本章以医患关系的阐述为主线,重点介绍了医患交往的三种模式和医患交往的基本技巧。学生通过本章的学习,能学会与临床不同的患者进行有效沟通,促进良好医患关系的建立。

能力检测

一、填空题

1. 医患关系的三种模式是_____、_____和_____。

2. 医患沟通的主要形式有_____和_____。

3. 非言语沟通可分为_____、_____和_____。

4. 角色行为冲突主要表现为_____上的冲突。

5. 人与人之间的交往应注意人际距离,人际距离的远近取决于的_____远近。

6. 与患儿进行沟通时,为了满足孩子"皮肤饥饿"的需要,应多使用_____的沟通方式。

7. 美国学者霍尔根据对美国白人中产阶级的研究提出人际交往应有_____、_____、_____和_____四种人际距离。

8. 语言沟通分为_____和_____两种方式,人与人之间的沟通,约 35% 属于语言沟通。

二、简答题

1. 简述医患关系的基本特征。

2. 简述医患交往的基本原则。

3. 简述患者角色的特点。

4. 如果患者刚被确诊为恶性肿瘤,你如何将这一情况告知患者?

(许 燕)

附录
CCMD-3 分类(摘要)

0 器质性精神障碍

00 阿尔茨海默(Alzheimer)病

01 脑血管病所致精神障碍

02 其他脑部疾病所致精神障碍

03 躯体疾病所致精神障碍

1 精神活性物质所致精神障碍或非成瘾物质所致精神障碍

10 精神活性物质所致精神障碍

11 非成瘾物质所致精神障碍

2 精神分裂症(分裂症)和其他精神病性障碍

20 精神分裂症(分裂症)

20.1 偏执型分裂症

20.2 青春型分裂症

20.3 紧张型分裂症

20.4 单纯型分裂症

20.5 未定型分裂症

20.6 其他型或待分类的分裂症

21 偏执性精神障碍

22 急性短暂性精神病

23 感应性精神病

24 分裂情感性精神病

3 情感性精神障碍(心境障碍)

30 躁狂发作

31 双相障碍

32 抑郁发作

33 持续性情感障碍

4 癔症、严重应激障碍和适应障碍、神经症

40 癔症

41 严重应激障碍和适应障碍

42 神经症

42.1 恐惧症(恐怖症)

42.2 焦虑症

42.3 强迫症

42.4 躯体形式障碍

42.5 神经衰弱

42.6 其他或待分类的神经症或躯体形式障碍

5 心理因素相关生理障碍

50 进食障碍

51 非器质性睡眠障碍

52 非器质性性功能障碍

6 人格障碍、习惯与冲动控制障碍和性心理障碍

60 人格障碍

61 习惯与冲动控制障碍

62 性心理障碍(性变态)

7 精神发育迟滞与童年和少年期心理发育障碍

70 精神发育迟滞

71 言语和语言发育障碍

72 特定学校技能发育障碍

73 特定运动技能发育障碍

74 混合性特定发育障碍

75 广泛性发育障碍

8 童年和少年期的多动障碍、品行障碍和情绪障碍

80 多动障碍

81 品行障碍

82 品行与情绪混合障碍

83 特发于童年的情绪障碍

84 儿童社会功能障碍

85 抽动障碍

86 其他或待分类的童年和少年期的行为障碍

9 其他精神障碍和心理卫生情况

90 待分类的精神障碍

91 其他心理卫生情况

参考文献

Cankao Wenxian

[1] 龚耀先.医学心理学[M].北京:人民卫生出版社,1998.

[2] 姜乾进.医学心理学[M].北京:人民卫生出版社,2002.

[3] 胡佩诚,宋艳华.心理卫生和精神疾病护理[M].北京:北京医科大学出版社,2000.

[4] 岳文浩,潘芳,张洪静.医学心理学[M].北京:科学出版社,2009.

[5] 季建林.医学心理学[M].3版.上海:复旦大学出版社,2001.

[6] 马存根.医学心理学[M].北京:人民卫生出版社,2000.

[7] 何守亮.心理健康教育[M].天津:天津科学技术出版社,2010.

[8] 邵贵平.医学心理学基础[M].北京:高等教育出版社,2005.

[9] 杜文东.医学心理与精神卫生[M].北京:中国中医药出版社,2008.

[10] 李心天.医学心理学[M].北京:北京医科大学中国协和医科大学联合出版社,1998.

[11] 王玉.TOP心理学经典教程[M].北京:北京出版社,1999.

[12] 周郁秋.心理学基础[M].北京:高等教育出版社,2004.

[13] 王登峰.心理卫生学[M].北京:高等教育出版社,2003.

[14] 刘志超.医学心理学[M].北京:人民卫生出版社,2003.

[15] 张伯源.医学心理学[M].北京:光明日报出版社,1989.

[16] 马存根.医学心理学[M].2版.北京:人民卫生出版社,2003.

[17] 陈力.医学心理学与精神疾病学[M].北京:人民卫生出版社,2001.

[18] 胡佩诚.医护心理学[M].北京:北京大学医学出版社,1998.

[19] 王宇中.医学心理学[M].兰州:兰州大学出版社,2003.

[20] 吴汉荣.医学心理学[M].武汉:华中科技大学出版社,2003.

[21] 中共湖南省委教育工作委员会宣传部,湖南省高校大学生心理健康教育研究会.大学生心理健康教育与指导[M].长沙:湖南大学出版社,2007.

[22] 李凌江.精神病学[M].北京:高等教育出版社,2003.

[23] 孙学礼.医学心理学[M].成都:四川大学出版社,2003.

[24] 吴文源,季建林.综合医院精神卫生[M].上海:上海科学技术文献出版

社,2001.

[25] 彭运石,丁道群.大学生心理健康教程[M].长沙:湖南科学技术出版社,2009.

[26] 姜乾金.医学心理学[M].4 版.北京:人民卫生出版社,2004.

[27] 崔光成,邱鸿钟.心理治疗学[M].北京:科学技术出版社,2003.

[28] 王长虹.临床心理治疗学[M].北京:人民军医出版社,2001.

[29] 车文博.心理治疗指南[M].长春:吉林人民出版社出版,1990.